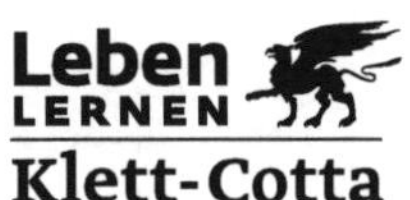
Leben
LERNEN
Klett-Cotta

Zu diesem Buch

Trauma-Überlebende verlieren durch die Gewalterfahrung ihre innere Orientierung. Zersplitterte Erinnerungsfragmente, psychische und körperliche Symptome sind neben chronischen Beziehungsschwierigkeiten typische Spätfolgen. Der von der Autorin und Traumtherapeutin entwickelte Ansatz der »Integrativen Bewegten Traumatherapie« ist ein Verfahren, das mit ganzheitlicher Herangehensweise auf das Chaos der traumatischen Erfahrung reagiert. Bewusste Bewegung hilft dabei, die Signale des Körpers zu entschlüsseln sowie Orientierung und Ressourcenorientierung im eigenen Körper und in der Gegenwart wiederherzustellen. Über Fallgeschichten aus der Praxis werden die Interventionen der IBT in den verschiedenen Phasen des traumatherapeutischen Prozesses anschaulich vermittelt.

Die Reihe »Leben Lernen« stellt auf wissenschaftlicher Grundlage Ansätze und Erfahrungen moderner Psychotherapien und Beratungsformen vor; sie wendet sich an die Fachleute aus den helfenden Berufen, an psychologisch Interessierte und an alle nach Lösung ihrer Probleme Suchenden.

Alle Bücher aus der Reihe ›Leben Lernen‹ finden Sie unter:
www.klett-cotta.de/lebenlernen

Romana Tripolt

Bewegung als Ressource in der Traumabehandlung

Praxishandbuch IBT – Integrative Bewegte Traumatherapie

Klett-Cotta

Leben Lernen 287

Für meinen Sohn Johannes

Klett-Cotta
www.klett-cotta.de

Printed in Germany
Cover: Jutta Herden, Stuttgart
unter Verwendung eines Fotos von © linjerry/fotolia
Gesetzt aus der Documenta von Kösel Media GmbH, Krugzell
Gedruckt und gebunden von Esser printSolutions GmbH, Bretten
ISBN 978-3-608-89180-5

2. Auflage, 2020

Bibliografische Information der Deutschen Nationalbibliothek
Die Deutsche Nationalbibliothek verzeichnet diese Publikation in der Deutschen Nationalbibliografie; detaillierte bibliografische Daten sind im Internet über <http://dnb.d-nb.de> abrufbar.

Inhalt

Geleitwort

1999 habe ich die Autorin auf dem ersten EMDR-Seminar Österreichs in Wien-Hietzing kennengelernt und einen fachlichen Austausch mit ihr begonnen. Eine Zeit lang drehte sich die Fachdiskussion der Traumatherapie um das Gleichgewicht zwischen Stabilisierung und Konfrontation. Inzwischen geht es mehr um Themen wie Bindung und Körperorientierung: Frühkindliche Traumatisierungen sind vor allem im Körper gespeichert – im Körper halten sich Traumafolgen am längsten –, doch wenn sie dort schließlich verarbeitet sind, dann sind sie überwunden. Reden reicht nicht, um implizite Erinnerungen vollständig zu aktivieren. Die Körperebene bietet große Behandlungschancen, besonders bei frühen Traumatisierungen.

Es gilt, vor allem nicht zu schaden. Doch seit den Anfängen der Psychoanalyse gibt es einen erschreckend hohen Anteil von Psychotherapeuten, die angeben, sexuelle Kontakte zu meist weiblichen Patientinnen gehabt zu haben. Das größte Risiko einer Psychotherapie besteht deshalb in Traumatisierungen durch Grenzverletzungen. Besonders hoch ist dies bei der Arbeit an frühen Traumatisierungen und unerfüllten kindlichen Bedürfnissen, denn schon diese zu erfüllen, überschreitet auf Erwachsenenebene existierende Grenzen. Anstatt nun aber auf die Arbeit mit dem Körper zu verzichten, sollte die Behandlungsmethode darauf zielen, angemessene Grenzen aufrechtzuerhalten.

Traumatisierung bedeutet, in einer Schutzhaltung zu erstarren. Heilung bedeutet, die Kruste abzuschütteln und in den Fluss des Lebens einzutauchen. In der Sprache der Systemtheorie ist es zur Selbstorganisation nötig, das thermodynamische Gleichgewicht zu verlassen und ein gewisses Potenzial für chaotische Zustände zu besitzen. Chaotisch werden Zustände genannt, die nicht mit einer gewissen Wahrscheinlichkeit vorausgesagt werden können, sodass auch überraschende Lösungs- und Heilungsmomente auftreten können. Selbstorganisation bedeutet, ohne erkennbare äußere Ursache eine höhere strukturelle Ordnung zu erreichen. Wenn Erstarrung zum traumatisierten Zustand gehört, dann ist Bewegung die wichtigste Ressource für Wachstum und Entwicklung.

Es erfüllt mich immer wieder mit Staunen, dass es Dinge gibt, die noch niemand veröffentlicht hat. Umso mehr wundert es mich, dass traumatisierte Menschen bisher überwiegend im Sitzen behandelt werden und erst dieses Buch alle oben genannten Kriterien für eine wirksame Traumabehandlung so umfassend einbezieht.

Oliver Schubbe

Vorwort

Begegnung in Bewegung

Ich habe die Integrative Bewegte Traumatherapie, aus meinen praktischen, therapeutischen Erfahrungen mit Trauma-Überlebenden entwickelt. Vor allem aus jenen Erfahrungen, wo all das, was ich zuvor gelernt hatte, nichts genützt hat. Der freie, bewusste Tanz, den ich regelmäßig zur Selbstfürsorge praktizierte, war mir dabei Hilfe und Unterstützung und vor allem Quelle der Inspiration.

Ich bin der Frage nachgegangen, wie ich in der Traumaverarbeitung den gesamten Organismus erreichen und so tief greifende Veränderungsprozesse initiieren und begleiten kann. Daher habe ich mit der bewegten Traumatherapie einen Weg aus dem Trauma entwickelt, der sanft und transformativ zugleich ist. Dabei war und ist mir wichtig, so offen, undogmatisch und erfahrungsorientiert wie möglich zu bleiben. Aus dieser praktischen Forschungstätigkeit, die in der Philosophie auch als Erste-Person-Perspektive (Chalmers, 1999) bezeichnet wird, hat sich die IBT im Wechselspiel zwischen den Erfahrungen der Klientinnen und mir entwickelt.

Mit zunehmender Erfahrung habe ich gelernt, Trauma-Überlebenden mehr zuzutrauen. Menschen, die heftige Traumata überlebt haben, brauchen dafür große Stärke und innere Kraft. Es ist über das Miteinbeziehen des körperlichen Ausdrucks, über Bewegung, möglich, gerade diese Kräfte für die Heilung zu aktivieren und zu nutzen.

Um der im Traumaschema gefangenen, bruchstückhaften Selbstwahrnehmung korrigierende neue Erfahrungen entgegenzusetzen, arbeite ich in der Integrativen Bewegten Traumatherapie vor allem erlebnisorientiert. Ein Erlebnis ist eine Erfahrung, die den Körper, die Gefühle, den Verstand und die Vorstellungskraft gleichermaßen mit einbezieht. Bewegung erzeugt ein Erlebnis, das die Puzzlestücke menschlicher Wahrnehmung vereint. Ausgehend von der Bewegungswahrnehmung öffnet sich ein sicherer Raum für die mit der Bewegung einhergehenden Körperwahrnehmungen, Emotionen, Gedanken und Vorstellungen. Nur die Verankerung im Körper bietet die Sicherheit und Toleranz, die gebraucht wird, Spuren, die ein Trauma im Organismus hinterlässt, wie heftige Gefühle, spüren und dadurch loslassen zu können. Sich dabei dem Körper vertrauensvoll anzunähern und ihm innerlich »treu« zu bleiben, führt zu einer Wiederaneignung und Selbstermächtigung, die vor allem Opfer von Gewalttaten verloren haben (Herman, 2006).

In der IBT vertrauen wir dabei auf die in jedem Menschen vorhandenen Fähigkeiten, mit denen wir in der bewegten Beziehung spielen. Die Tragfähigkeit der Beziehung ist entscheidend für die Affekttoleranz und die Affektregulation. Das Ausmaß, im Körper präsent bleiben zu können, ist ein weiteres Kriterium für die Fähigkeit, auch heftige Gefühle zulassen zu können. Die Präsenz im Augenblick erreichen wir jedoch nur, wenn wir lernen, unsere Sinneswahrnehmungen und Emotionen möglichst frei durch den Körper strömen zu lassen. Nach wie vor ist die psychotherapeutische Ausbildung dabei keine große Hilfe. Sie ist im Allgemeinen auf verbale Kommunikation und kognitive Prozesse ausgerichtet. Diese einseitige Ausrichtung, ein unflexibles Setting und lediglich der Methode geschuldete Vorgaben, sind ebenso hinderlich wie unverarbeitete Traumatisierungen der Therapeuten.

Mit Bewegung therapeutisch zu arbeiten, bedeutet für die Therapeutin, eine Bewegungskultur und damit eine bewusste Leiblichkeit zu entwickeln. Dazu dient eine an der Selbstfürsorge orientierte Bewegungspraxis, die die bewusste Bewegung und das Körperbewusstsein schult. Entscheidend ist, dass diese Praxis nicht leistungs-, sondern wahrnehmungsorientiert ist. Der freie, bewusste Tanz, der im Buch vorgestellt wird, ist eine von mehreren guten Möglichkeiten dazu.

Die IBT nutzt die Bewegung einerseits als Ressource und andererseits als Orientierung im traumatherapeutischen Prozess. Daraus erwächst eine ganzheitliche Herangehensweise, die alle Aspekte menschlicher Wahrnehmung mit einschließt. Die IBT erweitert die therapeutische Landkarte also um die Bewegungserfahrung. Diese ist subjektiv und darauf ausgerichtet, bewegliche Sicherheit, gelassene Präsenz und Grundvertrauen ins Leben zu entwickeln und immer wieder neu herzustellen.

Die IBT ist eine Methode für eine sichere, schonungsvolle, prozess- und ressourcenorientierte Traumatherapie und zugleich ein Angebot an Therapeuten, ihre Körperlichkeit in eine bewusste Leiblichkeit (Jessel, 2007) zu verwandeln.

»Wenn das zentrale Problem der Desorganisation traumatisierter und vernachlässigter Patienten darin liegt, dass diese nicht zu analysieren vermögen, was beim Wiedererleben der mit einem Trauma zusammenhängenden körperlichen Empfindungen geschieht, und intensive Emotionen erzeugt werden, die sie nicht beeinflussen können, muss unsere Therapie darin bestehen, diesen Menschen zu helfen, in ihrem Körper zu bleiben und die körperliche Empfindung zu verstehen. Bei dem Bemühen um dieses Ziel ist sicherlich keine der traditionellen Psychotherapien von besonderem Nutzen.« (Bessel van der Kolk in Rothschild, 2002, S. 20)

Einleitung

Todesangst und Hilflosigkeit sind Teile von Erinnerungen an traumatische Erfahrungen und werden, solange die traumatische Erfahrung nicht verarbeitet werden kann, zu bestimmenden Faktoren für das Leben nach dem Überleben. Viele Menschen, die Gewalt ausgesetzt waren, mussten erleben, wie ihr Körper von anderen benutzt und für deren Bedürfnisse dienstbar gemacht wurde. Eine Folge davon ist die Entfremdung vom Körper und damit von sich selbst. Im Körper nicht zu Hause zu sein, die körperlichen Signale und Sensationen nicht verstehen zu können und über Emotionen keine Kontrolle zu haben, erzeugt erneut Angst.

Aufgabe der Traumatherapie ist es daher, Trauma-Überlebende dabei zu unterstützen, sich wieder sicher zu fühlen, das Vertrauen ins Leben zurückzugewinnen, um im Körper und auf der Welt zu Hause sein zu können.

Worte reichen für diese Rekonsolidierung und Integration nicht aus. Der rationale Verstand hat wenig Einfluss auf den im ewigen Überleben gefangenen Organismus. Der Körper ist jedoch mit einer uralten, evolutionären Intelligenz ausgestattet, auf die wir uns verlassen können. Mit der Integrativen Bewegten Traumatherapie ist es möglich, den traumatherapeutischen Wachstumsprozess zu initiieren, zu fördern und sicher zu begleiten. Eine ganzheitliche Sichtweise, die alle Elemente menschlichen Seins mit einbezieht, ist der Hintergrund. IBT basiert auf der Kombination der Wirkfaktoren der modernen Traumatherapie und der bewussten, freien Bewegung – ohne und mit Musik.

Den Körper und seine bewegte Sprache bewusst und systematisch in den therapeutischen Raum einzuladen, dient der Orientierung in der Gegenwart und fördert damit die Möglichkeit erfolgreicher Verarbeitungsprozesse auch bei schwerer Traumatisierung. Wobei in der IBT mit der Sprache des Körpers das gesamte Spektrum der Bewegungsmöglichkeiten gemeint ist: von den Reflexen über kleine und große reflexhafte Bewegungen bis hin zu Gestik, Mimik und bewusster Bewegung mit und ohne Musik.

Die Möglichkeiten reichen vom bewussten Wahrnehmen zufälliger Bewegungen im therapeutischen Gespräch bis hin zum kreativen Ausdruck im freien Tanz mit Musik im Gruppenformat »Tanz aus dem Trauma«.

IBT ist keine Tanztherapie und keine Körpertherapie. Sie nutzt jedoch die Bewegung als Anker und Medium, um den therapeutischen Raum aufzubauen und für Prozesse zu öffnen, die dazu dienen, die alte Erfahrung zu transformieren.

Leiden in Kreativität verwandeln

IBT ist aus der Verbindung von moderner Traumatherapie und bewusstem, freien Tanz entstanden. Ich verkörpere die beiden Richtungen als Person und in meiner Arbeit und habe die letzten Jahre damit verbracht, dem Neuen, das daraus entstanden ist, zu Wachstum zu verhelfen. Das Konzept der IBT besteht darin, bewährte Wirkweisen und Tools aus beiden Ansätzen zu vereinen, um in der Traumaverarbeitung die größtmögliche Flexibilität bei größtmöglicher Sicherheit zu gewährleisten.

Die Einzelarbeit mit IBT kommt grundsätzlich ohne Musik aus, bewusste freie Bewegung, die wie ein Tanz betrachtet werden kann, ist jedoch immer ein zentraler Bestandteil. Wahlweise kann bilaterale Musik, wie sie bei den traumatherapeutischen Methoden EMDR (Shapiro, 1987) und Brainspotting (Grand, 2013) über Kopfhörer als Unterstützung genutzt wird, angeboten werden.

Im Gegensatz dazu bietet das IBT Gruppenformat »Tanz aus dem Trauma« durchgehend Phasen der Stabilisierung mit Musik und Tanz und ermöglicht so intensive prozessorientierte Traumaverarbeitung, die sonst in der Gruppe nicht möglich ist.

Daher wird dieses Format ausschließlich von Traumatherapeutinnen, die nicht nur in Traumatherapie und IBT, sondern ebenfalls als Lehrerinnen in bewussten Tanzmethoden, wie 5 Rhythmen u. Ä. ausgebildet sind, angeleitet.

Die Anwendung von IBT in der Einzelarbeit und in der Gruppe wird in diesem Buch beschrieben und anhand von Fallbeispielen illustriert.

Traumatherapie im Wandel der Zeit

Die wissenschaftliche Auseinandersetzung mit den psychischen Folgen traumatisierender Erfahrungen kann man bis in die Mitte des 19. Jahrhunderts zurückverfolgen. Ein Feld der Traumaforschung im 19. Jahrhundert (insbesondere in Frankreich) entwickelte sich aus der Auseinandersetzung mit den massiven Formen der Kindesmisshandlung und der sexualisierten Gewalt gegen Kinder.

Der lange Entwicklungsweg der modernen Psychotherapie für traumatisierte Menschen basiert auf den Erkenntnissen von Pierre Janet und Sigmund Freud Anfang des 20. Jahrhunderts (Smolenski, 2005). Sichtweisen auf Erkrankungen und Leidenszustände stehen damals wie heute im Zusammenhang mit gesellschaftlichen Rahmenbedingungen, Machtverhältnissen und Werten und verändern sich daher mit der Zeit. So pendelt die Sichtweise, dass traumatische Erfahrungen Ursache menschlichen Leidens sind, im Laufe der Geschichte, je nach Interessenslage, zwischen Leugnung und Anerkennung.

Psychotherapeutische und medizinische Paradigmen, Hypothesen und Behandlungskonzepte sind Teile gesellschaftlicher Prozesse und Strömungen und werden von diesen bedingt und mitbestimmt. Das gesellschaftliche Klima der letzten Jahrzehnte lässt, ausgehend von den USA, zu, dass zum Thema Psychotrauma vermehrt geforscht wird und traumazentrierte Therapieansätze entwickelt werden.

In der Vergangenheit bemühte sich u. a. der Psychoanalytiker Abram Kardiner (1941) in New York um amerikanische Kriegsveteranen. Er setzte die Freud'sche »talking cure« mit Behandlungszeiten von ein bis zwei Jahren ein. Nach seiner eigenen Einschätzung waren diese Behandlungen nicht erfolgreich in Bezug auf die Symptombekämpfung, die Soldaten fühlten sich aber wenigstens menschlich angenommen und verstanden. Hier erwähnt bereits Kardiner die Grenzen des ausschließlich verbalen Zuganges in der Psychotherapie. Kardiner wusste um die heilsamen Auswirkungen der Redekur, warf aber auch als einer der Ersten die Frage auf, ob es in jedem Fall zum Wohl des Patienten sei, unbewusstes Material wieder ins Bewusstsein zu bringen. Man erkannte also bereits damals, dass im Falle einer traumatischen Belastung das rein verbale Vergegenwärtigen, das wiederholte Erzählen der Erinnerungen oder Teile der Erinnerungen, die Erregungszustände reaktiviert. Damit treten jene Aspekte der Belastung, die über verbalen Ausdruck nicht verarbeitet werden können, wieder in den Vordergrund. Das kann die Situation der Klienten akut verschlimmern. Wirkungsvolle Traumatherapie ist daher grundsätzlich nicht ausschließlich kognitiv orientiert, sondern bezieht den Körper und seine Reaktionen mit ein.

Die Notwendigkeit, die Sprache des Körpers, vor allem die Symptome, die aus den Erregungszuständen erwachsen, in die Therapie miteinzubeziehen, wurde von der Körpertherapie, von Wilhelm Reich (1953) bereits in den 30er-Jahren des vorigen Jahrhunderts, erkannt. Seine Erkenntnisse über den Körper und das Energiesystem, die er Orgonenergie nannte, waren jedoch zu seiner Lebenszeit so bedrohlich für das etablierte psychiatrische System, dass Reich in den USA verurteilt wurde und schließlich im Gefängnis verstarb. Erst in den letzten Jahren wird der Wert seiner Arbeit wiederentdeckt und genutzt.

Dass die generelle Entwicklung in die Richtung geht, den Körper in die Psychotherapie stärker einzubeziehen, ist nicht zu übersehen, wenn man Kongressthemen, Literatur und Weiterbildungsangebote verfolgt. Die moderne Traumatherapie integriert die aktuellen Erkenntnisse der Neurobiologie und Gehirnforschung und zielt damit auf die Beeinflussung der neurobiologischen Auswirkungen der Traumatisierung ab.

Allen voran ist hier EMDR – Eye Movement Desensitization and Reprocessing – zu nennen. Diese Methode wurde von Francine Shapiro 1987 vorgestellt und die Wirksamkeit zuerst in der Arbeit mit

Vietnamveteranen erforscht. Inzwischen ist EMDR State of the Art bei der Behandlung von posttraumatischen Belastungsstörungen und wird mittlerweile auch bei vielen anderen Störungsbildern erfolgreich angewandt. Bereits EMDR bietet durch die Einbeziehung der kognitiven, emotionalen und körperlichen Ebene die Möglichkeit einer ganzheitlichen, integrierenden Herangehensweise in der Traumaverarbeitung.

IBT – ein ganzheitlicher Behandlungsansatz

Traumatische Erlebnisse hinterlassen Spuren auf der körperlichen, emotionalen, kognitiven, imaginativen, der spirituellen und kulturellen Dimension menschlichen Seins, und das über Generationen hinweg. Um dem annähernd gerecht werden zu können, habe ich bei der Entwicklung der IBT darauf geachtet, einen Weg zu finden, den Körper und seine Bewegungen, die Emotionen, die Gedanken und Imaginationen sowie die spirituellen Vorstellungen der Klientinnen miteinzubeziehen und in das Behandlungskonzept zu integrieren. Ich betrachte den individuellen Ausdruck auf jeder dieser Ebenen als gleichberechtigt für den therapeutischen Erkenntnisgewinn und den Traumaverarbeitungsprozess. Diese Komplexität einerseits zuzulassen und andererseits auf nachvollziehbare behandlungsrelevante Vorstellungen und praktikable Vorgehensweisen herunterzubrechen, ist ein Anliegen dieses Buches.

Zentraler Inhalt ist, wie Bewegung als Ressource und Orientierung sowie als Fokus des Verarbeitungsprozesses in der Traumatherapie eingesetzt werden kann. Die Integrative Bewegte Traumatherapie befindet sich im Spannungsfeld zwischen kreativen Veränderungsprozessen im Moment der Begegnung und der haltgebenden Sicherheit von strukturiertem empirischen Vorgehen. Orientierung geben dabei die im theoretischen Teil des Buches beschriebenen Grundlagen und die Dimensionen des therapeutischen Raumes. Diese bilden eine Landkarte, auf der Wege aus dem Trauma zu finden sind.

Viele der Marker und Orientierungspunkte sind bekannt und finden sich in anderen traumatherapeutischen Herangehensweisen. Mit der IBT habe ich, basierend auf den Erfahrungen in der Praxis, diejenigen Wirkfaktoren der Traumatherapie und der bewussten freien Tanzpraxis zusammengeführt, die sich am wirkungsvollsten und nützlichsten erwiesen haben – ähnlich wie in einem traumaverarbeitenden Prozess einzelne Teile zu einem neuen Ganzen zusammengefügt werden. Daraus entstand der holistische, integrative Ansatz der IBT, der zu offener Neugier in der Traumabehandlung und kreativer Weiterentwicklung ihrer Methoden inspirieren soll.

Der Bewegung vertrauen, heißt dem Leben vertrauen

Der Prozess, der zu tiefer Integration führt, beinhaltet die Neuverarbeitung der im Trauma zersplitterten Erinnerungen und Erinnerungsfragmente. Diese ist grundsätzlich in jedem Lebensalter möglich, wenn die Voraussetzungen dafür geschaffen werden. Auf diesem Grundvertrauen basiert die Arbeit mit IBT, die universellen Prinzipien folgt, ohne dabei den Anspruch zu erheben, einzig gültig zu sein. IBT baut auf dem Vertrauen auf, dass Transformation und damit Heilung grundsätzlich in der Selbstregulation des Organismus angelegt ist und diesem daher anvertraut werden kann. Damit die Regulationsprozesse jedoch stattfinden können, müssen Hindernisse aus dem Weg geräumt und Kraftquellen aktiviert werden. Vergleichbar mit einem Fluss, der ein Flussbett braucht, in dem er fließen kann, braucht der Strom der Selbstregulation einen bestimmten Rahmen.

Für die Therapie bedeutet das, eine Struktur zu geben und förderliche Faktoren anzubieten, die größtmögliche Freiheit bei größtmöglicher Sicherheit ermöglichen. Nur eine sichere Rahmengebung führt zu einem ungestörten Prozessverlauf. Ist das gelungen, gilt es innerlich und äußerlich »aus dem Weg« zu gehen, das heißt, sich in den inhaltlichen Prozessverlauf nicht mehr einzumischen, damit er sich frei entfalten kann. Das ist oft leichter gesagt als getan, da diese Haltung der Therapeutin tiefes Vertrauen in die Selbstregulationsfähigkeit, ebenso wie die Bereitschaft, Gewohntes immer wieder beiseite zu lassen, voraussetzt. Dieser psychotherapeutische Paradigmenwechsel wurde bereits mit der modernen Traumatherapie eingeläutet. Er führt von der Inhaltsorientierung zur Prozessorientierung, von der Arbeit mit der Beziehung zur Arbeit im bewegten Beziehungsrahmen und vom rein verbalen zum bewegten Ausdruck.

Ich beschreibe in diesem Buch eine Struktur und hilfreiche Faktoren, die beim Sprung in den bewegten Fluss des Lebens Sicherheit geben und den Tanz der Regulationsprozesse unterstützen. Das Vertrauen der Therapeutin ist die Basis dafür, eine bewegliche, tänzerische Perspektive einnehmen zu können, die bedeutet, Körper, Emotion und Geist immer wieder aufs Neue zu verbinden und in Einklang zu bringen.

Bei der Verarbeitung von traumatischen Erfahrungen mit IBT wird den Bewegungen des Körpers und damit den Regulationsprozessen, die sich auf der neurobiologischen, körperlichen Ebene abspielen, vorrangig Aufmerksamkeit geschenkt. Das »Sprechen über« Inhalte und der verbale Ausdruck werden, sofern sie nicht die gegenwärtige Erfahrung beschreiben, nachrangig behandelt. Wenn das therapeutische Wissen nicht »verkörpert« ist und ausschließlich auf unserem Verstand beruht, behindert das, was wir wissen oder zu wissen glauben, in den Momenten, in denen tiefe Veränderung stattfindet, den Prozess.

Unser Verstand ist geprägt von Erfahrungen und dem Wissen, das sich darauf bezieht. Wir greifen daher mit dem Verstand ausschließlich auf Vergangenes zurück, auf Glaubenssätze, Meinungen und Ansichten über uns selbst und die Welt. Solange keine neuen Erfahrungen gemacht werden, steht kein neues Wissen zur Verfügung. Nachdem jede Person und jeder Körper einzigartig und noch nie da gewesen ist, ist daher das kognitive Wissen, das die Therapeutin mitbringt, immer nur beschränkt gültig und kann jederzeit durch die unmittelbare Erfahrung mit einem Klienten ersetzt werden.

Es handelt sich bei einer Traumatisierung und ihren Folgen, ebenso wie bei deren Überwindung, um subjektive, individuelle Erfahrungen.

Wir haben in unserer Kultur gelernt, vorrangig dem Verstand zu vertrauen und ihn und seine kognitiven Prozesse für allkompetent zu halten. Trauma und daher auch Traumabehandlung bringt uns individuell und kollektiv an die Grenzen dieser Annahme. Für Trauma-

Überlebende sind die aus der Traumaerfahrung gefolgerten generalisierenden Gedankenmuster und Haltungen oft die größten Hindernisse im Fluss ihres Lebens. Sie basieren auf den alten leidvollen Erfahrungen.

Traumaheilung nur durch Gespräche erreichen zu wollen, ist vergleichbar mit dem Versuch, mit dem Elektroschraubenzieher die Kanalisation zu reparieren. Es ist schlicht das falsche Werkzeug.

Bewusste Bewegung und freier Tanz nehmen deshalb einen zentralen Stellenwert in diesem Buch ein, weil sie uns dazu verhelfen, andere Werkzeuge zu entwickeln. Durch Bewegung und Tanz werden andere Areale unseres Gehirns als jene, in denen Gedanken und kognitive Prozesse stattfinden, aktiviert. Es sind Bereiche, die uns ganzheitliche Erlebnisse und Erfahrungen bescheren, die sich gut anfühlen und dadurch den Verstand mit frischen, neuen »Erste-Person-Erkenntnissen« füttern. Um den Verstand für uns arbeiten zu lassen, ihn für die Heilung zu nutzen und nicht ein Leben lang von ihm benutzt zu werden, ist es wichtig, ihn ab und zu gezielt beiseite zu lassen. Nicht um ihn dabei zu verlieren, sondern um einen Zustand zu gewinnen, in dem Verstand, Gefühl und Körper eins werden. Ich kenne dafür keine bessere und vor allem lebensfrohere Möglichkeit als den bewussten, freien Tanz. Vielfältige Methoden sind dazu in den letzten Jahrzehnten entwickelt worden, die älteste davon, die Praxis der 5 Rhythmen stelle ich so weit vor, als es für das Verständnis, die Gliederung und den Aufbau dieses Buches nötig ist.

Aufbau des Buches und Gebrauchsempfehlungen

Das Paradoxon für mich besteht darin, dass ich über Körperorientierung und Bewegung, die ausschließlich individuell und damit unterschiedlich wahrzunehmen ist, schreibe. Die Multidimensionalität, die durch Bewegung entsteht, wird so auf die Zweidimensionalität der Buchseiten reduziert und auf diese Art ausschließlich dem Verstand zugänglich gemacht. Mit diesem Paradoxon müssen Sie, die Leserin, der Leser und ich leben.

Um dem kritischen Verstand Genüge zu tun, habe ich mich redlich bemüht, die theoretischen Teile über Quellenangaben, Forschungsergebnisse und bewährte Erkenntnisse von namhaften Expertinnen und Experten, abzusichern. Das ist die relativ leichte Übung gewesen.

Die Fallbeispiele in diesem Buch sind Beschreibungen aus der therapeutischen Praxis. Aufgrund des Schutzes der erwähnten Personen sind biographische Daten und Details so verändert oder zusammengefasst, dass die jeweilige Person nicht von Dritten erkannt werden kann. Wahrhaftig sind sie allemal. Was jedoch die Beschreibung der Tanzpraxis, die Bewegung und deren therapeutische Anwendung betrifft, ist die persönliche Erfahrung, »das Erste-Person-Erleben«, sowohl für Therapeuten als auch für Klienten der einzige Weg, um herauszufinden, ob das, was in diesem Buch beschrieben wird, mit den eigenen Erfahrungen übereinstimmt.

Ich rate daher zum Ausprobieren. Einige Anleitungen mit Übungen dazu finden sich im Praxisteil des Buches. Trauen Sie Ihrer eigenen unmittelbaren physischen Wahrnehmung mehr als dem, was Sie darüber lesen. Und trauen Sie dem, was Sie dabei spüren, mehr als dem, was Sie darüber denken. Wenn Sie Therapeutin oder Therapeut sind, trauen Sie den Wahrnehmungen Ihrer Klientinnen mehr als dem, was Sie gelernt haben.

Meine Anregung zum Lesen dieses Buches: Bewegen Sie sich! Wechseln Sie oft die Position beim Lesen, strecken und dehnen Sie sich, gehen Sie zwischendurch spazieren, laufen oder drehen Sie einfach Musik auf und tanzen. Finden Sie für sich eine Bewegungspraxis, die ohne Leistungsanspruch auskommt und Ihnen einfach nur Freude macht. Nur so gelingt es, die Bewegungslust wieder zu wecken, die alle Menschen haben oder ursprünglich als Kinder hatten. Der Körper ist dazu gemacht, sich zu bewegen, und dankt es, wenn wir seine momentanen Grenzen anerkennen und uns nicht überfordern, mit guten Gefühlen. Die Freude an der Bewegung ist eine Voraussetzung, sie im therapeutischen Rahmen nutzen zu können.

Gliederung

Im Teil I werden theoretische Grundlagen der Psychotraumatologie und der theoretische Hintergrund und Aufbau der IBT vermittelt. Teil I bietet vor allem für Traumatherapeutinnen und -therapeuten relevante theoretische Grundlagen und stellt das dahinter liegende Konzept der IBT vor. Alle Leserinnen, die nicht therapeutisch arbeiten, können die Theorie ohne Weiteres überspringen und in Teil II einsteigen.

Um der Dynamik von Bewegung zwischen Buchstaben, Zeilen und Buchseiten Raum zu geben, spiegelt sich die Struktur der Welle der 5 Rhythmen im Teil II des Buches analog zu den 5 Phasen des traumatherapeutischen Prozesses wider. In den fünf Phasen eines traumatherapeutischen Prozesses bzw. eines prozessorientierten Therapieverlaufes kann man die einzelnen Qualitäten der 5 Rhythmen wiederfinden. Diese werden am Beginn von Teil II noch genauer erläutert. Es ist jedoch weder notwendig, die 5 Rhythmen zu kennen oder zu praktizieren, um das Buch zu lesen oder die darin vorgestellten Inhalte nachvollziehen zu können. Das Buch kann jedoch Lust auf diese Praxis machen.

Der Teil III, Praxisteil, soll schließlich dazu inspirieren, in Bewegung zu kommen, und dabei unterstützen, Bewegung in die therapeutische Praxis einzuladen. Dazu gibt es anwendungsorientierte Beschreibungen einiger praktischer Übungen und einen Leitfaden für die Arbeit mit IBT. Der Nutzen, den der freie Tanz für die therapeutische Arbeit haben kann, wird ebenfalls verdeutlicht.

Die bewegte Verarbeitung traumatischer Erfahrungen ist unabhängig von Alter, Fitness und Gesundheitszustand möglich. Meine Einladung an Therapeutinnen und Therapeuten ist, im Einklang mit der eigenen Bereitschaft, in Bewegung zu kommen, schrittweise den Handlungsspielraum im therapeutischen Kontext zu erweitern und damit jede Form menschlichen Ausdrucks für die Therapie zu nutzen. Wenn dieses Buch dazu inspiriert, die traumatherapeutische Arbeit zu einem Tanz aus den traumatischen Erfahrungen hin zu einer neuen Leichtigkeit werden zu lassen, dann hat es sein Ziel erreicht.

TEIL I
Grundlagen

KAPITEL 1

Was ist ein Psychotrauma?

Trauma ist die Wunde, die Verletzung und das Resultat einer Katastrophe. Es handelt sich bei einem Trauma um die Auswirkung eines schrecklichen Ereignisses auf den Menschen und nicht das Ereignis selbst. Anders als in der Alltagssprache wird in der Psychotherapie das Trauma nicht über das Ereignis definiert, sondern über die Wechselwirkung zwischen Extremsituation und individuellen Reaktionsweisen (Fischer & Riedesser, 1998).

Ob ein bestimmtes Erlebnis traumatisierend wirkt, hängt von äußeren und inneren Faktoren ab. Ein Ereignis, das für ein Baby oder Kleinkind Todesgefahr bedeutet, kann für einen Erwachsenen leicht zu bewältigen sein. Menschen sind grundsätzlich dazu angelegt und fähig, Traumata zu bewältigen. Ganz allgemein erhöhen äußere Faktoren, wie ein Leben in Sicherheit, Hilfe und Unterstützung durch das soziale Umfeld, sowie innere Faktoren wie psychische Stabilität und Beziehungsfähigkeit die Möglichkeiten zur Bewältigung. Resilienz, die Widerstands- und Regenerationsfähigkeit eines Menschen, ergibt sich aus einer Kombination von hilfreichen äußeren und inneren Faktoren (Reddemann, 2011, S. 28).

Katastrophale Ereignisse, die zur Traumatisierung führen, werden entweder von Menschen oder Umweltbedingungen ausgelöst. Zu den von Menschen gemachten Katastrophen zählen: körperliche und sexuelle Misshandlung, Vernachlässigung von Kindern, Vergewaltigung, familiäre und kriminelle Gewalt, Geiselnahme und Krieg, Folter und Inhaftierung, Massenvernichtung, Genozid, Konzentrationslager o. Ä. m.

Zu den Umweltereignissen zählen Naturkatastrophen wie Erdbeben, Hurrikans, Überflutungen, Brände oder technische Katastrophen, Arbeitsunfälle, Grubenunglücke, Verkehrsunfälle o. Ä. m. Wenn eine ganze Gruppe von Menschen oder Bevölkerungen beteiligt sind, dann bezeichnet man dies auch als soziales Trauma. Die zuletzt genannten Katastrophen sind meist TYP-1-Traumata, einmalige, unerwartete und kurz andauernde Ereignisse. Es handelt sich dabei um Schocktraumata.

Während hingegen TYP-2-Traumata aus einer Serie miteinander verknüpfter Ereignisse und aus länger dauernden, wiederholten Extrembelastungen bestehen. Dazu gehört nicht nur Kriegsgefangenschaft oder mehrfache Folter, sondern auch wiederholte sexuelle oder körperliche Gewalt insbesondere gegen Kinder. Auch Vernachlässigung in einem frühen Lebensalter oder inadäquate Reaktionen, wie das Ignorieren von emotionalen Bedürfnissen von Babys und Kleinkindern, zählen dazu und führen zum Entwicklungs- bzw. Symbiosetrauma (Ruppert, 2010). Dieses erhöht die Verletzlichkeit und Anfälligkeit für Traumafolgeerkrankungen bei weiteren Traumatisierungen im späteren Leben.

Komplextraumatisierung führt zu den schwersten Traumafolgeerkrankungen. Viele Menschen, die sich in Psychotherapie begeben, haben frühe Beziehungstraumata erlitten, deren Folgen sich erst in späteren Jahren zeigen, wenn weitere Belastungen oder Krisen auftreten, die es zu bewältigen gilt.

Von möglichen Traumafolgestörungen betroffen sind nicht nur Menschen, die dem schrecklichen Ereignis ausgesetzt sind, wie Gewaltopfer oder Hinterbliebene, sondern auch Menschen, die unmittelbar mit den Traumatisierungen der Primäropfer konfrontiert sind wie Einsatzkräfte oder Augenzeugen. Aber auch Menschen, die vom Trauma mittelbar betroffen sind, wie Familienmitglieder, Freundinnen, Helfer und Psychotherapeuten, können an den Folgen der traumatischen Ereignisse, dem Sekundärtrauma, leiden (Stamm, 1999; Hrsg.).

Sexuelle Gewalt oder Gewalt in der Familie wirkt sich auf das gesamte Familiensystem und Umfeld aus und wird oft über Generationen wiederholt. Die transgenerationale Weitergabe von unbewältigten Traumata führt zu massiven Folgen bei den nachfolgenden

Generationen. Natan Kellerman (2001) hat beschrieben, wie traumatische Erfahrungen über interpersonelle Beziehungen, Sozialisation, Kommunikation und epigenetische Veränderungen weitergegeben werden, und dies als transgenerationales Trauma bezeichnet.

Normale Reaktionen auf nicht normale Ereignisse

Katastrophale Ereignisse lösen bei Menschen, wie auch bei Tieren, automatische Flucht- und Kampfreaktionen aus. Wenn diese Reaktionen auf die Bedrohung erfolglos und unmöglich sind, spricht Michaela Huber (2003) von der »traumatischen Zange«. Von dieser werden Körper und Psyche zum Zeitpunkt der größten, ausweglosen Bedrohung erfasst. Kennzeichen einer traumatischen Erfahrung ist, wenn weder Flucht noch Kampf gelingt. Diese Ausweglosigkeit setzt das ganze System des Menschen unter enormen Stress, es entsteht extreme Hilflosigkeit, Todesangst, Erstarrung und schließlich ermattetes Aufgeben. Ein grundlegender Unterschied zu einem belastenden Ereignis besteht darin, dass das traumatisierende Geschehen lebensbedrohend erlebt wird und objektiv in diesem Moment nicht zu bewältigen ist. Der Mensch ist komplett überfordert. Er kann daran nicht wachsen und weder die vorhandenen Problemlösungskompetenzen erweitern noch neue erlernen.

Der gesamte Organismus und alle Funktionen richten sich daher aufs nackte Überleben aus. Die basalen Lebensfunktionen werden durch das sogenannte Reptiliengehirn, das Stammhirn, aufrechterhalten: Die Atmung wird flach und ebenso wie der Herzschlag verlangsamt. Das Blut zieht sich aus den Extremitäten zurück, um die Organe zu versorgen, die Gefäße verengen sich, um im Fall einer Verwundung das Verbluten zu verlangsamen. Das Bewusstsein verändert sich, das Schmerzempfinden setzt aus, die Dissoziation setzt ein. Dieser traumatypische Schutzmechanismus wird an späterer Stelle noch ausführlicher beschrieben. Ist das Überleben gesichert und die akute Gefahr vorbei, folgt die posttraumatische Reaktion, die, wenn sie erfolgreich verläuft, dem Organismus hilft, wieder in den Lebensmodus zurückzufinden. Meist klappern die Zähne, oder

der ganze Körper zittert. Die Spannung, die durch die Hormonausschüttung in den Muskeln für die Flucht und Kampfreaktionen erzeugt wurde, wird so gelöst.

Körperliche und psychische Symptome sind zunächst völlig normale Reaktionen auf überwältigende, nicht normale Ereignisse. Die drei Kernsymptome der posttraumatischen Belastungsstörung (PTBS) (DSM-IV, 1996, ICD-10, 1993) sind

- Übererregung, dazu gehören erhöhte Wachsamkeit, Ängstlichkeit und Nervosität u. Ä. m.
- Intrusionen wie Flashbacks und Albträume sowie
- Vermeidung von inneren und äußeren Reizen, die das Trauma berühren.

Bei Trauma-Überlebenden, die über ausreichende Kraftquellen verfügen bzw. diese nach einer Traumatisierung zur Verfügung gestellt bekommen, klingt die posttraumatische Belastung und damit die Symptome nach einigen Wochen ab. Das übererregte Nervensystem kann sich wieder beruhigen, die Albträume und Flashbacks nehmen ab und verschwinden zugunsten einer integrierten, vollständigen und kohärenten Erinnerung. Es ist dem Betroffenen schließlich möglich, sich mit der Erfahrung ohne emotionale Überflutung oder Dissoziation auseinanderzusetzen. Wenn dies nicht gelingt, weil entweder nicht genügend Trost und Unterstützung da ist oder die traumatisierende Situation zu extrem war, sich wiederholt oder andauert, geht die posttraumatische Belastung in eine posttraumatische Belastungsstörung über.

Damit das Leben nach dem Überleben gelingen kann, bilden sich Eigenschaften und Fähigkeiten heraus, die verhindern, dass der unbewältigte Schrecken an die Oberfläche des Bewusstseins kommt. Die Persönlichkeit wird davon geformt und konstruiert sich in Wechselwirkung mit der Symptomatik. So kann der Wunsch nach Beruhigung den Griff zu Alkohol oder Drogen auslösen und zum Substanzmissbrauch führen und schließlich in eine Suchterkrankung münden. Vermeidungstendenzen und Ängste können sich generalisieren und zu Soziophobie (Angst vor Menschen oder Menschenansammlungen) oder zu einer generalisierten Angststörung oder auch zu Depressionen führen. Meistens sind es diese Störungsbilder, mit denen die Menschen, manchmal Jahrzehnte nach der traumatischen Erfahrung, schließlich in die psychotherapeutische Praxis kommen.

1.1 Auswirkungen von traumatischen Erfahrungen

Unser Nervensystem (NS) befindet sich normalerweise in einem balancierten Zustand innerhalb eines Toleranzfensters (Siegel, 1999, Ogden et al., 2000). Wobei die Amplitude des Nervensystems in Wellen zwischen den Polen Erregung und Beruhigung, zwischen dem sympathischen und dem parasympathischen Zweig des NS, schwingt.

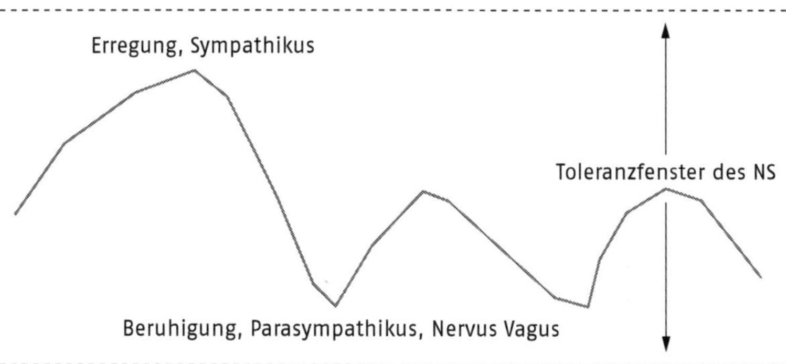

Abbildung 1 Toleranzfenster im ausgeglichenen Zustand des Nervensystems

Der Abstand zwischen diesen Grenzen bestimmt, wie viel Spielraum wir haben, wie viel Erregung, Freude, Glück, Verliebtheit oder Anforderungen wir aushalten, ohne gestresst zu sein. Je größer das Toleranzfenster, desto stressresistenter und glücksfähiger sind wir.

Bei einer Traumatisierung werden die Grenzen des Toleranzfensters bei Weitem überschritten. Menschen mit sehr frühen oder komplexen Traumatisierungen entwickeln ein enges Toleranzfenster, dessen Grenzen später schon bei scheinbar gelinden Anlässen überschritten werden. Menschen mit chronischem posttraumatischem Stress leiden aufgrund der latenten Übererregung des autonomen Nervensystems an Schreckhaftigkeit, Ängsten und vielfältigen körperlichen Symptomen. Diese reichen von Spannungskopfschmerz, erhöhtem Puls und Blutdruck bis hin zu chronischen Muskelverspannungen und einem generell schwachen Immunsystem. Sehr oft entwickeln die Betroffenen Angst vor ihren schmerzlichen und irritierenden Körpersymptomen, das kann das Abklingen der posttraumatischen Belastung verzögern oder ebenso behindern wie der Glaube, verrückt zu sein, wenn sich psychische Symptome wie Albträume und Flashbacks zeigen.

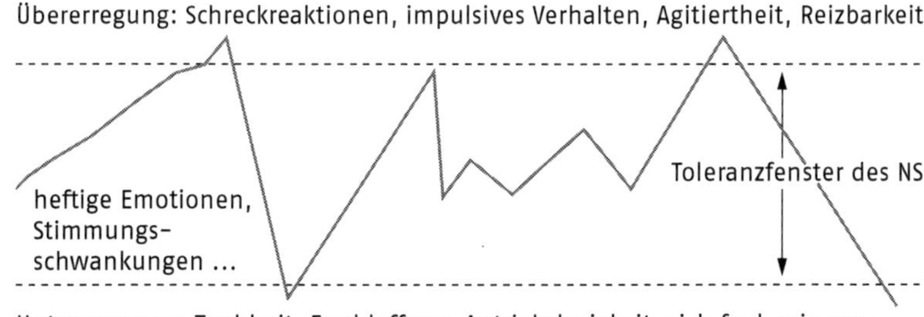

Abbildung 2 Toleranzfenster bei Trauma und Stress

Viele Traumapatienten neigen dazu, die Symptome und den Körper als Feind zu betrachten. Vor allem dann, wenn sehr frühe Traumatisierungen zu einer komplexen posttraumatischen Belastungsstörung geführt haben.

Wer schon als kleines Kind Vernachlässigung oder Gewalt ausgesetzt war und erlebt hat, dass Strampeln und Schreien nicht nur nichts nützen, sondern vielleicht sogar zu mehr Gewalt führen, entwickelt ein generelles Gefühl der Hilflosigkeit, das sich später auf die Symptomatik und das Gefühl, den Symptomen und damit dem Körper ausgeliefert zu sein, ausdehnen kann. Der Körper wird zum Feind. Einrollen, Schultern hoch- und Kopf einziehen, wegdrehen sind Schutzhaltungen eines wehrlosen Kinderkörpers, die sich bei andauernder Misshandlung in die Körperarchitektur einprägen.

Die ausweglose, traumatisierende Situation und die Erstarrung, die daraufhin erfolgt, wird von Stephen Porges (2010) auch als tonische Immobilität beschrieben. Es kommt zu einem körperlichen Stillhalten bei gleichzeitig stark erhöhtem Muskeltonus, also zu verspannten Muskeln und einem hoch aktivierten autonomen Nervensystem. Das autonome Nervensystem wird bei Gefahr durch Hormonausschüttung, vor allem von Cortisol, aktiviert, um Flucht- oder Kampfreaktionen einzuleiten. Die Erstarrungsreaktion bedeutet jedoch einen plötzlichen Stillstand bei gleichzeitiger höchster Aktivierung. Flucht oder Kampf ist durch die Erstarrung nicht mehr möglich. Eine Klientin von mir beschrieb diesen Zustand: »Es fühlt sich an, als würde ich mit angezogener Handbremse Vollgas fahren.«

Pad Ogden (Ogden et al., 2006) unterscheidet zwei Arten des »Freezing«: Einerseits die »Orientierungsstarre«, die durch eine extrem hohe Wachsamkeit und muskuläre Bereitschaftsspannung geprägt ist, um jeden Moment fliehen oder sich wehren zu können. Andererseits die »Lähmungsstarre«, die eintritt, wenn es keine erkennbare Chance auf Rettung gibt, sodass die Bereitschaftsspannung zur Lähmung wird.

Mit der körperlichen Reaktion verändert sich auch das Bewusstsein. Der Körper und das Ereignis werden plötzlich wie von außen betrachtet, oder es fühlt sich an, als geschähe alles in Zeitlupe. Körpereigene Opiate verhindern das Schmerzempfinden im Schockzustand. Steven Porges (2012) nimmt an, dass die Tendenz des Wegdriftens, des Dissoziierens während der Todesgefahr, den Organismus vor dem kompletten »shut down«, also dem Tod durch Schock, schützt. Wenn die Bedrohung anhält und die Kraft ausgeht, ermattet und erschlafft der Körper, Resignation und Selbstaufgabe gehen damit einher.

Christine, von der im Teil II im Kapitel Stabilisation die Rede sein wird, und andere Menschen mit schweren Traumafolgestörungen berichten von Derealisationsphänomenen, einem »neben sich stehen«. Sie erleben sich selbst als fremd oder empfinden einzelne Körperteile zeitweise als nicht zu sich selbst gehörig. Der ganze Körper oder Körperteile werden taub und gefühllos. Das sind chronifizierte Folgen dieser Überlebensmechanismen. Daraus folgt oft der Verlust der Fähigkeit, die Bedeutung von Körperreaktionen, Muskelaktivierung und Emotionen zu erkennen und adäquat einzuordnen. Wenn der Kontakt zu eigenen Körpersignalen und Bedürfnissen verloren geht, bedeutet das auch, dass es nicht möglich ist, auf emotionale Zustände und Bedürfnisse von anderen adäquat zu reagieren.

Trauma-Überlebende fühlen sich daher leicht irritiert und sind überwachsam. Sie reagieren oft in harmlosen, sozialen Interaktionen mit Flucht- oder Kampfverhalten. Sie rasten einerseits leicht aus oder erkennen andererseits zu spät, wenn tatsächlich Gefahr von anderen Menschen ausgeht. Dies kann zu wiederholten Traumatisierungen in Beziehungen führen. Eine Folge der posttraumatischen Belastungsreaktion ist, dass der dorsolaterale präfrontale Cortex, der Teil unseres Gehirns, der für das logische zeitlich-räumliche Einordnen sowie für die Bedeutungsgebung verantwortlich ist, keine Möglichkeit hat, das »emotionale Gehirn«, das limbische System, zu beeinflussen. Daher reagieren Menschen manchmal mit Hass auf kleinste Provokationen, erstarren, wenn sie frustriert sind, oder reagieren hilflos auf relativ minimale Probleme.

Bei Manuela, die Sie ebenfalls im Teil II kennenlernen werden, verstärkte die Hilflosigkeit, die sie in alltäglichen Situationen verspürte, immer wieder aufs Neue ihren Selbsthass und die Scham. Die Scham geht mit Sprachlosigkeit und Rückzug einher, was wiederum dazu führte, dass Manuela allein und ungehört blieb. Sie fühlte sich von anderen abgeschottet und einsam. Dies verhinderte, dass sie den Trost und die Aufmerksamkeit, die sie so dringend gebraucht hätte, bekam. Diese Reaktionen werden im Zusammenhang mit der jeweiligen Traumageschichte verständlich und sind nur dann veränderbar, wenn alle Ebenen der dysfunktionalen Reaktionsmuster neu verarbeitet und integriert werden können.

In der IBT wird daher, ausgehend von den Körperreaktionen, allen auftretenden Gefühlen, Gedanken und Überzeugungen Platz und

Raum gegeben. Die Bewegung und Nicht-Bewegung ist zugleich Ausgangspunkt und Orientierung im traumatherapeutischen Prozess. Denn der Körper ist die Bühne der Emotionen (Damasio, 2000) und das Archiv der Seele.

1.1.1 Die Folgen komplexer Traumatisierung

Je früher die Traumatisierung stattfindet, je länger sie andauert und je eher Gewalt von einer nahestehenden Bezugsperson ausgeübt wird, desto massiver und intensiver sind die posttraumatischen Folgen. Das Gefühl, komplett hilflos und ausgeliefert zu sein, tritt ein, wenn die individuellen Fähigkeiten nicht ausreichen, um mit der Situation zurechtzukommen. Diese Überforderung erschüttert das Selbst- und Weltverständnis grundlegend (Fischer & Riedesser, 1998). Eine nachhaltige Erschütterung des Selbstverständnisses bedeutet, sich selbst über die Zeit der realen Bedrohung hinaus als schwach oder hilflos zu erleben. Das Nervensystem und die gesamte Persönlichkeit passt sich bei einer komplexen posttraumatischen Belastung an den wiederholten Schrecken an. Die Persönlichkeit konstruiert sich in der Folge rund um diese Störung.

Wenn sich Hilflosigkeit und Angst als grundsätzliche Lebensgefühle etablieren, wirken später schon kleinere Herausforderungen des Lebens überfordernd. Auf diese Weise entsteht oft ein Teufelskreis von negativer Erfahrung, daraus resultierender Lebenseinstellung und sich selbst erfüllenden Prophezeiungen. Die nachhaltige Erschütterung des Weltverständnisses, wie sie etwa Gewalt oder sexualisierte Gewalt darstellt, kann zu der generellen Überzeugung führen, dass die Welt ein unsicherer und gefährlicher Ort ist.

2004 hat dazu eine Studie über Frauengesundheit in Deutschland (Bf FJS, 2004) mit 10 000 Teilnehmerinnen ergeben, dass jede siebte Frau sexuelle Gewalterfahrungen gemacht hat. Wie man aus anderen Untersuchungen weiß, ist der Prozentsatz in der Gruppe der Frauen, die an psychischen Problemen leiden, noch erheblich höher. In vielen Psychotherapien und den meisten psychiatrischen Krankenhäusern ist die Frage nach Gewalterfahrungen oder sexuellen Gewalterlebnissen aber immer noch nicht Standard in Anamnesegesprächen. Die Erlebnisse von Gewaltopfern sind oft unerträglich und können auch bei Helferinnen Hilflosigkeit und Überforderung auslösen. Mit den schlimmsten Erfahrungen nicht gehört zu werden, bedeutet aber für Menschen, die Opfer von Gewalt geworden sind, ein zweites Mal mit ihrem Schmerz allein gelassen zu werden.

Eva war als 17-Jährige nach einer Party eine Nacht lang vergewaltigt und sexuell gefoltert worden. Damals wie heute hatte sie, außer ihrem Mann, niemandem davon erzählt. Auch in sechs Jahren Psychotherapie war die Erfahrung nie Thema gewesen. Die Entscheidung, Traumatherapie zu machen sowie die konkreten Fragen im Anamnesegespräch, hatten es Eva offenbar ermöglicht, das Verbrechen, das an ihr verübt wurde, zumindest anzudeuten. Sie ist heute nach außen hin erfolgreich, hat drei Kinder, ist verheiratet und übt einen qualifizierten Beruf aus. Ihre Körperhaltung war zu Beginn der Therapie extrem aufgerichtet und starr. Wenn sie lächelte, erreichte das Lächeln ihre Augen nicht. Sie berichtete in einer der ersten Sitzungen, dass sie das Gefühl hat, lediglich zu funktionieren. Sie vermutete zwar einen Zusammenhang mit ihren traumatischen Erfahrungen, konnte jedoch keinen inneren Bezug dazu herstellen. Es erschiene ihr sonst, als ob die Täter nach wie vor Macht über sie hätten, erklärte sie zu Beginn unserer Begegnungen. Eva drückte es so aus: »Ich will einfach nicht, dass die Nacht vor 20 Jahren heute noch einen solchen Einfluss auf mich und mein Leben hat.« Vieles aus jener Nacht war zudem amnestisch, sie hatte keine oder nur bruchstückhafte Erinnerungen.

Zu Beginn der Behandlung rührte sie sich im Laufe einer Stunde kaum im Sessel und bestand darauf, in der immer gleichen Position, am immer gleichen Platz mit der immer gleichen Decke zu sitzen. Sie breitete die Decke so über ihren Schoß, dass sie bis zum Boden reichte und ihre Füße bedeckte. Während der Sitzung spielte sie nervös mit den Fransen und verknotete sie. Das Kontroll- und Sicherheitsbedürfnis im Setting ließ das Ausmaß

der dahinter liegenden Angst nur erahnen. Selbst wenn sie von Belastungen im Alltag oder Beziehungsproblemen erzählte, geriet sie rasch unter Stress, ihr Körper begann zu zittern, sie hatte Blackouts, fand keine Worte mehr, war von Scham überwältigt und verlor die Kontrolle über die Bewegungen der Hände und Arme. Sie pendelte in der Therapie von der ersten Stunde an sichtbar zwischen Erstarrung und Kontrollverlust, zeigte also manifeste PTBS-Symptome. Ihr Körper sprach eine viel deutlichere Sprache als ihre Worte.
Eva litt ebenfalls an einer Störung der Selbstwahrnehmung, sie empfand sich als zu dick und unattraktiv. Tatsächlich ist sie eine sehr attraktive Frau mit Normalgewicht. Sie erlebte sich oftmals fern von ihrem Körper und der Realität. Es fiel ihr schwer, Grenzen zu setzen, was besonders im Kontakt mit ihren Kindern zu Problemen führte. Die auftretenden Ängste und die Erschöpfung unterminierten ihr Selbstbewusstsein noch zusätzlich. Ihre Umgebung, ihre Eltern und die meisten ihrer Freundinnen wussten nichts von den Vergewaltigungen und konnten daher ebenfalls keinen Zusammenhang zwischen ihren Belastungen und einer Traumatisierung herstellen. Eva selbst verlangte von sich, dass sie dies doch schon längst hinter sich gelassen haben sollte, da es schon so lange her war. Das verstärkte ihr negatives Urteil über sich selbst.

Eine Traumatisierung ist jedoch eine Verletzung, bei der die Zeit die Wunden nicht heilt. Wie bei einer offenen Wunde kann der Schmerz bei Berührung jederzeit wieder aufflammen. Das nicht bewältigte Trauma bleibt ein Teil des Lebens, der immer wieder zu scheinbar bizarren Verhaltensweisen und neuen schmerzlichen Erfahrungen führt:

Eva versteckt sich immer wieder, wenn sie Streit mit ihrem Mann hat, im Schlafzimmerschrank und weint dort bitterlich. Sie ist dann längere Zeit nicht ansprechbar und schlägt mit dem Kopf gegen die Wand. Ihr Mann hat sich im Laufe der Jahre, nachdem er erfahren hat, dass seine Worte nichts nutzten, angewöhnt, den Raum zu verlassen und die Tür zu schließen. Wenn Eva aus diesem Zustand, der manchmal ein, zwei Stunden dauert, wieder auftaucht, kann sie sich nur schemenhaft erinnern und ist voller Scham über ihre Reaktion.

Barbara ist eine erfolgreiche Managerin in einer NGO, die sich für Randgruppen der Gesellschaft einsetzt. Sie fühlt sich immer wieder dazu getrieben, mit fremden Männern, die sie im Internet gezielt sucht, Gewalterfahrungen zu reinszenieren. Sie verkleidet sich als kleines Mädchen und lässt sich auf sadomasochistische Spiele ein, die sie tags darauf verabscheut. Ganze Zeitabschnitte davon hat sie regelmäßig vergessen. Ebenso findet sie manchmal, wie sie meint, »geschmacklose, trashige« Kleidung in ihrem Kleiderschrank, an die sie sich nicht erinnert und die scheinbar nicht ihr gehört. Manchmal ist Barbara völlig antriebslos und bleibt tagelang in ihrer Wohnung, ohne aufzuräumen oder sich selbst zu pflegen.

Christine, die Sie später noch kennenlernen werden, hat bei Anforderungen oder Konflikten im Beruf regelmäßig »Nebel« im Kopf. Sie kann in solchen Situationen weder ihre Bedürfnisse äußern noch sich adäquat durchsetzen. Ihr wird oft gesagt, sie wirke ruhig und gelassen, als ob sie nichts erschüttern könnte. Sie selbst fühlt sich in Konfliktsituationen hilflos ausgeliefert. Entscheidungen zu treffen setzt sie unter Druck, daher überließ sie vieles in der Vergangenheit anderen Menschen, ihren Eltern oder ihrem Mann. Christine hat immer wieder das Gefühl, nicht ihr eigenes Leben zu leben. Auf Druck und auf als solche empfundene Anforderungen reagiert Christine mit »Einfrieren«, also gar nichts mehr tun, oder »Abdriften« und dem Verlust der Konzentration. Sie wirkt daher oft verwirrt und chaotisch. Wenn der innere Stress steigt, hat sie das Gefühl, ganz neben sich zu stehen.

Jede der drei Frauen erlebt dissoziative Zustände oder leidet an einer strukturellen dissoziativen Identitätsstörung. Gemeinsam ist diesen Frauen, dass sie traumatisierende Erlebnisse hatten und an einer komplexen PTBS leiden.

1.1.2 Dissoziation und dissoziative Störungen

Der Begriff Dissoziation bedeutet zunächst das Gegenteil von Assoziation. In der Psychologie und Psychotherapie wird damit die Trennung von Wahrnehmung und Gedächtnisinhalten beschrieben. Dissoziation ist grundsätzlich eine Fähigkeit unseres Gehirns zur Strukturierung, die uns davor bewahrt, von zu vielen Eindrücken oder Erinnerungen zugleich überflutet zu werden. Sie kann im Alltag als normales dissoziatives Phänomen vorkommen, wie beim Tagträumen oder »Löcher in die Luft starren«, oder bei der »Autobahntrance«, bei der man gedankenverloren vor sich hin fährt, ohne am Ende genau zu wissen, wie man ans Ziel gekommen ist.

Als Symptom tritt Dissoziation bei Traumafolgestörungen auf. Sie kann die Wahrnehmung erheblich beeinträchtigen und damit die Verarbeitung blockieren. Ein Erlebnis besteht aus einer Vielzahl von Eindrücken: visuell, taktil, auditiv, olfaktorisch, gustatorisch, proprozeptiv und kinestätisch. Die Verarbeitung dieser Signale findet in unterschiedlichen Regionen des Gehirns statt. Die Signale werden normalerweise nach Raum und Zeit geordnet und im Gedächtnis so gespeichert, dass sie als Einheit, zu einem bestimmten Erlebnis gehörend, also kohärent erlebt werden. Bei einem traumatischen Erlebnis wird die normale Verarbeitungs- und Integrationsfähigkeit zugunsten des Überlebens kurzfristig außer Kraft gesetzt. Dadurch kann es passieren, dass zwei oder mehrere mentale Prozesse oder Inhalte, die zu einem Ereignis gehören, nicht mehr miteinander verbunden sind. Die fragmentarisch abgespeicherten Gedächtnisinhalte drängen sich unvorhersehbar und unzusammenhängend auf. Dissoziation sichert zwar im Moment der Traumatisierung das Überleben (Porges, 2012), hat jedoch den Preis, dass sie weiterhin in vielen Situationen einsetzt, selbst wenn keine (Todes-)gefahr mehr herrscht.

Daher erleben Menschen mit wiederholten Traumatisierungserfahrungen oftmals extreme Zustände, die sie nicht einordnen können. Dazu zählen auch Symptome, wie diffuse Schmerzen, die nicht mit einem bestimmten Ereignis in Zusammenhang gebracht werden können. Es ist ihnen nicht möglich, den Zusammenhang zu einem frühen Trauma herzustellen. Diese von der Ursprungserinnerung losgelösten körperlichen Symptome können in der Folge zu einer somatoformen Schmerzstörung führen. Die dissoziativen Symptome sind selbst angstauslösend und halten damit den Kreislauf der Angst aufrecht. Gemeinsam mit der Somatisierung – diffuse körperliche Schmerzen ohne medizinischen Befund – und Affektdysregulation – extremen emotionalen Schwankungen und nicht steuerbaren Gefühlen – zählt die Dissoziation zu den Kernsymptomen der komplexen PTBS (Judith Herman in Courtois et al., 2011).

Der Begriff Dissoziation wird in der Psychotraumatologie je nachdem, wo und wann sie auftritt, wie folgt beschrieben:

1. *Während der Traumatisierung, als peritraumatische Dissoziation*
   Dissoziation ist in der traumatischen Zange, wenn es kein Entkommen mehr gibt, die letzte Schutzmöglichkeit des Organismus. Kampf und Flucht ist nicht mehr möglich, daher »flüchtet« das Bewusstsein. Der Körper erstarrt zuerst und erschlafft nach einiger Zeit wie leblos. Das Bewusstsein driftet ab. Körpereigene Opiate verringern das Schmerzempfinden. Die Person ist nicht mehr »da« oder erlebt alles wie in Zeitlupe, sieht sich von außen oder hat verzerrte Wahrnehmungen. Dies kann bis zu Ohnmacht und späterer retrograder Amnesie, dem kompletten oder teilweise »Vergessen«, führen. Stephen Porges (2010) vermutet, wenn es diesen Rettungsmechanismus nicht gäbe, der Schrecken zum kompletten »shut down« des Nervensystems und damit zum Tod führen würde. Eva hat an einige Sequenzen der Nacht vor 20 Jahren nur bruchstückhafte oder gar keine Erinnerungen. Wenn sie in der Therapie versucht, sich zu erinnern, verliert sie die bewusste Kontrolle über ihren Körper, die Muskelspannung erhöht sich, die Beine zittern,

die Hände machen unwillkürliche Abwehrbewegungen. Sie grimassiert, die Augen sind zusammengekniffen, und sie driftet immer mehr ab. Sie selbst bezeichnet den Ort, an den ihr Bewusstsein in solchen Situationen geht, so: »Ich bin auf Wolke 7, wo es keinen Schmerz und keine Angst mehr gibt.«

2. *Dissoziation als strukturelles Konzept der Persönlichkeitsentwicklung einer traumatisierten Person*
Die Persönlichkeit organisiert sich im Falle einer Traumatisierung an bestimmten entwicklungsgeschichtlich vorbelasteten Bruchstellen. Mehr oder weniger abgegrenzte Subpersönlichkeiten bilden sich heraus. Als extremste Form ist die Dissoziative Identitätsstörung, als sogenannte multiple Persönlichkeitsstörung, bekannt geworden. Hier bilden sich aufgrund der schweren und lang andauernden Traumatisierungen verschiedene voneinander abgegrenzte Persönlichkeiten innerhalb eines Menschen. Der Wechsel zwischen den verschiedenen Subpersönlichkeiten geschieht spontan und unwillentlich, die Teilpersönlichkeiten kennen einander oft nicht. Es gibt kein integrierendes gesamtes Ichgefühl.
Als Beschreibungsmodell dient heute das Konzept der strukturellen Dissoziation (van der Hart et al., 2006). Es postuliert die Koexistenz mehrerer psychobiologischer Subsysteme in der Persönlichkeit eines komplex traumatisierten Menschen. Die ANPs, die Anscheinend Normalen Persönlichkeitsanteile (Apperantly Normal Parts of the Personality), sind dissoziierte, also abgespaltene Anteile, die durch kompetente Handlungen im Alltag funktionieren. Sie stellen eine Normalität her und versuchen alles zu vermeiden, was an die Traumata erinnert. Im Fall von Eva ist das die effiziente Ärztin und Mutter von zwei Kindern, die Beruf, Familie und deren Alltag souverän managt. Barbara ist eine erfolgreiche Managerin, die in der Öffentlichkeit steht. Christine ist Bibliothekarin, leitet Schulungen und hat nebenher jahrelang ihre Adoptiveltern bis zu deren Tod gepflegt. Andererseits gibt es aber die EPs, die Emotionalen Persönlichkeitsanteile (Emotional Parts of the Personality), die auf defensive Handlungstendenzen ausgerichtet sind.

In diesem Zustand erleben Traumatisierte überwältigende und vehemente Emotionen. Sie verlieren den Bezug zur Gegenwart und verfallen, um die massiven Gefühle zu unterbinden, in impulsive und destruktive Verhaltensweisen. Wie oben beschrieben, verzieht sich Eva in diesen Momenten schluchzend in den Schrank und schlägt mit dem Kopf gegen die Wand. Barbara hingegen inszeniert selbstverletzende sexuelle Begegnungen. Christa vergisst viele Dinge im Alltag und weiß manchmal nicht, wie sie an welchen Ort gekommen ist. Traumatisierte können, solange die Spaltung besteht, über das, was sie in diesen Zuständen erleben, nicht reflektieren und daher keine Lernerfahrung machen. Solange die EPs, die emotionalen Anteile, nicht beachtet und integriert werden, sind Menschen mit dissoziativen Symptomen in Wiederholungen gefangen.

3. *Dissoziation* wird in der psychodynamischen und analytischen Literatur *als psychischer, sehr früher Abwehrmechanismus* verstanden. Christine hat schon als Baby und Kleinkind viele Trennungen erlebt. In diesem frühen Alter sind Kinder von anderen Menschen vollständig abhängig. Trennung kann Tod bedeuten. Frühe Trennungserfahrungen sind daher lebensbedrohlich und gehen mit Todesangst einher. Da ein Baby weder erfolgreich kämpfen noch flüchten kann, ist die Dissoziation der erste und früheste Mechanismus, um sich zu schützen. Wenn diese Reaktion sehr früh entwickelt wird, reagiert die Person, wie Christine, im späteren Leben auch auf gelindere Herausforderungen immer wieder mit Dissoziation. Daraus ergeben sich Folgebelastungen, die die Persönlichkeit formen.

4. Als *primären Rückzug* beschreibt Rudolf Müller-Schwefe (2015) besonders extreme Formen der Immobilisation und Dissoziation: »Bei einer überwältigenden Bedrohung ist der einzig mögliche Schutz der Rückzug in sich selbst mit der Möglichkeit, ganz aus dem Leben zu gehen. Der primäre Rückzug ist ein Zustand, in dem auch das Bewusstsein eingeschränkt wird: Die Dissoziation

gehört naturgemäß dazu, wenn sie auch verschiedene Wege nehmen kann. Einerseits bleibt immer eine dünne, manchmal sehr dünne Verbindung zur Außenwelt, denn auch der aufgegebene, scheinbar tote Mensch weiß irgendwann, dass die Gefahr vorüber, der Täter verschwunden, die Gewalt vorbei ist. Es ist das Einzige, was von außen in die innere Höhle, zur kleinen Flamme des Lebens dringt, und es ist eben diese Wahrnehmung, die irgendwann dazu animiert, wieder aufzutauchen. (…) Auch wenn die Persönlichkeit fragmentiert erscheint und vielfältige dissoziative Symptome vorhanden sind, besticht im primären Rückzug die Einfachheit und Klarheit in Wahrnehmung und Bewusstsein.« (Müller-Schwefe, 2015, S. 84)

5. *Dissoziation tritt als Phänomen im therapeutischen Geschehen* bei Überschreiten des Toleranzfensters des Nervensystems auf. Hier kann man Dissoziation als eine Grenze oder Schwelle der Verarbeitungsmöglichkeiten beschreiben. Denn Traumaverarbeitung ist eine Lernerfahrung und kann nur im assoziierten Zustand stattfinden. Dies kann gelingen, wenn alle Teile der Persönlichkeit mit der Arbeit an den Erinnerungen einverstanden sind oder etwa junge Anteile in Sicherheit gebracht wurden. Dissoziation ist einerseits ein Überlebensmechanismus und andererseits in der Folge verantwortlich für die Symptombildung und eine der größten Herausforderungen in der therapeutischen Verarbeitung. Bei dissoziativen Phänomenen dient der Einsatz von körper- und bewegungsorientierten therapeutischen Interventionen zur Orientierung in der Gegenwart. So viele Subpersönlichkeiten und Absencezustände es auch geben mag, es gibt nur *einen* Körper. Den Körper als verlässlich und ressourcenvoll zu erleben, macht ihn zum Bezugspunkt, zum Zentrum des Geschehens und zum Mittelpunkt der Integration dysfunktional abgespeicherter Erinnerungen, damit einhergehenden Ich-Zuständen oder daraus entwickelten Subpersönlichkeiten. Mithilfe von bewegungs- und körperorientiertem Vorgehen wird der Organismus im Hier und Jetzt verankert und beruhigt. Unterschiedliche Persönlichkeitsanteile

haben unterschiedliche Körperhaltungen, Muskelspannung und Bewegungen. So können stabile ressourcenvolle ANPs dazu genutzt werden, schwächere EPs zu beschützen oder ihnen eine Stimme oder Bewegung zu geben (siehe auch Kapitel 2.7.3 »Orientierung am Ich-Zustand«, S. 104). Durch die ressourcenorientierte Arbeit mit Bewegung erlangt die Klientin im Laufe der Therapie Kontrolle über die Bewegungen ihres Körpers und damit Vertrauen in dessen Selbstregulationstendenz. Je länger die Therapie dauert, desto mehr lernen Klientinnen die Zeichen der einsetzenden Dissoziation bei sich selbst kennen. Über die körperlich spürbaren Anzeichen erkennen sie die Tendenz und sind in der Lage, ein Zeichen zu geben. Das Toleranzfenster des Nervensystems wird auf diese Weise im Laufe der Therapie erweitert. Durch Körper- und Bewegungsorientierung können auch mit sehr stark dissoziativen Klientinnen erfolgreiche Neuverarbeitungsprozesse von Alltagsbelastungen oder Symptomen gemacht werden. Jeder erfolgreiche Prozess wird zu einer neuen Kraftquelle, die das Toleranzfenster zu vergrößern hilft.

1.2 Anzeichen von Traumatisierung in der Therapie erkennen

Trauma-Überlebende haben Symptome statt Erinnerungen, mit denen sie in die Therapie kommen (Forgash, 2008). Oft können sie sich nicht erklären, warum die Symptome da sind, weil doch ihr Leben jetzt ganz in Ordnung ist.

Viele bringen eine ganze Mappe mit verschiedenen Diagnosen und Befunden von diversen Klinikaufenthalten mit, haben bereits mehrere Therapien abgebrochen oder alle medizinischen Möglichkeiten ausgeschöpft und landen schließlich ratlos in der Psychotherapie. Oft sitzt uns dann eine sehr gefasste, kompetente Person gegenüber, die eloquent über sich und ihr Leben berichtet. Der ANP-Teil der Persönlichkeit übernimmt die Aufgabe, mit der Außenwelt zu kommunizieren, und ist darin geübt, die funktionierende Fassade aufrechtzuhalten. Lediglich die gespannte Körperhaltung oder das diffuse Gefühl, »dass irgendetwas nicht stimmt«, das dann entsteht, wenn Inhalt und Emotion im Gespräch nicht zusammenpassen, gibt Hinweise, dass die Klientin oder der Klient möglicherweise an einer komplexen Traumafolgestörung leidet.

> Ich erinnere mich an Fabian, einen erfolgreichen Unternehmer, der immer fröhlich lächelte, während er sprach. Fabian war von seiner Frau geschickt worden, weil sie ihn, wie er sagte, als unnahbar und zunehmend kalt erlebte. Die Ehefrau führte Fabians mangelnde Fähigkeit zu Nähe darauf zurück, dass seine Mutter, als er zehn Jahre alt gewesen war, einen erweiterten Suizid begangen hatte, bei dem sie und Fabians kleine Schwester gestorben waren. Fabian hatte zwar überlebt, musste aber einige Monate im Krankenhaus verbringen. Er erzählte das im Erstgespräch mit lächelndem Gesicht und drückte seine Verwunderung darüber aus, wie emotional die meisten Menschen auf seine Geschichte reagieren. Die traumatische Erfahrung und die damit einhergehenden Gefühle waren so gut in einem anderen Persönlichkeitsanteil (EP) abgespeichert, dass Fabian darüber sprechen konnte, ohne berührt zu werden.

Erinnerungen an traumatische Erfahrungen sind vergleichbar mit abgesperrten Zonen oder Tatorten. Sie stellen innere Tabuzonen dar, um die sich das traumakompensatorische Schema und die alltagstaugliche Persönlichkeit konstruieren. Würde das traumakompensatorische Schema bewusst werden, dann würde der Traumatisierte auf den »Gegenspieler«, das Traumaschema, aufmerksam werden, womit das Ziel der kompensatorischen Abwehr verfehlt wäre. Diese ist notwendig, weil im Inneren das Ungeheuerliche lauert, das Unaussprechliche, ein oftmals sprachloser, bedrohlicher Schrecken. Das Traumaschema birgt schmerzliche, zersplitterte und implizite Erinnerungen. Diese drücken sich durch Symptome und Verhaltensweisen aus, die wie bei Fabian durch mangelnde Fähigkeit zu Nähe und Emotionalität gekennzeichnet sind. Zu große Nähe würde Fabians

Schutzbarriere überschreiten und dem Schrecken, dem er innerlich nicht gewachsen ist, eine Tür öffnen. Der Schutz ist daher sehr sinnvoll, solange es keine anderen Strategien und Möglichkeiten gibt. Dem entspringt die traumatherapeutische Haltung, dissoziative Barrieren nicht als »Widerstand« zu bezeichnen oder zu deuten. Dissoziation und dissoziative Barrieren sind dem legitimen Schutzbedürfnis entsprungene beste Möglichkeiten, mit der Lebensbedrohung in der Vergangenheit umzugehen.

Warum es sich trotzdem auszahlt, andere Möglichkeiten als die Kompensation zu entwickeln und Strategien zu finden, die Tabuzonen zu betreten, ist der hohe Preis, den die dissoziative Spaltung hat. Je mehr Traumatisierungen und daraus entstandene Tabuzonen es in der persönlichen Geschichte gibt, desto mehr »heiße Zonen« müssen innerlich »umfahren« werden. Das heißt, es darf nicht hingefühlt, hinbewegt, manchmal auch nicht hingedacht werden. Daher wird alles, was implizit oder explizit daran erinnert, vermieden oder abgewehrt. Trotzdem ist die Person nie vor Auslösern, »Triggern«, sicher.

Viele Kräfte sind also darin gebunden, das innere Konstrukt der Tabuzonen, das traumakompensatorische Schema, aufrechtzuerhalten. Wenn der freie Fluss des Lebens reguliert und gebannt werden muss, steht nicht mehr die ganze Kraft und Palette an Entwicklungsmöglichkeiten zur Verfügung. Rigidität und ein sehr enger Aktionsradius im Leben können die Folge sein. Kleinste Erschütterungen oder ganz normale Lebenskrisen können Chaos und Verzweiflung auslösen. Wenn schließlich der Schritt in die Therapie gewagt wird, dann oft mit der Hoffnung, dass der Schaden rasch behoben werden kann. »Können Sie das Trauma löschen?«, ist eine häufig gestellte Frage. Leider gibt es inzwischen allerlei Methoden auf dem Markt der bunten Heilsversprechen, die mit diesem Begriff operieren.

Das Anliegen, möglichst schmerzfrei die Symptome und Folgen der Erinnerungen loszuwerden, ohne die Geschehnisse selbst zu berühren und damit die schrecklichen Gefühle wieder ins Gedächtnis rufen zu müssen, ist verständlich.

Das Leben ändert sich durch eine Traumatisierung grundlegend und langfristig. Der Weg aus dem Trauma ist meist viel länger und braucht Geduld und Kraft. Gerade die im Trauma gefangenen inneren kindlichen Anteile (EP) springen leicht auf falsche Versprechen an. Sie öffnen vertrauensvoll ihr Herz und landen möglicherweise in einer Reinszenierung von Übergriff und Machtmissbrauch, wie er immer wieder bei Heilsversprechen und Schnellverfahren vorkommt.

Der beste Weg hinaus ist durch!

Alle seriösen traumatherapeutischen Ansätze sind sich jedoch darüber einig, dass es notwendig ist, sich in einem gewissen Ausmaß der Vergangenheit zu stellen, um sich von ihr zu befreien. Es ist notwendig, sich mit Erinnerungen oder Erinnerungsteilen zu konfrontieren, um sie neu verarbeiten und damit ganz hinter sich lassen zu können. Aufgabe der Traumatherapie ist es, das »gewisse Ausmaß« gemeinsam mit den Klienten immer wieder neu und individuell zu definieren und möglichst sanfte und schonungsvolle Möglichkeiten anzubieten, um diese Reise sicher antreten und begleiten zu können.

Der Einstieg in den therapeutischen Verarbeitungsprozess über kinästhetische und proprozeptive, bewegungsorientierte Erinnerungsspuren ist ein sanfter Weg. Er hält die Klienten in der Gegenwart und hilft dabei, das Toleranzfenster des Nervensystems nicht zu überschreiten. Um einerseits mit dem legitimen Schutzbedürfnis von Trauma-Überlebenden sorgfältig umzugehen und zugleich das Tabu der Klientin nicht mit aufrechterhalten zu helfen, ist nicht nur kognitives Wissen über die Traumadynamik notwendig, sondern auch handfestes, verkörpertes Wissen für die Beziehungsgestaltung.

Für die therapeutische Beziehung bedeutet Bewegungs- und Körpersignale einzubeziehen, dass sich die Klienten implizit getragen und verstanden fühlen. Aktiv und bewusst eingesetzte Bewegung der Therapeutin, wie das Bewegungsecho oder Spiegeln, nutzen die limbische Resonanz, die Fähigkeit, sich auf ein anderes Lebewesen einzustimmen. Die Klienten werden mit ihren Körpersignalen, d.h. ganzheitlich, wahrgenommen und nicht nur ihr verbaler Ausdruck gehört. Dies erhöht das Vertrauen.

Den Traumasog erkennen

Ein häufiger Irrglaube im Umgang mit Trauma besteht darin, dass das Sprechen über die traumatische Erfahrung hilft, diese loszuwerden. Das Erzählen der Erinnerungen kann jedoch direkt in die damit einhergehenden Belastungen führen, ohne dass es zu einer Erleichterung kommt. Der Prozess, der vom Erzählen zur Belastung und schließlich zur Überschreitung des Toleranzfensters des Nervensystems führt, wird Traumasog genannt. Das Erkennen von Vorboten und Anzeichen des Traumasoges aus einer ganzheitlichen, körperorientierten Sicht macht es möglich, das Gespräch ressourcevoll zu stabilisieren, solange die Klientin selbst noch nicht dazu in der Lage ist.

Mögliche Anzeichen eines beginnenden Traumsoges sind große Dringlichkeit beim Erzählen, schnelles, agitiertes Sprechen, großer Druck und Ehrgeiz in Bezug auf die Therapieziele – möglichst schnell möglichst viel erreichen zu wollen, sowie Ungeduld und Fahrigkeit. Sichtbare körperliche Zeichen sind Anspannung, Unruhe, Verfärbung der Haut, z.B. rote Flecken, oder zackige, fahrige Gesten, übermäßiges Schwitzen, der metallische und oft üble Geruch von Angst. All diese Anzeichen bedürfen der Intervention vonseiten der Therapeutin, d.h. den Redefluss und damit den Traumasog stoppen, bewegungsorientiert intervenieren und dadurch stabilisieren.

Wenn die Körpersignale benannt und daraufhin bewusst in Bewegung gebracht werden, kann daraus unmittelbar eine Körperressource entwickelt werden. Gerade jene Gesten, die das Erzählen begleiten, können Reste der körperlichen Reaktionen während des Traumageschehens beinhalten und transportieren. »Körpererinnerungen« beinhalten im Körper gespeicherte, unverarbeitete traumatische Erinnerung, ebenso wie schöne, stärkende Erinnerungen. Zitternde Beine oder Hände, weiße Finger aufgrund von Durchblutungsstörungen, Schwindelgefühle oder Übelkeit mit dem Gefühl, erbrechen zu müssen, Antiperistaltik, Husten oder wiederholtes Hüsteln und Räuspern können ebenfalls Signale des Traumasoges sein.

Der Traumasog führt, wenn er nicht gestoppt, verlangsamt oder umgelenkt wird, zu heftiger werdenden Emotionen und Belastungen. Er kann sich immer mehr Richtung Kontrollverlust und Angst entwickeln. Eine Möglichkeit ist, dass der Traumasog, bevor es zu Kontrollverlust kommt, auf die andere Seite des Toleranzfensters des NS schwingt und wie als Notbremse, Dissoziation einsetzt. Signal dafür können lange Gesprächslücken, Abdriften oder doppeltes und mehrfaches Erzählen des gleichen Sachverhaltes sein. Oft entsteht eine Atmosphäre von bleierner Schwere und Müdigkeit, die sich über das Gespräch legt und die Therapeutin mit erfasst. Erschlaffung, Taubheitsgefühle und Blässe, eine starre Haltung oder einzelne erstarrte oder bewegungslose Körperteile sind ebenso mögliche Anzeichen von Körperdissoziation wie eine scheinbar leblose oder schlaffe Hand beim Begrüßen. Wenn traumatische Erinnerungen berührt werden, sind mögliche Anzeichen von eintretender Dissoziation ein plötzlich eintretendes Schwindelgefühl, angespannte Muskulatur, auffallende Kontrolliertheit, steife und abgehackte Bewegungen.

In dissoziiertem Zustand können Menschen schlimmste Details erzählen, ohne den Eindruck zu erwecken, davon berührt zu sein. Der Inhalt passt nicht mit Gestik oder Mimik zusammen, oder es wird gelächelt oder gekichert, wenn schreckliche Ereignisse erzählt werden. Viele Trauma-Überlebende wundern sich über die Symptome, haben jedoch den Eindruck, dass die Ereignisse bereits verarbeitet sind, wenn sie erfolgreich dissoziieren. »Es ist alles doch schon so lange her und berührt mich nicht mehr!« Das Gegenteil ist der Fall und es bedarf einer genauen und traumasensiblen weiteren Abklärung und Information der Klienten über Traumafolgestörungen.

Wenn der Traumasog im therapeutischen Gespräch übersehen wird, wird das Toleranzfenster des Nervensystems überschritten. Wenn die Therapeutin dies nicht erkennt, kommt es zu emotionaler Überflutung oder Dissoziation. Beziehungs- und in Folge Therapieabbruch sind die Folgen.

Die Bewegungs- und Körperorientierung stellt ein verlässliches Handwerkszeug zur Verfügung, um den Traumasog zu erkennen, zu stoppen und die Dissoziation auflösen zu helfen. Dies ist wichtig, um extreme Zustände zu verhindern, die nur mit guter Vorbereitung in der Transformationsphase eines traumaverarbeitenden Prozesses und sicher begleitet zu einer Erleichterung oder Lösung führen. Das Kriterium für Interventionen ist auf jeden Fall gegeben, wenn der Kontakt abbricht. In der Dissoziation geht zuerst der Kontakt zu sich selbst verloren und dann zum Gegenüber. Kontakt und Beziehung sind hier die verlässlichste »Medizin«, die wieder in die Präsenz und die Sicherheit des Augenblicks zurückführt. Der Wechsel von der Inhaltsorientierung zur Bewegungsorientierung lenkt die Aufmerksamkeit verlässlich in die Gegenwart und damit in die Sicherheit. Klientinnen aufzuklären, um sie darin zu unterstützen, ihre subjektiven Wahrnehmungen zu schärfen und Selbstregulationsmöglichkeiten zu entwickeln, ist Teil der Haltung in der IBT.

1.3 Spuren, die frühe Gewalt in Beziehungen hinterlässt

Beziehungsabbruch kann also eine Bewältigungsmöglichkeit bei drohender Überflutung mit Traumasymptomen sein. Er beginnt beim Verlust des Kontaktes zum eigenen Körper und zieht sich weiter zu Beziehungen und Helfersystemen. Dies schließt Therapeuten mit ein. Das begründet die oftmals lange Geschichte der Therapieabbrüche bei früh und komplex traumatisierten Menschen.

Grundsätzlich ist meine Erfahrung, dass gerade beziehungstraumatisierte Menschen einen sehr flexiblen Rahmen brauchen. Sie kommen manchmal nach Monaten oder Jahren wieder mit dem Wunsch, die traumatischen Erfahrungen zu verarbeiten. Damit Trauma-Überlebende diese Entscheidung kompetent treffen können, brauchen sie Informationen. Daher ist Psychoedukation ein wichtiger Teil professioneller Traumatherapie. Wichtig ist, sich dabei ausdrücklich an den erwachsenen Anteil (ANP) der Persönlichkeit zu wenden, um von diesem das informierte Einverständnis zu bekommen. Dazu fällt mir Joan ein, die Sie in Teil II im Kapitel Transformation noch besser kennenlernen werden. Sie wurde von mir insgesamt sieben Jahre in längeren und kürzeren Phasen therapeutisch begleitet. Je länger wir uns kannten, desto bewusster konnte sie artikulieren, wenn sie eine Pause brauchte, und desto weniger musste sie die Beziehung über Abbrüche regulieren.

Schon in der Anamnese fielen mir ihre Erinnerungslücken auf. Die deutlichste war um das 6., 7. Lebensjahr, als sie mit der Mutter und ihren Geschwistern von Italien nach Deutschland übersiedelte und der Kontakt zum Vater abbrach. Es gab auch bei genauerer Nachfrage keine Erinnerung an den ersten Schultag oder die Schulzeit und Verwirrung darüber, wann sie in ihrer Kindheit wo und bei wem gelebt hatte.

Über die frühe Zeit als Baby und Kleinkind machte sie zum Teil widersprüchliche Angaben. »Da war ich bei der Oma«, »Nein, ich glaub doch nicht, war ich da in Italien? Wo war eigentlich meine Schwester?« Obwohl Joan im Laufe der Therapie ihre Großmutter befragte, die genaue Aufzeichnungen in Kalendern geführt hatte, vergaß sie es sofort nach dem Gespräch wieder und war in der Therapie ähnlich ratlos wie zuvor. Sie fuhr dann, ausgerüstet mit Stift und Schreibblock, noch mal zu ihrer Großmutter, um diesmal mitzuschreiben. Diese Gespräche zu beginnen und zu führen fiel ihr extrem schwer.

Joan stammt mütterlicherseits aus einer sehr wohlhabenden Industriellenfamilie. Der Großvater führte das Familienunternehmen nach den Kriegsjahren in den Ruin, nur das große herrschaftliche Haus blieb bis zu seinem Ende in Familienbesitz. Der Großvater tyrannisierte die Familie. Als Jäger hatte er eine Waffe im Haus, die er immer wieder gegen seine Frau und Tochter richtete. Er trank viel Alkohol, schlug seine Frau und übte auf seine Tochter, Joans Mutter, von früher Kindheit an sexuelle Gewalt aus. Er benutzte sie sexuell und verwöhnte sie dafür mit Geldgeschenken und Luxus. Joans Mutter musste als Teenager sexuelle Kontakte mit Freunden und Jagdgefährten des Großvaters erdulden, die von diesem initiiert wurden.

Joans Mutter zog, sobald es möglich war, nach Italien, wo sie Joans Vater kennenlernte und mit ihm und den drei Kindern einige Jahre lebte. Auch Joans Mutter wird wie ihr Vater zur Alkoholikerin und lebt promiskuitiv, was zu viel Streit in der Ehe und schließlich zur Trennung führt. Joans Erinnerungen an ihre frühe Zeit in Italien sind sehr lückenhaft, sie erinnert sich an viel Unruhe, Lärm, Streit und splitterndes Glas in der Wohnung. Schon mit sechs Monaten kommt sie einige Zeit nach Deutschland zur Großmutter, da die Mutter überfordert ist, und wechselt in der Folge immer wieder hin und her, bis sich die Eltern endgültig trennen und sie mit ihren Geschwistern nach Deutschland zur Großmutter zieht. Einige Jahre leben die Kinder noch im gleichen Haushalt mit dem Großvater, bis es die Großmutter schließlich schafft, sich zu trennen. Joans Mutter litt aufgrund der eigenen Gewalterfahrungen wahrscheinlich an einer Borderline-Störung. Sie beschimpfte ihre Tochter in ihren regelmäßig auftretenden Wutattacken und konfrontierte die Kinder mit wechselnden Liebhabern. Der Vater war insofern verlässlicher, als er die Kinder weiterhin finanziell unterstützte und sie regelmäßig die Ferien bei ihm in Spanien verbrachten. Nach Joans Aussagen ist er eher unnahbar, kritisch und leistungsorientiert. Die beste Beziehung hat Joan zu ihrer um zwei Jahre älteren Schwester. Joan sprach auch heute noch, als erwachsene Frau, immer wieder von »den Erwachsenen« im Gegensatz zu ihr und ihren Geschwistern. Der Zusammenhalt der Geschwister lässt sie ihre Kindheit überstehen. Bei den »Erwachsenen« ist es die Großmutter, zu der Joan die wärmste und vertrauensvollste Beziehung hat.

Die Entwicklung von Beziehungsstilen

Wie reagiert ein Kind, das so viel Unruhe, Streit und Trennungen wie Joan erleben musste? Wie kann sich ein Kind mit ständig wechselnden Bezugspersonen zurechtfinden und inmitten gewalttätiger Auseinandersetzungen und Chaos überleben, und welche Folgen auf die Beziehungsfähigkeit hat das? Beziehungsstile entwickeln sich aufgrund von Bindungs- und Beziehungserfahrungen in der Kindheit. Wir haben als Menschen ein evolutionär begründetes, biologisches Bedürfnis nach Bindung, da enge menschliche Beziehungen für uns überlebenswichtig sind. Durch Bindungen wird sichergestellt, dass Eltern sich um ihre Kinder kümmern oder Stärkere sich für Schwächere oder Alte und Kranke einsetzen.

Die Fähigkeit, Bindungen einzugehen, ist entscheidend für die Entwicklung. Eine gute Beziehung schafft eine sichere Basis, um die äußere und innere Umwelt zu erforschen, kreativ zu sein und psychisches Wohlbefinden zu erleben. Die zentrale Rolle von Bindungen besteht das gesamte Leben hindurch, nur die Form verändert sich. Bindungsstile sind unterschiedliche Arten, sich zu binden. Einige dieser typischen Stile hat man in wissenschaftlichen Versuchen mit einjährigen Kindern und deren Bezugspersonen gefunden und zusammengefasst (Ainsworth, 1982, in Grossmann, 2009):

1. *Der sichere Bindungsstil:* Unterschiedliche Erwartungen in Beziehungen werden nicht als Bedrohung erlebt und können angstfrei verhandelt werden. Der Spielraum zwischen Individualität und Gemeinsamkeit ist groß.
2. *Der unsicher-vermeidende Bindungsstil:* Diesen Bindungsstil findet man häufiger bei Männern als bei Frauen, möglicherweise weil Buben tendenziell nicht gestattet wird, Schmerz zu zeigen, etwa bei Trennungen. Statt Nähe wird dann Kontrolle als adäquates Verhalten empfunden und von der Umgebung verstärkt. Oftmals ergibt sich daraus ein beziehungsvermeidender oder narzisstischer Persönlichkeitsstil, bei dem andere abgewertet werden. Der vermeidende Bindungsstil wirkt wie eine Verteidigungsstrategie, die eingesetzt wird, um mit der zurückweisenden oder unberechenbaren Bezugsperson möglichst unbeschadet in Kontakt zu bleiben.
3. *Der unsicher-ambivalente Bindungsstil* kann im Extremfall zwischen Gewalt, sexueller Bedürfnisbefriedigung am Kind und Vernachlässigung hin- und herpendeln.
4. *Der unsicher-desorganisierte Bindungsstil* ist durch ein Schwanken zwischen Abhängigkeit und Zurückweisung geprägt. Gleichzeitig wird die Autonomie des Kindes durch Überschreiten seiner Gren-

zen zerstört. Die Folge ist, dass dieser Bindungsstil auch im Erwachsenenleben sowohl bei Nähe als auch beim Alleinsein Schwierigkeiten mit sich bringt. Es kann zwar Bindung entstehen, aber keine echte Intimität und Nähe. Es kommt zu einem ständigen Auf und Ab in den Beziehungen, ein »Komm-geh-weg«-Signal an andere Personen. Nähe wird bei gleichzeitiger Sehnsucht als Bedrohung empfunden, da die Angst, verletzt zu werden, echte Intimität verhindert. Im Sinne der posttraumatischen Belastung durch einen instabilen Erziehungsstil kann jede menschliche Beziehung ein »Trigger«, Auslöser, sein für in der Vergangenheit erlebte Grenzüberschreitungen und Verlassenheit.

Bindungsstile werden durch frühe Beziehungserfahrungen erlernt und geprägt und setzen sich im Erwachsenenalter mehr oder weniger fort. Korrigierend Einfluss nehmen können positive, von echter Zuwendung geprägte Beziehungen zu Personen außerhalb der Familie. Lehrerinnen, Verwandte, Freunde und die Peergroup können helfen, mehr Sicherheit in Beziehungen zu entwickeln. Wie jemand den Bezug zu sich selbst und seinen inneren Anteilen herstellt, wird ebenfalls durch den erlernten Bindungsstil bestimmt.

Joan hat als Erwachsene einige wenige Freundinnen, die sie jedoch nur selten sieht, da sie so gut wie nie von sich aus Kontakt aufnimmt. Beziehungen bricht sie immer wieder ab. Joan hat seit früher Jugend dramatische Liebesbeziehungen voller Eskalationen hinter sich. Derzeit hat sie eine Liebesbeziehung mit einer Frau, die Alkoholikerin ist und an einer Borderline-Persönlichkeitsstörung leidet. Joan bricht immer wieder in Tränen aus, wenn sie ein- bis zweijährige Kinder sieht. Sie wird von einer tiefen Trauer erfasst, die sie überrascht und nicht versteht. Sie kann innerhalb einer Minute von der intellektuellen Erwachsenen in den Zustand tiefer Trauer und Verzweiflung fallen, wenn sie an einem Kinderspielplatz vorbeikommt.

Joan hat durch ihre Kreativität schon als Kind ein Ventil gefunden, sich selbst Halt zu geben. Sie hat mit ihren Geschwistern und durch das Umsorgtwerden durch die Großmutter zwar auch positive Beziehungserfahrungen gemacht, die sie stärken, ihr Innenleben ist jedoch durch Spaltung und Dissoziation geprägt. Ihre reiche Phantasie lässt innere Anteile entstehen, ein lichtvolles zweijähriges Kind, ein dunkles Kind und einen 12-jährigen Jungen als Tröster und Retter. Im Kunststudium wählt sie einen Lehrer aus dem phantastischen Realismus. Bis zur Therapie malt sie meist phantastische und sehr liebliche Bilder. Junge Frauen mit schwingenden Kleidern im Sonnenschein und phantastische Landschaften. Die »dunkleren«, traurigen, zornigen Seiten ihrer Person kommen erst im Laufe der Therapie mehr ins Alltagsbewusstsein und dann auch immer mehr auf die Leinwand. Die Aufspaltung in verschiedene Persönlichkeitsanteile, die zum Teil in der Therapie gegeneinander arbeiteten, machte es notwendig, am Beziehungsaufbau zu ihren inneren Anteilen zu arbeiten. Ein Teil ihrer Persönlichkeit wollte lange Zeit auf keinen Fall in Kontakt mit der traurigen Kleinen kommen, die die Verzweiflung und den Schmerz in sich barg: »Es ist, als ob etwas Dunkles nach mir greift.«

Joan gelang es schließlich, die Stärke und Fürsorge für sich selbst zu entwickeln, die sie brauchte, um sich diesen inneren Anteilen anzunähern und sie schließlich nicht nur akzeptieren, sondern sogar verstehen und lieben zu können. Im Teil II, Kapitel 3, Transformation, habe ich dazu eine Sitzung exemplarisch beschrieben.

1.4 Gedanken, Gefühle, Körpersensationen – Neurobiologie und Trauma

»Die Seele atmet durch den Körper«
(Antonio Damasio in Heike Höfler, 2015, S. 58)

In der IBT orientieren wir uns am Körper und seinen Signalen, daher ist es notwendig, über die psychologischen Mechanismen, wie die Bindungsstile, hinausgehende basale Kenntnisse über die biologischen Vorgänge bei Traumatisierung zu haben und die Wechselwirkungen zwischen den drei Wahrnehmungsebenen Körper, Gefühle und Gedanken miteinzubeziehen.

Das Gehirn

Im menschlichen Gehirn befinden sich durchschnittlich 100 Milliarden Neuronen, jedes Neuron hat 1000–10 000 Synapsen. Die Verschaltungsmöglichkeiten und damit auch die Lern- und Wachstumsmöglichkeiten sind unendlich groß. Paul D. McLean beschrieb schon in den 60er-Jahren das Gehirn als »Triune Brain«, »dreifaches Gehirn«. Der entwicklungsgeschichtlich älteste Teil, das sogenannte Reptiliengehirn, regelt die basalen Überlebensmechanismen, das limbische System, das sogenannte Säugetiergehirn, ist für die Emotionen und die Reaktionen auf diese zuständig, der neurokortikale Teil des Gehirn erlaubt uns schließlich das Denken, Metaüberlegungen, rationale Prozesse und bewusste Entscheidungen (Paul D. McLean in Lewis, 2000, S. 52 ff.). Während einer traumatischen Situation werden die übergeordneten Denkvorgänge zugunsten des Überlebens hintangestellt. Bei Trauma-Überlebenden mit Traumafolgestörung wird daher immer wieder über einen Auslöser, »Trigger«, Angst und damit das limbische System aktiviert und das alte Überlebensprogramm des Reptiliengehirns in Gang gesetzt. Die zentrale Ebene für sämtliche Regulationsvorgänge im biologischen System des Menschen ist das neurovegetative System. Die Wechselwirkung zwischen Denken, Fühlen und Körpersensationen wird von Antonio Damasio (2005) das neurobiologische Dreieck genannt. Für das Denken ist das zentrale Nervensystem zuständig, das Fühlen läuft über das vegetative Nervensystem. Körperliche Regulationsvorgänge sind daher sehr komplex.

Die Polyvagaltheorie (Porges, 2011) beschreibt, wie körperliche und mentale Systeme in Wechselwirkung mit den Umwelteinflüssen interagieren und Verhaltensweisen bestimmen. Mit dieser Theorie beschreibt Porges die komplexe Beschaffenheit des Sympathikus und Parasympathikus und erweitert das dichotome Bild der beiden Gegenspieler. Der Ast des Parasympathikus, die Bahnen des Nervus Vagus, sind für das soziale Verhalten von entscheidender Bedeutung und für das Verständnis von Beziehungstraumata wichtig. Vereinfacht gesagt ist der Sympathikus für die Aktivierung und Parasympathikus für die Beruhigung zuständig, wie dies am Anfang des Kapitels in Zusammenhang mit dem Toleranzfenster des Nervensystems beschrieben wurde. Der Nervus Vagus ist Teil des Parasympathikus und besteht aus einer Anzahl von motorischen und sensiblen Nervenbahnen, daher der Begriff Poly-Vagal. Die Informationen laufen von außen nach innen. Das heißt, die Bahnen übermitteln Informationen aus der Peripherie des Körpers zum zentralen Nervensystem in unterschiedliche Regionen des Hirnstamms. Das neurovegetative System schätzt über unterbewusste, implizite Wahrnehmung Gefahren ein. Neurozeption nennt Porges jene Fähigkeit, Verhalten neurologisch zu rezipieren, aber auch zu antizipieren. Der myelinisierte »soziale« Vagus spielt hier die wichtigste Rolle. Jenes der Feinabstimmung dienende Regulationssystem schafft die Möglichkeit, durch Interpretation der Gefühlslage des Gegenübers stressbezogene physiologische Zustände zu verstärken oder abzuschwächen.

Die Reizverarbeitung basiert auf Einschätzungen von drei grundlegenden Lebenssituationen:

- Leben – die Situation ist harmlos, die Handlungsantwort ist das soziale Engagement, alle vorher beschriebenen »drei Teile« des Gehirns sind in Kontakt, denken, fühlen und handeln sind gleichzeitig möglich.

- Überleben – die Situation ist gefährlich, es kommt über die Amygdala im limbischen System und die Ausschüttung entsprechender Hormone zur Mobilisation der Kampf- und Fluchtmechanismen, und
- Todesgefahr – die Situation ist lebensbedrohlich, die Handlungsantwort ist die Immobilisation. Das Stammhirn oder Reptiliengehirn hält die Überlebensfunktionen wie Herzschlag und Atmung aufrecht. Das gesamte System wird in den Dienst des Überlebens gestellt.

Das bedeutet, je nachdem, wie gefährlich oder harmlos ein Gegenüber subjektiv eingestuft wird, wird eine entsprechende, neurologisch verwurzelte Handlungsantwort mobilisiert.

Die Steuerung dieser wichtigsten Verhaltensstrategien übernehmen je drei neuronale Schaltkreise:

1. Bei als harmlos eingeschätzten Situationen wird die *soziale Kommunikation* als Handlungsantwort mobilisiert. Mimik, Gestik, Artikulation, kardialer und vagaler Tonus basieren auf dem myelinisierten Zweig des Vagusnervs. Dieser Teil des Vagus fördert Ruhe und Entspannung und hemmt den Einfluss des Sympathikus.
2. Bei Gefahr ist *Mobilisation,* das heißt Kampf- und Fluchtverhalten, die Handlungsantwort. Diese Reaktion basiert auf dem sympathischen Nervensystem und setzt die physiologischen Abläufe in Gang, die notwendig sind, um den Körper in kurzer Zeit für Hochleistungen bereitzumachen. Hormonausschüttung u. a. von Cortisol und Adrenalin lösen einen Energieschub aus.
3. Bei Todesgefahr kommt es zur *Immobilisation,* der Erstarrung, dem Totstellreflex, bei gleichzeitigem Wegdriften des Bewusstseins, der Dissoziation. Diese Reaktion basiert auf dem phylogenetisch älteren Zweig des Vagusnervs, der dem dorsalen motorischen Vagusnerv entspringt. Wenn bei einem extrem heftigen oder lang dauernden Trauma der ältere unmyelinisierte Vagus-Ast überhandnimmt, kommt es zu Leere, Lähmung und Dissoziation, zu der auch der primäre Rückzug zählt (Müller-Schwefe, 2004). Diese

Handlungsantwort verhindert adäquate Schutzreaktionen bei Gefahr. Das kann im Extremfall zu einer Viktimisierungspersönlichkeit führen (Ochberg, 1988).

Komplex traumatisierte Menschen mussten in ihrem Leben und Überleben vor allem mit den in Punkt 2. und 3. beschriebenen Handlungsantworten reagieren. Daher sind diese neurologischen Kreisläufe ausgeprägt und eingeübt bzw. im Traumagedächtnis gespeichert. Die Neurozeption ist durch die vergangenen Gewalterfahrungen verzerrt, echte Gefahren werden nicht richtig eingeschätzt oder minimale Provokationen als sehr gefährlich erlebt.

Menschlicher Kontakt beruhigt

Porges fasst in der Polyvaltheorie 40 Jahre Forschung zusammen, die unter anderem ergab, dass es eine Aufgabe des Nervus Vagus ist, »(…) einen Menschen mittels introzeptiver viszeraler Wahrnehmung und sozialer Interaktion physiologisch zu stabilisieren« (Porges, 2007a). Das bedeutet, dass soziale Interaktion, die durch Gesichtsausdruck, Sprache und Klang der Stimme vermittelt wird, die physiologische Erregung beeinflusst und reguliert. Wird die Umgebung als sicher eingeschätzt, kommt es zur Hemmung der defensiven limbischen Strukturen. Dies ermöglicht es, in Phasen sozialen Engagements ruhige viszerale Zustände aufrechtzuerhalten.

Genau das ist für viele schwer beziehungstraumatisierte Menschen oft nicht möglich, da sie in der Einschätzung der Sicherheit im Kontakt immer wieder gestört worden sind. Überlebende von Beziehungstraumata reagieren daher in vielen sozialen Interaktionen mit Mobilisation, also Kampf und Flucht, oder Immobilisation. Dies sind die neurologisch bedingten Reaktionskreisläufe, die aufgrund der Erfahrungen stark ausgeprägt sind. Sie werden fast »reflexhaft« in Gang gesetzt.

Die Handlungsantworten sind oft rigide und stereotyp und beziehen sich auf Situationen aus der Vergangenheit und nicht auf das Hier und Jetzt.

Zu lernen oder wieder zu erlernen, trotz der Anwesenheit eines anderen Menschen innerlich ruhig bleiben zu können bzw. die Anwesenheit eines anderen Menschen für die Selbstregulation sogar zu nutzen, macht einen Großteil der traumatherapeutischen Arbeit mit IBT aus. Die Polyvagaltheorie veranschaulicht ganz deutlich, warum der Körper und die Bewegung Platz im therapeutischen Setting brauchen, um tief greifende Veränderungen bewirken zu können. Erst die differenzierte, bewusste und körperorientierte Schulung der Wahrnehmung ermöglicht es, echte Gefahren in Beziehungen zu erkennen und von sicheren Beziehungsangeboten unterscheiden zu lernen.

Worauf wir in der therapeutischen Arbeit vertrauen können, ist die grundsätzliche Ausrichtung unseres Nervensystems auf sozialen Kontakt und Beziehungsaufnahme. Die limbische Resonanz ist eine in der Neurobiologie des Menschen und der Säugetiere verankerte Fähigkeit, sich aufeinander einzustimmen (Lewis et al., 2001, S. 169). Andererseits besteht zwischen Gesicht, Stimme und Herz eine anatomische und neurophysiologische Verbindung, die in der Polyvagaltheorie als Grundlage des »integrierten Systems sozialen Engagements« beschrieben wird. Menschen sind dazu »gebaut«, sich aufeinander zu beziehen. Dazu ist es notwendig, die Systeme für Mobilisation und Immobilisation dann zu hemmen, wenn keine Notwendigkeit für die Aufrechterhaltung mehr besteht.

Einen idealen Hybridzustand dafür stellen das Spiel und der gemeinsame, freie Tanz dar. Hier verbinden sich Mobilisation und soziales Engagement zu einer Gesamterfahrung. Im bewussten, freien Tanz mit anderen kann Begegnung geübt und gefahrlos Beziehungserfahrung gesammelt werden, die die neurobiologischen Antwortmuster positiv modelliert (siehe Abbildung 3 Kontinuum der Traumasymptome).

1.5 Resilienz – den Tanz des Lebens (wieder) genießen

Traumatische Ereignisse gehen mit fortgesetztem und raschem Verlust von Ressourcen einher. Der Verlust der Kraftquellen lässt auch alte Belastungen wieder ansteigen. Trotzdem können viele schwer belastete Menschen ihr Schicksal oft erstaunlich gut meistern. Von diesen Menschen kann nicht nur die Resilienzforschung, sondern auch die Traumatherapie lernen. Resilienz bezeichnet grundsätzlich die seelische Widerstandskraft. »Die Widerstandskraft eines Menschen gegenüber Belastungen bestimmt sich aus dem Verhältnis zwischen Risiko- und Schutzfaktoren (...).« (Reddemann, 2011, S. 28)

Die Resilienzforschung beschäftigt sich mit den für die Traumatherapie wichtigen Fragen wie: Wie schaffen es manche Menschen, trotz schwerer Belastungen gesund zu bleiben oder wieder gesund zu werden? Was tun eigentlich seelisch gesunde Menschen und was können wir systematisch von ihnen lernen? Die Seite eines Menschen zu sehen, die kraftvoll, positiv und voller Lebensenergie ist, ist ein wichtiges therapeutisches Instrument. Die Bewegungsorientierung in der IBT ist eine Orientierung auf die Lebenskraft und damit auf die Resilienz.

Die Überlebenskräfte von Menschen mit Traumata sind außerordentlich groß, selbst wenn es die Betroffenen nicht wahrnehmen oder gar anerkennen können. Ist doch ihre Aufmerksamkeit hauptsächlich auf Symptome und Schwächen gerichtet. Sie fühlen sich oft als Versager, nicht nur durch das, was ihnen widerfahren ist, sondern weil sie »immer noch« an den Folgen leiden. Umso wichtiger ist es, dass die Therapeutin eine andere, wertschätzende Haltung entgegensetzt, und den Blick auf die Kraftquellen und Resilienzfaktoren wirft.

Behandlungsmethoden, die vorwiegend auf das Aufspüren schmerzlicher Erinnerungen und Erfahrungen ausgerichtet sind, ohne eine korrigierende Erfahrung entgegenzusetzen, können dazu beitragen, die damit einhergehenden Gefühle und Gedanken zu verstärken. Unsere Aufgabe als Traumatherapeuten ist es, über den Sinn der traumakompensatorischen Systeme, zu der die Vermeidung zählt, und über den Preis der jeweiligen Strategien zu informieren. Damit ausreichend informiert Entscheidungen getroffen werden können, wann der richtige Zeitpunkt da ist, die alten Erinnerungen zu verarbeiten.

Aaron Antonovsky (1997) hat in seinem salutogenetischen Konzept den sogenannten »Sense of Coherence« (SoC) als zentralen Faktor seelischer Ausgeglichenheit formuliert. Salutogenese ist die Lehre von den Bedingungen, unter denen Gesundheit entsteht. Der SoC beschreibt ein inneres Gefühl der Stimmigkeit, das dann entsteht, wenn

1. die Anforderungen der äußeren und inneren Welt als strukturiert und erklärbar erlebt werden,
2. die Gewissheit herrscht, dass Kraftquellen vorhanden sind, die nötig sind, um Herausforderungen zu handhaben,
3. auch sehr schwere Herausforderungen so gesehen werden, dass sie Engagement verdienen,
4. Herausforderungen sinnvoll erscheinen.

Der Sense of Coherence wird von subjektiven Faktoren bestimmt, von Vorstellungskraft und Bewertungen. Die vier Voraussetzungen decken sich mit den Zielen der modernen Traumatherapie und helfen uns, in der Traumabehandlung den Blick auf die Stärken zu lenken.

Mit Methoden der IBT gelingt es, die Gewissheit, dass Kraftquellen vorhanden sind, immer wieder herzustellen. Selbst wenn es für Trauma-Überlebende schwierig ist, positive Imaginationen oder Vorstellungen zu entwickeln, worauf wir uns immer einigen können, sind simple, physikalische Tatsachen.

Der Körper atmet, er tut seine Arbeit, auch ohne bewusstes Zutun. Er hat ein Gewicht und wird von der Erde getragen. Das Spüren des Gewichts macht das Spüren der Schwerkraft deutlich. Wenn es gelingt, diese Kräfte, Atem, Gewicht/Schwerkraft und Boden bewusst wahrzunehmen, erzeugt dies ein spontanes Gefühl der Sicherheit (siehe Übung »Die 3 basalen Unterstützungssysteme« im Praxisteil). Verstärkend auf das Gefühl der Sicherheit wirken Musik und Bewegung zur Musik. Der freie Tanz löst sich von allen Vorgaben und nutzt so die spontane Kreativität des Körpers und des Lebens. Daher können Elemente davon in einer bewegten Psychotherapie zur Verwandlung und Transformation genutzt werden.

Die Arbeit mit dem Fokus auf die Resilienz bedeutet: Ressourcen sehen und stärken und Vertrauen aufbauen, das sich über die therapeutische Beziehung hinaus auf die Kraft des Lebens selbst bezieht. Dies ist eine Hauptvoraussetzung für gelungene Verarbeitungsprozesse. Dazu zählt vor allem auch das Vertrauen der Therapeutin in die Verarbeitungsfähigkeit ihrer Klienten und die Ausrichtung auf die gesunden Anteile. Mit der Resilienz zu arbeiten heißt, dem Rhythmus der individuellen Selbstheilungskräfte zu vertrauen. Die Heilungswege jedes Menschen sind so spannend wie einzigartig, sie folgen dem ureigenen Fluss des Lebens. Wie der Tanz zwischen den Polen haltgebender Struktur und freiem, kreativem Fluss gelingen kann und welche Dimensionen der Orientierung dafür hilfreich sind, habe ich im folgenden Kapitel zusammengefasst.

KAPITEL 2

Die Integrative Bewegte Traumatherapie – IBT

2.1 Was ist IBT?

Die IBT nutzt die bewusste, freie Bewegung, um den Kern des Menschen zu berühren. Denn die Seele oder das, was Viktor Frankl (1997) »das geistige Wesen des Menschen« nennt, kennt den Weg aus dem Trauma. Die Absicht ist, dass sich Reste und Bruchstücke der alten Erfahrungen nicht mehr in den Weg stellen, um die Befreiung aus dem Trauma zu verhindern. Weder das, was wir zu wissen glauben, noch unsere gewohnte Haltung oder bekannte Handlungs- und Bewegungsmuster. Die IBT führt damit aus der relativen Komfortzone der alten Muster in ein neues befreites Erleben. Sie bleibt dabei innerhalb des Toleranzfensters des Nervensystems bzw. bietet Methoden, um immer wieder dahin zurückzufinden. Sie ist resilienzorientiert sowie ressourcen- und prozessorientiert.

Die schematische Darstellung »Kontinuum der Traumasymptome« gibt einen Überblick über die theoretischen Grundlagen für die bewegungsorientierten Interventionen in der IBT. Sie veranschaulicht die im Kapitel vorher beschriebenen Möglichkeiten der neurobiologischen Handlungsantworten im Zustand der Sicherheit und der Gefahr. In der Abbildung werden die zwei grundlegenden operativen, biologischen Zustände von Menschen schematisch aufgezeigt, die Reaktionen auf Gefahr und auf Leben in Sicherheit:

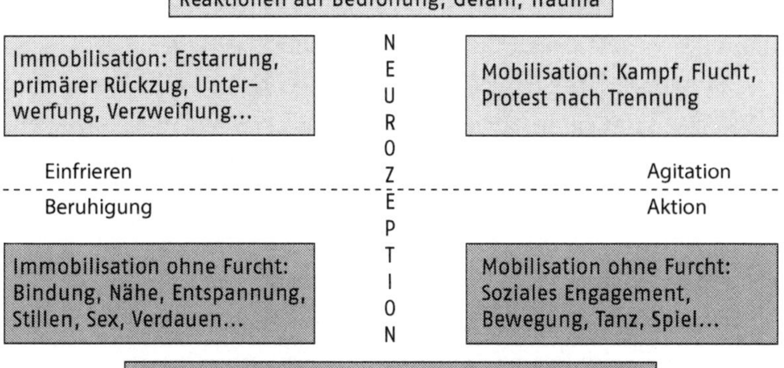

Abbildung 3 Das Kontinuum der Traumasymptome

a) Wie auf Bedrohung und Gefahr reagiert wird, markiert der obere Bereich der schematischen Darstellung. Es ist der vom Sympathikus und vom dorsalen Vagus gesteuerte Modus und dient dem Überleben. Die Zielsetzung ist Schutz, die Methode Angriff und Verteidigung, im Extremfall Immobilisation. Die Haltung ist von Angst, Argwohn und Anspannung geprägt.
b) Wie Menschen auf Sicherheit reagieren, markiert der Bereich unterhalb der Mittellinie der Skizze. Es ist der vom ventralen Vagus und dem Parasympathikus gesteuerte Modus und dient dem Leben. Das Ziel ist Wachstum, Regeneration, Heilung, Lernen und Kreativität. Die Methoden: Im Hier und Jetzt da sein, Verbindungen herstellen, Harmonie und soziales Engagement. Die Haltung ist von Liebe, Vertrauen und Lebensfreude geprägt.

Mithilfe der IBT wird eine bewusste Verbindung zwischen den Reaktionen des oberen Bereichs »Bedrohung und Gefahr« mit den Reaktionen des unteren Bereichs »Sicherheit« geschaffen.

Durch neue Erlebnisse und bewusste Wahrnehmung der körperlichen Sensationen wird die Fähigkeit, sich im Modus der Sicherheit aufzuhalten, immer mehr erweitert. Durch die nonverbale Begegnung werden Trigger (Auslöser) im Kontakt reduziert. Dies ist vor allem für beziehungstraumatisierte Menschen oder Überlebende von Symbiosetraumata hilfreich, um in Kontakt zu kommen und Selbstwirksamkeit zu erleben. Spielerisch kann jederzeit Nähe und Distanz reguliert werden. Gefühle werden unmittelbar in Bewegung umgesetzt und damit die Handlungsfähigkeit erweitert. Menschlicher Kontakt kann wieder als Chance und Möglichkeit wahrgenommen werden.

Mit bewusster Bewegung und Tanz werden Lebensfreude und Widerstandskraft und damit Resilienz aufgebaut und das Toleranzfenster des Nervensystems erweitert. Je größer unser Toleranzfenster ist, desto mehr Widerstandskraft können wir traumatischen Ereignissen entgegensetzen, desto glücksfähiger sind wir. Ziel der IBT ist es, Trauma-Überlebende dabei zu unterstützen, sich, auch angesichts von Herausforderungen, wieder ganz im sicheren Bereich zu bewegen.

2.2 Grundannahmen der IBT

Ich gehe in der IBT daher von folgenden Grundannahmen aus:

1. *Körperwahrheit:*
   Der Körper ist das Archiv der Seele. Das Trauma ist auf einer biologischen Ebene verortet. Es gibt zwei Schauplätze, auf denen sich die Traumafolgen zeigen:
   - in abgebrochenen und unterdrückten Handlungen, die sich in der Körperhaltung und -bewegung bzw. -nichtbewegung zeigen.
   - in der unterbrochenen, stecken gebliebenen Informationsverarbeitung, die durch dysfunktional abgespeicherte, fragmentierte Erinnerungen gekennzeichnet ist.

   Der Körper spricht die Wahrheit, die freie Bewegung ist seine Sprache.

2. *Sprache – Körpersprache:*
   Der verbale und der körperliche Ausdruck sind gleichwertige Ausdrucksformen für unterschiedliche Informationen. Die Sprache dient im IBT-Prozess dem unmittelbaren Ausdruck im Hier und Jetzt und wird zur Beschreibung der körperlichen Signale und damit einhergehenden Gefühlen genutzt.
   Worte beschreiben, was ist – ohne Analyse, Deutung, Diskussion oder Theoriebildung – während des Prozesses. Die Orientierung liegt nicht auf dem Inhalt, sondern auf dem Prozess. Sprache wird im Sinne der Überbrückung der unterbrochenen Informationsverarbeitung eingesetzt.

3. *Prozessorientierung – Ressourcenorientierung:*
   Psychische Schutz- und Verteidigungsmuster und physische, im Körper eingeprägte, verkörperte Schutz- und Schreckhaltungen werden im Prozess der freien Bewegung zugunsten von neuen Gedanken, Gefühlen, Haltungen und Bewegungen aufgelöst. Neue Muster bilden sich natürlicherweise, wenn wir dem inneren Fluss des Verarbeitungsprozesses »aus dem Weg« gehen. Dem bewegten Verarbeitungsprozess vertrauen heißt den Selbstheilungskräften vertrauen. Fixe Vorstellungen behindern den Prozess. Therapeutinnen und Klientinnen nehmen daher eine offene, beobachtende, forschende, neugierige, körperliche und geistige Haltung ein.
   Neue, adäquatere, adaptive Netzwerke der Informationsverarbeitung setzen sich immer durch. Das Motto der IBT lautet: Trust the Process! Vertraue dem Prozess!

4. *Beziehung in Bewegung:*
   Therapeutin und Klientin richten die Aufmerksamkeit mit der dualen Wahrnehmung der Beziehung abwechselnd nach innen und nach außen:
   - Interner Prozess: Körper, Gefühle, Gedanken, Imagination, Spiritualität – alle Ebenen der menschlichen Wahrnehmung werden mit einbezogen.
   - Externer Prozess: In der therapeutischen Beziehung wird so viel

Struktur gegeben wie nötig und so wenig wie möglich inhaltlich interveniert. Das bedeutet für die Therapeutinnen: Raum schaffen, Bewegung zulassen, Erwartungen und Hypothesen reflektieren und jederzeit bereit sein, sie zu verändern. Arbeit mit der Bewegung ist Arbeit mit dem Augenblick, das kann ein Lidschlag oder eine große Geste sein!

2.3 Die Haltung in der bewegten Traumatherapie

Trauma hinterlässt Chaos, nicht nur in den Betroffenen selbst, sondern auch in ihren Beziehungen. Überforderung, Stress und heftige Emotionen strömen in den Beziehungsraum. Chaotische Interaktionen mit anderen Menschen führen zu dysfunktionalen Beziehungen, die zu weiterer Destabilisierung beitragen.

Die therapeutische Beziehung ist eine Modellbeziehung, in der Verhaltensweisen reflektiert und dysfunktionale Muster erkannt werden können. Das fordert Therapeuten nicht nur auf der kognitiven, sondern auf allen Ebenen. Im Kontakt zwischen Menschen werden im Nervensystem Resonanzphänomene ausgelöst. Die impliziten neurobiologischen Antworten in der intensiven Auseinandersetzung mit Trauma-Überlebenden und deren schweren Belastungen erzeugen beim Gegenüber körperliche Spannung bis hin zu Flucht- oder Kampfimpulsen. Bei der Arbeit mit IBT haben Therapeutinnen den Raum, ihre eigenen Impulse zu erkennen und in Bewegung umzusetzen. Damit können sie sich selbst jeden Moment regulieren, auch oder gerade während der intensiven Verarbeitungsprozesse des Klienten. Die Sicherheit immer wieder im Körper zu finden, heißt Vertrauen zu haben, gleichgültig, wie intensiv eine Begegnung erlebt wird. Das ist eine notwendige Voraussetzung, um traumatherapeutische Prozesse begleiten zu können. Vertrauen der Therapeutin entsteht einerseits durch die Wahrnehmung und Regulation des eigenen Innenraumes, durch die Orientierung im äußeren Raum und in der bewegten Beziehung.

Aufmerksamkeit auf Bewegung und Nicht-Bewegung

Eine Grundhaltung in der IBT ist, die therapeutische Aufmerksamkeit mit der Frage »Was bewegt sich – und was bewegt sich nicht?« von Anfang an auf den Körperausdruck der Klientinnen zu richten. Ausgangspunkt ist der eigene Körper der Therapeutin und deren bewusste Leiblichkeit. Ziel des bewegten therapeutischen Handelns ist es, den Körper des Klienten bei seinem Versuch, den gesamten Organismus wieder ins Gleichgewicht zu bringen und in Balance zu halten, zu unterstützen. Die Grenzen der Toleranz, innerhalb derer die Balance gehalten werden kann, werden schrittweise und stetig erweitert. Die Aufgabe der Therapeutin ist es daher, von Beginn der Begegnung an mitzuhelfen, den Traumasog zum Schutz der Klientin zu stoppen, aus der Erstarrung zu führen und die Dynamik in Richtung Erleben von Sicherheit im Augenblick zu lenken. Bewegte stabilisierende Interventionen führen aus dem Traumasog in die Spirale des Lebens. Das geschieht schrittweise und in Übereinstimmung mit dem Sicherheitsbedürfnis der Klienten.

Eva, die Sie davor bereits kurz kennengelernt haben, hatte sehr lange das Bedürfnis, eine Decke über ihre Beine zu legen und eine immer gleiche Sitzposition im Raum einzunehmen. Ich respektierte ihr Bedürfnis nach den gewohnten Ritualen und iniitierte dennoch kleine Bewegungsinterventionen. Ihr Körper tendierte unter Stress dazu, unkontrollierte Bewegungen zu machen, denen sie scheinbar ausgeliefert war. Daher bat ich Eva, die Bewegungen des Oberkörpers bewusst wahrzunehmen, zu erforschen und nicht wie bisher zu versuchen, sie aus Scham zurückzuhalten, sondern sogar zu verstärken. So gelang es Eva, Kontrolle über die Bewegungen zu erlangen und ihren ursprünglichen, mit dem Trauma assoziierten, Sinn zu entschlüsseln. Entscheidend ist, dass die Therapeutin mit den Bewegungen in Resonanz geht und im wahrsten Sinne des Wortes »mitschwingt«. In Kombination mit einem imaginierten, inneren, sicheren Ort fand Eva eine einfache selbsttröstende Bewegung, die jederzeit abrufbar war. Diese bestand in einem leichten Schaukeln und Schwingen des Oberkörpers, das den Atem von Eva tiefer werden ließ und sichtbare Ruhe herbeiführte. Dies konnte sie ganz einfach im Sitzen in ihrer gewohnten Position ausführen.

Bewegung zwischen den Polen Sicherheit und Freiheit, Autonomie und Bindung

Traumatherapeuten wirken von Beginn der Begegnung an aktiv strukturierend und stabilisierend. In der Traumatherapie wird mehr als im psychodynamischen therapeutischen Setting strukturierend eingegriffen, um einen sicheren Rahmen für den Prozessverlauf zu schaffen. Bestimmt zu sein, ohne über die Klientin zu bestimmen, ist ein bewegter Akt der verkörperten, holistischen Beziehungsgestaltung. Gerade Menschen mit Gewalterfahrung haben ein sehr sensibles Sensorium dafür entwickelt, wenn über sie bestimmt wird. Sie sind leidgeprüfte Expertinnen dafür, wie es sich anfühlt, wenn Macht ausgeübt wird. So viel Struktur anzubieten, dass Vertrauen entsteht, Einschränkungen, die nur der therapeutischen Methode geschuldet sind, jedoch zu vermeiden, schafft eine Gegenerfahrung von Freiheit innerhalb der Sicherheit. Balance kann hergestellt werden, indem die Therapeutin die Signale des eigenen Körpers und des Körpers der Klientin nutzt, um in impliziter Übereinstimmung zu bleiben. Das heißt, gerade so weit mit den Bewegungen mitzugehen, wie es die Klientin braucht, um präsent und aktiviert zu bleiben, aber innezuhalten und in die Entspannung zu wechseln, wenn die Erregung überzuschießen droht.

Die Therapeutin bezieht im aktuellen therapeutischen Handeln die Informationen aus der körperlichen Resonanz. Implizites und explizites Wissen entsteht, das sich mit jeder Begegnung vertieft und flexibel erweitert. Der Erkenntnisgewinn erfolgt über das Spiegeln der Bewegung oder das Bewegungsecho und ist daher nicht inhaltsorientiert, sondern prozessorientiert und folgt dem Moment.

Dazu werden in der IBT zwei Formen der bewussten Resonanz verwendet:

2.3.1 Das Bewegungsecho

ist ein Begriff aus »Soulmotion«, der Tanzpraxis, die von Arjuna Marti entwickelt wurde und bedeutet, die Bewegungen nicht einfach nachzumachen oder zu spiegeln. Im Bewegungsecho werden die Bewegungen des Gegenübers aufgenommen und ganz beiläufig, selbstverständlich und entspannt ausgeführt. Die Bewegung wird von der Therapeutin aufgenommen und zu ihrer eigenen gemacht. Dabei wird gespürt, welche Gefühle und Gedanken auftauchen, um diese eventuell dem Klienten zur Verfügung zu stellen. Das Bewegungsecho ist im Gegensatz zum Spiegeln nicht das genaue Wiederholen, sondern wie ein Nachhall der Bewegung, eben ein Echo. Die Bewegung des Gegenübers wird ausprobiert, um zu »kosten«, wie sie schmeckt, und angeeignet.

Das Bewegungsecho hat zwei Auswirkungen: Die Therapeutin kann am eigenen Leib wahrnehmen, wie sich eine Bewegung oder Körperhaltung anfühlt, und dies bei Bedarf zur Verfügung stellen. Zum anderen empfindet die Klientin über die limbische Resonanz ein implizites Übereinstimmen und Einverständnis, im besten Fall ein Gefühl des Getragenseins. Das Bewegungsecho ist eine implizite und explizite Möglichkeit zur Vertiefung der Beziehung und damit der Vertrauensbildung, ohne das bei Trauma-Überlebenden oft sehr ausgeprägte Bedürfnis nach Autonomie zu übergehen.

2.3.2 Spiegeln der Bewegung, Bewegungsfeedback

Das Spiegeln der Bewegung wird im Prozess dann eingesetzt, wenn es gilt, einer Klientin explizit rückzumelden, welche Bewegung sie gerade gemacht hat. Spiegeln ist zugleich Feedback und Möglichkeit der Reflexion über die Bedeutung eines Bewegungsablaufes. Z.B.: »Als Sie gerade über das Ereignis sprachen, ist mir aufgefallen, dass Sie den Kopf hin und her bewegt haben. Ich erlaube mir, Ihnen das zu zeigen. Vielleicht haben Sie Assoziationen dazu …« Hier wird die Bewegung so exakt wie möglich nachgemacht, um sie der Klientin zur Verfügung stellen zu können. Auch hier achtet die Therapeutin darauf, welche Körpersensationen, Assoziationen und Bilder auftauchen. Die Klientin kann in der Beobachterinnenrolle sehen, wie die Bewegungsabläufe aussehen, und deren Bedeutung von außen erkennen. Dabei kann dieselbe Bewegung, wie z. B. das Schütteln des Kopfes, bei Klientin und Therapeutin verschiedene Assoziationen auslösen. Von »Nein sagen« zu verständnislos den Kopf schütteln – es ist immer das richtig und wahr, was individuell im Körper gespürt wird. Spiegeln hilft dabei, die Bewegungen bewusst zu machen und die individuelle, mit Erinnerungen einhergehende Bedeutung der Bewegung zu entschlüsseln. Bewegungen sind einerseits sehr direkte Einstiege in das Traumanetzwerk, wirken aber zugleich beruhigend und stabilisierend, da sie in der Gegenwart orientieren und daher Dissoziation vermeiden helfen. Diese Differenzierung lässt sich über das gespiegelte Bewegungsfeedback gut herausarbeiten.

2.3.3 So viel Information wie nötig

Sachbezogene Information und Psychoedukation ist gerade bei körperorientiertem Vorgehen bei jedem neuen Schritt wichtig. Informiertes Einverständnis zu erreichen und laufend herzustellen, ist eine Grundhaltung und Grundvoraussetzung für die Traumaverarbeitung. Kurze praxisnahe Informationen über PTBS, den Traumasog und die Traumadynamik helfen Klienten, sich selbst besser zu verstehen. Das Risiko, das die reine Verbalisierung birgt, und warum es wichtig ist, im Gespräch innezuhalten und auf die Körperebene zu wechseln, wird in diesem Buch an mehreren Stellen erläutert und mit vorab in der Therapie besprochen. Klienten werden über die Bewegungsresonanz und ihren Nutzen aufgeklärt.

Wenn im Laufe der bewegten Therapie immer mehr erlernt wird, Signale von Überflutung und Dissoziation rasch zu erkennen und Stoppsignale zu setzen, kann die Therapeutin den Wechsel auf die Bewegungsebene immer mehr und schließlich zur Gänze der Klientin überlassen.

Beim Erstgespräch und in der Traumaanamnese genügt es, traumatischen Erfahrungen Titel oder Überschriften zu geben und sie in

Form einer strukturierten Traumaanamnese, gemeinsam mit Ressourcen und Überlebensstrategien, zu sammeln. Für die Therapeutin ist ein diagnostischer Blick in die Vergangenheit der Klientin wichtig für die Behandlungsplanung. Hier unterstützt die Therapeutin die Klientin dabei, ihre Erinnerungen und die daraus folgenden Therapiethemen zu sortieren und sich einen Überblick zu verschaffen. Der chaotischen Macht des Traumas wird Struktur entgegengesetzt, die Sicherheit schafft.

Dem Bedürfnis, das Schreckliche zu erzählen, wird in dem Maß Raum gegeben, als eine mitfühlende Zeugin gebraucht wird. Das zunächst zersplitterte Geschehen wird im Laufe der Zeit zu einem Narrativ zusammengefügt. Das Gespräch wird jedoch immer wieder strukturiert und verlangsamt und über Bewegungsinterventionen mit dem Körper Kontakt aufgenommen. Im Oszillieren zwischen traumatischer Erfahrung und Ressource von Beginn der Behandlung an lernt die Klientin gemeinsam mit der Therapeutin zwischen dem Gefühl der Sicherheit und dem Blick in den Abgrund absichtsvoll hin und her zu wechseln. Gleichgültig ob im Sitzen, Stehen oder bewegt im Raum, dieser Wechsel ist wie ein Tanz, der den gesamten Körper, der Therapeutin als auch der Klientin, miteinbezieht.

2.4 Eine körper- und bewegungsorientierte Sprache finden

Um mit Körper- und Bewegungsqualitäten therapeutisch zu arbeiten, ist es notwendig, die sinnliche Qualität des körperlichen Ausdrucks in Worte fassen zu können. Die meisten Menschen in unseren Breiten betrachten sich hauptsächlich als mentale oder emotionale Wesen. Dies ist eine der Folgen der traditionellen Leibfeindlichkeit unserer Kultur. Die Trennung zwischen Geist und Körper geht mit der Höherbewertung des Geistes, der Ratio und der minderen Bewertung des Körpers, als Sitz der »niederen« Instinkte, einher. Wenn wir nun in der Therapie einen körperorientierten Blick auf posttraumatische Symptome richten und unser Bewusstsein auf die Bewegungen des Körpers ausdehnen, ist eine Herausforderung, Worte und Sprache zu finden, um die Körperwahrnehmungen zu kommunizieren.

Fühlen versus Spüren

In der deutschen Sprache gibt es, etwa im Vergleich zur Differenzierung in der englischen Sprache, bei »feel versus sense«, eine Bedeutungsvermischung bei den Begriffen »fühlen« und »spüren«. »Fühlen/feel« wird im Englischen im Sinne von »Gefühle wahrnehmen« verwendet, »spüren/sense« im Sinne von »Körperwahrnehmung«. Im Deutschen können beide Worte für Gefühle also auch für Körpersensationen verwendet werden. Den meisten Menschen fällt es schwer, zwischen diesen Phänomenen zu differenzieren. Eine körperzentrierte Sprache zu finden, hilft dabei, Gefühle und Körperwahrnehmung zu unterscheiden. Ein Nutzen dabei ist, dass der Wechsel auf die körperliche Ebene und die Frage »Wie spüren Sie das gerade im Körper? Wie bewegt es sich?« entlastend bei heftigen, unangenehmen Emotionen erlebt wird. Der Wechsel der Aufmerksamkeit unterbricht den Gefühls- und damit den Traumasog und reorientiert im Hier und Jetzt.

Therapeuten sind für Kontext und sichere Rahmengebung verantwortlich. In der IBT werden dazu die körperlichen Phänomene und deren sprachlicher Ausdruck in den therapeutischen Raum eingeladen. In dem Maße, in dem jemand selbst Worte findet, die Körperempfindungen auszudrücken, entwickelt sich eine körperorientierte Sprache zwischen Klientin und Therapeutin. In der IBT sind der Ausdruck des Körpers und der verbale Ausdruck grundsätzlich gleichrangig. Für den Ressourcenaufbau und den Prozess der Traumaverarbeitung ist die Wahrnehmung des körperlichen Ausdrucks jedoch vorrangig. Wahrnehmen, ansprechen, aussprechen – damit kann die Therapeutin unterstützen, die Differenzierungskompetenz zu stärken und Platz und Raum für körperliche Phänomene, Reflexe und unwillkürliche Bewegungen zu machen. Das kann heißen, Bewegungen auch verbal zurückzuspiegeln: »Als Sie vorhin von dem Konflikt mit Ihrem Chef sprachen, habe ich wahrgenommen, dass Ihre Finger auf den Sessel klopften.« Da es nur möglich ist, sich auf *ein* sinnliches Phänomen auf einmal tiefer einzulassen, wird auch jeweils nur *eine* Bewegungsqualität von der Therapeutin zurückgemeldet.

»Wenn es sich stimmig anfühlt bzw. wenn Sie das erforschen wollen, wiederholen Sie diese Bewegung noch mal, um genauer nachzuspüren, wie es sich für Sie in diesem Moment anfühlt und welche Assoziationen auftauchen.« Die Therapeutin ist im Gespräch so achtsam, dass es ihr möglich ist, die Bewegungen selbst zu wiederholen und im eigenen Körper wahrzunehmen. Dies kann, wenn es Klienten schwerfällt, sich auszudrücken, als Unterstützung rückgemeldet werden, etwa so: »Wenn ich mit meinen Fingern klopfe, dann ist das bei mir Ausdruck von Unruhe und Ungeduld, wie ist das denn bei Ihnen?« Ein scheinbar beiläufiges Phänomen wird zum Zentrum der Aufmerksamkeit und die mit der Bewegung einhergehende subjektive Wahrnehmung und Assoziation entschlüsselt. So wird der therapeutische Forschungsprozess spielerisch und selbstverständlich auf die Körper- und Bewegungswahrnehmungen ausgedehnt. Die therapeutische Kommunikation wird zum ganzheitlichen Prozess. Durch die Wiederholung der Bewegungen und die Erforschung der damit einhergehenden Befindlichkeit lösen sich Spannungen, und Gefühle können in Fluss kommen. So wird die therapeutische Kommunikation selbst zum Transformationsprozess und nicht zur Wiederholung des immer gleichen, schon oft Gesagten.

Der Körper spricht mit

In tief gehenden, traumatherapeutischen Verarbeitungsprozessen kommt es zu körperlichen Reaktionen wie Gähnen, Schluckauf oder Bauchgeräuschen bis hin zu Zittern und unwillkürlichen Bewegungen der Extremitäten. Diese sind ebenso wie Tränen, Lösungs- oder Entspannungsreaktionen des Körpers. Der Körper ist immer dabei, sich selbst zu regulieren. Diese Reaktionen wahrzunehmen und anzuerkennen und mit Worten wie »Sehr gut, beobachten Sie, wie sich die körperliche Spannung löst – Ihr Bauch mitredet« zu kommentieren, entlastet und ermutigt. Die Reaktionen positiv zu bewerten, dehnt die Grenzen, innerhalb derer sich Klienten mit Therapeuten wohlfühlen, aus. Schamgrenzen können, wenn die Körpersignale miteinbezogen werden, rasch zu einem wichtigen Thema in der therapeutischen Beziehung werden.

2.4.1 Scham und Schuld als Teile von Gewalterfahrungen

Menschen mit Gewalterfahrungen leiden oft an heftigen Scham- und Schuldgefühlen (Herman, 1981). Über die Tatsache, dass dies grundsätzlich »normale« Auswirkungen von Gewalt sind, sollte informiert werden. Diese zutiefst unangenehmen Gefühle werden sichtbar, wenn die Gewalterfahrung in der Therapie unbewusst ausgelöst oder bewusst aktualisiert wird. Wenn Gewalt oder sexualisierte Gewalt ausgeübt wird, ist dies zugleich die größtmögliche Beschämung eines Menschen. Je näher die Bezugsperson und je sexualisierter die Gewalt ist, desto größer ist die Scham beim Opfer. Das Auftreten der Scham in der Therapie kann daher auch als Anzeichen für einen Verarbeitungsprozess betrachtet werden. Sie gestaltet die Beziehung, zeigt sich oft durch Rückzug und Schweigen und führt zu Kontaktabbruch.

Scham ist eines der belastendsten Gefühle, es erzeugt das Bedürfnis, unsichtbar zu werden, oder wie Eva es beschrieben hatte: »Es ist, als ob sich der Boden unter mir auftut, um darin verschwinden zu können.« In der IBT wird Scham ebenso wie alle anderen Gefühle als Phänomen betrachtet, das sich über die Resonanz im Körper erforschen lässt. Normalisierungsinterventionen »Der Boden tut sich nicht wirklich auf, spüren Sie Ihre Fußsohlen am Boden. Scham ist nicht gefährlich, es ist ›nur‹ ein Gefühl und unter anderem ein typisches Symptom nach Gewalterfahrungen« und Fragen wie »Was bewegt sich oder bewegt sich nicht, wenn Scham auftritt?« Indem immer wieder die Ebene der Bewegung eingeführt wird, wird der Raum in der therapeutischen Beziehung größer, innerhalb derer sich die Klientin gut aufgehoben fühlt, sich sicher bewegen und die Scham auflösen kann.

Die Scham auslösenden Themen werden nicht vorrangig inhaltlich besprochen, wenn dieses Gefühl auftritt, sondern die pragmatische Ebene der körperlichen Reaktionen. Ebenso kann man mit Schuldgefühlen verfahren, um die in der Schuldproblematik gebundenen Gefühle zu lösen. Schuld ist meist ein Konglomerat aus Aggression und Trauer, deren Energie gegen sich selbst gerichtet wird. Schuld geht mit dem Gefühl klein und entwertet zu sein einher. Fragen oder Impulse, um Scham oder Schuldgefühle zu erforschen, sind etwa: »Welche Bewegung geht mit der Scham/Schuld einher? Was bewegt sich nicht? Welche physischen Qualitäten hat das Gefühl, ist es warm oder kalt, eng oder weit, spitz oder rund … und welcher Körperteil hält es?«

Auch die Arbeit mit Ego States/Ich-Zuständen ist hier hilfreich, ausführlicher wird dies im Teil II, Transformation, beschrieben. »Wie klein (jung) fühlen Sie sich, gehen Sie in diese Position und achten Sie auf spontane Bewegungen, die Sie hinausführen. Bringen Sie die Haltung in Bewegung und verfolgen Sie den Lösungsprozess, den der Körper findet, um wieder ganz da zu sein, oder wieder in Ihre volle Größe zu kommen.« Immer wieder konnte ich erleben, wie die Erforschung auf diese Weise die Spannung und die Scham löst bzw. wenn sie wieder auftaucht, handhabbarer macht.

2.4.2 Über den Ausdruck von Wut und anderen heftigen Gefühlen

Hinter Scham und Schuld tauchen in der bewegten Erforschung weitere mit der traumatischen Erfahrung assoziierte »unbeliebte« Gefühle auf wie Verzweiflung, Wut und Trauer. Jene Gefühle sind als Teile der traumatischen Erfahrung wichtige Elemente des Verarbeitungsprozesses.

Wut kann man als komplexes, körperliches Geschehen beschreiben, das möglicherweise durch Druck im Magen, spürbare Hitze, ein Zusammenballen der Finger zu Fäusten, Spannung im Kiefer durch Zusammenbeißen der Zähne und eine beschleunigte Atmung gekennzeichnet ist.

Der Körper hat alle Abwehr- und Fluchtimpulse gespeichert, die im Versuch, zu entrinnen oder zu überleben, entweder nicht ausgeführt werden konnten oder nicht zum Erfolg geführt hatten. Jede Muskelanspannung ist für sich betrachtet eine Mikrobewegung. Sie bereitet oft eine größere Bewegung vor, die zum Zeitpunkt der Todesangst nicht ausgeführt werden konnte. Dazu gehören Kampf-, Abwehr-, Ausweich- oder Fluchtbewegungen. Wenn sich die Hände zu Fäusten zusammenballen, beinhaltet das den Impuls abzuwehren oder zuzuschlagen. Kann dieser, wie es in einer traumatisierenden Situation der Fall ist, nicht ausgeführt werden, wird der Impuls zurückgehalten. Die Spannung, die bis zur Starre reichen kann, bleibt auch, wenn die Gefahr vorüber ist, im Körper (Levin, 1997). Sie tritt jedes Mal aufs Neue auf, wenn innerlich mit dem Traumaschema Kontakt hergestellt wird. Die Aktualisierung in der Traumatherapie stellt diesen Kontakt her, die Erinnerung an die ursprüngliche Situation wird jedoch kontrolliert aktiviert. Die Anspannung, die mit der Emotion der Aggression einhergeht, kann in der Sicherheit des therapeutischen Rahmens beschrieben, in Worte gefasst und die darin liegende Bewegung schließlich bewusst ausgeführt werden.

In der bewegten Traumatherapie können die Handlungen sicher und so oft wie nötig auch spielerisch nachgeholt werden. Die Klientin wird angeregt, die Bewegungen zuzulassen, mit deren Geschwindigkeit und Dynamik zu spielen, sie größer oder kleiner, langsamer oder schneller zu machen. Wobei beim Ausdruck von Aggression die Bewegung verlangsamt wird, um die Übererregung und damit die Überschreitung des Toleranzfensters zu vermeiden. Dabei können Bilder und Gedanken auftauchen, kommen und gehen. Die Spannung löst sich, die Kraft und Energie, die im Körper steckt, wird frei und in bewusste Bewegung umgesetzt. In der IBT wird dieses Vorgehen durch die Therapeutin verbal aufmunternd oder beschreibend und nonverbal über Bewegungsecho und Spiegeln begleitet.

Die Skizze zeigt das Toleranzfenster des NS und die unterschiedlichen Interventions- und Regulationsmöglichkeiten:

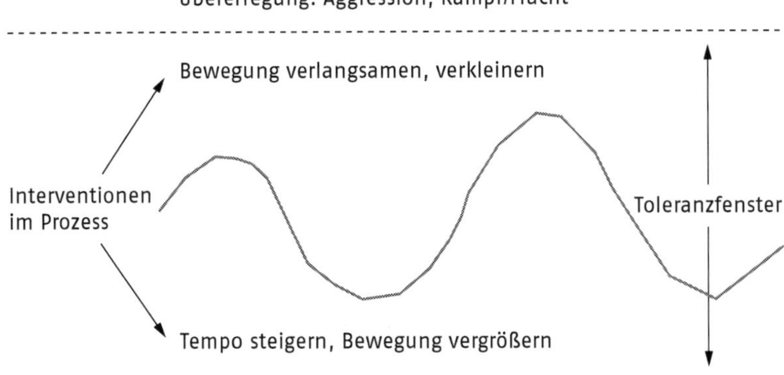

Abbildung 4 Interventionen im Prozess

Klienten werden in den Wellentälern der Verarbeitungsprozesse, also in Phasen der Beruhigung, dazu angeregt, ihr Handeln immer wieder unmittelbar und erfahrungsorientiert zu beschreiben. Dem Schrecken kann eine Sprache gegeben werden, ohne in ihm zu verharren. Sie werden ermutigt, das zu verbalisieren, was im Moment geschieht, und nicht vorrangig auf die auftauchenden, oftmals grausamen Erinnerungsbilder zu fokussieren.

Auf diese Weise ist das Verarbeiten trotz der körperlich intensiven Erfahrung schonungsvoll. Das Risiko der Sekundärtraumatisierung wird reduziert, wenn größeres Augenmerk auf die Resonanz im Körper in der Gegenwart gelegt wird als auf die Schreckensbilder der Vergangenheit. Die Sprachzentren im Cortex, das Brocaareal und das Wernick'sche Areal werden beim Aussprechen der unmittelbaren Erfahrung aktiviert und damit eine Verbindung vom limbischen System, der Amygdala und dem Cortex hergestellt. Der »sprachlose Schrecken«, der mit einer traumatischen Erinnerung einhergeht, bekommt oft erstmals Worte und wird dadurch fassbarer. Implizites Erinnerungsmaterial wird durch die Verbalisierung ins explizite Gedächtnis übertragen. Sehr oft wird durch das Wahrnehmen der Wut und der damit verbundenen Impulse Menschen erst bewusst, dass sie in der Gefahrensituation sehr wohl versucht hatten, sich zu wehren, und schließlich alles getan haben, um zu überleben. Diese Erkenntnis befreit vom Selbstvorwurf und dem bei Gewalterfahrung typischen Schuldgefühl, nicht genug getan zu haben, um der Gefahr zu entkommen. Dies verhilft zu mehr Bewusstsein über sich selbst.

Heiliger Zorn statt blinde Gewalt

Das Selbstbewusstsein und die Selbstermächtigung liegen etwa darin, die Entscheidung zu treffen, den Schlagimpuls auszuführen, auch wenn dieser Impuls an einer ganz anderen Stelle entstanden ist und einer bestimmten Person aus der Vergangenheit gilt. Entscheidend dabei ist das kontrollierte und nicht »blindwütige« Ausführen der Impulse. Das Ausagieren wird dadurch zur bewussten Aktion »umgeformt«. Daher wird einerseits, wie in obiger Skizze veranschaulicht, bei Aggression über Temporeduktion und verkleinern der Bewegung beruhigend interveniert. Andererseits wird dabei der bewusst eingegangene Blickkontakt genutzt. Sehen und gesehen werden verhindert den Kontaktabbruch und die damit einhergehende Entwertung oder »Entmenschlichung«, die Aggression erst zu Gewalt werden lässt. Bilder von Personen, denen die Wut gilt, können auftauchen, ohne dass real Gewalt ausgeübt wird. Viele Klienten, und vor allem Klientinnen, haben Angst vor ihren aggressiven Impulsen, da sie am eigenen Leib erleben mussten, wie Aggression in Beziehungen in Gewalt umschlagen kann.

Der Therapieraum kann zum Trainingsraum werden, um darin zu üben, ein Bewegungsvokabular für heftige Gefühle zu (er)finden. Konkrete Personen wie Täter können imaginiert, die Abwehr- und Kampfimpulse ausgeführt werden, ohne real Schaden anzurichten oder in Gefahr zu geraten. Durch das Benennen wird die Kampfreaktion und die damit verbundene Wut nicht ignoriert oder unterdrückt, sondern als legitimer Ausdruck anerkannt. Die Stimme als weiteres Element dazuzunehmen ist dann sinnvoll, wenn sie mit der Energie der Emotion verbunden werden kann und daher »aus dem Bauch« kommt.

In der Arbeit mit jüngeren Ich-Zuständen ermuntere ich, den Gefühlen Bewegung und Sprache zu geben. Worte können jetzt ausgesprochen werden, die das Kind damals nicht hatte, die nicht erlaubt waren oder nicht gehört wurden. So kann jemand zum Beispiel das trotzige Aufstampfen mit dem Fuß, das sie als Dreijährige nicht tun durfte, mit einem kräftigen »Nein, ich will das nicht« verbal begleiten und so nachholen, was damals nicht möglich war. Dies im direkten Blickkontakt mit der Therapeutin zu tun, die das Bewegungsecho zur Verfügung stellt, verhilft zur Erfahrung, auch mit heftigen Gefühlen angenommen zu werden. Auf diese Weise kann Versäumtes nachgeholt werden, und ein Gefühl von Ermächtigung und Kontrolle über sonst beängstigende Gefühle oder Körperwahrnehmungen kann sich entwickeln. Die Bewegungswahrnehmung hilft, den gedanklichen Teufelskreis der negativen oder blockierenden Überzeugungen zu erkennen und zu verändern, der z. B. lauten kann: Wenn ich wütend werde, kann ich nichts tun, wenn ich hilflos bin, bin ich schwach, und wenn ich schwach bin, werde ich angegriffen. Diese und ähnliche aus den Erfahrungen der vergangenen Lebensrealität stammenden negativen Gedankenschleifen können aufgrund einer gegenläufigen Erfahrung der Selbstermächtigung verändert werden.

Schwere Trauer – leichte Freude

Körperzentriert zu sprechen hilft zu erkennen, dass Symptome ein nachvollziehbarer Ausdruck des Körpers sind, deren Spur zu folgen sich lohnt. Allein durch die Wahrnehmung der physischen Entsprechung von Emotionen lösen sich manche Anspannungen oder blockierte Gefühle. Dies zieht meiner Erfahrung nach eine ganz selbstverständliche Veränderung der Gedanken und der Selbst- und Welteinschätzung nach sich. Nicht ausgedrückte Gefühle, wie Trauer oder Wut, erzeugen physisch spürbaren Druck. Druck in der Brust, ein Knoten im Hals oder Druck in oder hinter den Augen ist meist Ausdruck von nicht gelebter Trauer. Die Gefühlsqualität wird manchmal erst deutlich, wenn die Wahrnehmung dorthin gerichtet und den Bewegungsimpulsen gefolgt wird. Fragen dazu sind: »Welche Richtung hat der Druck? Geht er von oben nach unten oder von hinten nach vorne? Wie wäre es, wenn Sie der Bewegung, die der

Druck auslöst, nachgehen und Sie nicht festhalten oder dagegendrücken, was passiert dann?« Wenn die Gefühle zwar benannt werden, aber die körperliche Resonanz nicht deutlich wird, sind folgende Fragen unterstützend: »Woher wissen Sie, dass Sie traurig, fröhlich, wütend … sind, Sie lesen es nirgends ab, niemand sagt es Ihnen. Woran merken Sie es, was sind die Anzeichen?«

In der Beantwortung dieser Fragen wird die Verbindung zwischen körperlicher Wahrnehmung und Gefühl deutlich. Einfacher fällt das im Allgemeinen bei Gefühlszuständen, die positiv erlebt werden. Im Sinne des Aufbaus von Stärke und Kraftquellen empfiehlt es sich daher von Beginn an, auch die Körper- und Bewegungskorrelate der angenehmen Gefühle zu erforschen. Sobald die Sicherheit in der Therapie erlangt ist, die individuell notwendig ist, um Gefühle auszudrücken, kann das Benennen der Körperwahrnehmung zu einer spontanen Lösung und damit zur Veränderung der Gefühle führen. Wenn Tränen endlich fließen dürfen, ist Erleichterung unmittelbar körperlich spürbar. In der Brust breitet sich Leichtigkeit aus. Freude ist die Emotion der Leichtigkeit, die sich so oder so ähnlich ausdrücken kann: »Ich fühle mich leicht, meine Brust fühlt sich weit an, meine Mundwinkel ziehen sich nach oben, und meine Schultern sind entspannt.«

Nach einer erfolgreichen Transformationsphase ist es in den Phasen der Neuverarbeitung und Integration besonders wichtig, genug Raum für die nun positiven Empfindungen zu geben, um die Wahrnehmungsfähigkeit zu vertiefen.

2.4.3 Selbstwahrnehmungskompetenz entwickeln

Wenn die Entfremdung von den eigenen Wahrnehmungen oder die Angst vor Gefühlen groß ist, antworten viele Trauma-Überlebende auf die Frage »Was fühlen Sie jetzt?« mit »nichts«. Gerade dann empfehle ich, auf die Körper- und Bewegungsebene zu fokussieren. Denn solange wir einen Körper haben, ist niemals »nichts« spürbar. Eine behutsame Herangehensweise führt die Wahrnehmung von außen nach innen und von der sicheren Gegenwart in die Vergangenheit.

Von außen nach innen, von der Peripherie zum Körperinneren

Unangenehme oder beängstigende Körpersymptome, die mit der posttraumatischen Belastung einhergehen, wie Druck im Magen oder der Brust, Beklemmung, schneller Puls oder heftiges Herzklopfen, werden im Zentrum des Körpers wahrgenommen. Daher ist es schonungsvoller, mit der Wahrnehmung der Extremitäten oder Außengrenzen des Körpers zu beginnen. Vorschläge, wie z. B. die Zehen oder Finger abwechselnd zusammenzurollen und zu spreizen oder mit den Füßen auf den Boden zu treten, unterstützen dabei.

Körpergrenzen markieren den Kontakt mit dem Außen, das Sicherheit gibt. Der Boden, auf dem man steht, der Sessel, auf dem man sitzt: »Vielleicht spüren Sie den Druck der Sitzfläche gegen Gesäß und Oberschenkel oder den Druck der Sessellehne in Ihrem Rücken.« Wenn die Klientin meint, »den Boden unter den Füßen zu verlieren«, hilft die reale Wahrnehmung der Füße auf dem Boden, dass es sich um eine Illusion handelt. Im Teil II, Kapitel Transformation, wird dies beispielhaft in einer Sequenz mit Berta beschrieben.

Vergleiche machen die Wahrnehmung ebenfalls leichter: »Nehmen Sie die rechte und linke Hand wahr und achten Sie auf Unterschiede.« »Vielleicht können Sie sogar den Temperaturunterschied der Luft wahrnehmen; wenn Sie einatmen, ist sie kühler, sie erwärmt sich im Körper und strömt wärmer wieder aus.« »Vielleicht können Sie den Unterschied zwischen den Teilen Ihres Körpers spüren, der von Kleidung bedeckt ist, und im Gegensatz dazu Ihr Gesicht, das von der Luft berührt wird. Wenn Sie Ihre Hand bewegen, können Sie den Luftzug spüren …« »Spüren Sie nun bewusst, wo Ihr Körper sich im Vergleich besser oder neutral anfühlt, benennen und bewegen Sie diese Stellen.«

Wohlgefühl oder Schmerzfreiheit im Vergleich zu belasteten Körperstellen wahrnehmen zu lernen, ist vor allem für Menschen mit chronischen Schmerzstörungen wichtig.

Gedanken und Gefühle werden handhabbar gemacht, wenn sie auf wahrnehmbare, körperliche Reaktionsmuster und deutliche Körperempfindungen zurückgeführt werden. Indem Klientinnen ihren Körperwahrnehmungen eine Sprache geben und sie in Zusammenhang mit Gedanken und Bildern und damit den Erinnerungen bringen, erhöht sich das Gefühl der Kontrolle und damit der Sicherheit. Das Gefühl, den Emotionen ausgeliefert zu sein oder von verwirrenden Körpersignalen »überfallen« zu werden, wird durch ein Gefühl des Vertrauens in den Körper und seine Signale ersetzt.

Im Laufe der Therapie wird es möglich, sich auch weiter im Körperinneren verorteten Phänomenen und Sensationen zu widmen und diese (aus)zuhalten. Das bewusste angstfreie Fühlen von Herz und Bauch braucht oft Zeit und wird über das Fühlen der Peripherie langsam und schrittweise ermöglicht. Dazu ist es hilfreich, einen stabilisierenden Schutzraum aus Imagination und Körperwahrnehmung aufzubauen, der außerhalb des Körpers im Raum beginnt und allmählich immer mehr nach innen führt (siehe Praxisteil: einen Schutzraum aufbauen). Der Kontakt mit der Peripherie und dem muskulären und knochigen Teil des Körpers kann wie ein Rahmengeber bewusst spürbar werden. Dann erst ist es möglich, mit der Aufmerksamkeit in die weichen inneren Körperbereiche einzutauchen. Die inneren Organe wie Darm, Lunge und Herz stehen durch den Einfluss des parasympathischen Nervensystems, da vor allem durch den Nervus Vagus, in unmittelbarer Wechselwirkung mit der psychischen Befindlichkeit.

Die Innenräume zu erkunden, dient einerseits der Selbstregulation und Beruhigung und setzt andererseits bereits gewisse Selbstregulationsfähigkeiten voraus. Das ist der Grund, warum viele Trauma-Überlebende bei Entspannungsübungen und beim Yoga in der Phase des Vipassana (Schlussentspannung) unruhig werden und sogar den Raum verlassen. Daher ist eine schrittweise Annäherung empfehlenswert, die allmählich von außen nach innen führt sowie jederzeit die Möglichkeit zur Bewegung gibt, um Spannung unmittelbar abzubauen.

Bewegungsbrücke – Affektbrücke – Erinnerung

In der Phase der Aktualisierung kann das Eintauchen in die Körperwahrnehmung und -bewegung genutzt werden, um über die Bewegungs- und Affektbrücke zu Erinnerungen zu führen. Die Bewegungs- oder Affektbrücke entsteht, wenn eine Bewegung an ein Gefühl und dieses an ein Ereignis erinnert, das mit der Entstehung oder dem Auftreten dieses Gefühls verbunden war. Die gezielte Bewegungswahrnehmung führt zur Affektwahrnehmung und diese zu den dahinter liegenden Erinnerungen. Dieser Forschungsprozess kann im Laufe der bewegten Traumatherapie auch amnestische oder sehr frühe, vorsprachliche Erinnerungen entschlüsseln helfen.

Und wie bewegt sich das?

Es ist ein menschliches Bedürfnis, mit der eigenen Geschichte gehört und mit dem, was einem widerfahren ist, anerkannt zu werden. Dazu gehört es, sich erinnern zu können, ein zusammenhängendes, schlüssiges Narrativ über das eigene Leben zu haben und einen übergeordneten Sinn zu finden. Wenn diese Bedürfnisse jedoch abgedeckt sind und das mitfühlende Zuhören der Therapeutinnen Trost gespendet hat, ist es nicht mehr sinnvoll, sondern unter Umständen sogar schädlich, von den traumatisierenden Erinnerungen bzw. deren Details zu erzählen, ebenso wie die immer wieder gleichen negativen Haltungen sich selbst und der Welt gegenüber zu wiederholen. Die »Rille in der Platte« und damit die neurologischen Verbindungen, die die Symptomatik aufrechterhalten, werden mit jedem erneuten Erzählen, jeder Analyse, jedem ausführlichen Jammern tiefer. Mit der Frage »Und wie bewegt sich das?« die Ebene wechseln, ohne zu unterbrechen, lautet hier das Motto der IBT.

2.5 Einen bewegten therapeutischen Raum aufbauen

Bewegung in der Therapie zu nutzen heißt, die übliche therapeutische Begegnungszone zu erweitern und Bewegung in den Beziehungsraum einzuladen. Der Unterschied zu üblichen gesprächsorientierten Verfahren liegt darin, dass zunächst Bewegung, die ganz von selbst stattfindet, ins Zentrum der Aufmerksamkeit gerückt wird. Gleichgültig, wie beiläufig, klein oder groß, zufällig oder nicht sie erscheint, und gleichgültig, ob man sich, wie im üblichen Setting, gegenübersitzt oder gemeinsam aufsteht. Der Bewegung wird jederzeit, auch in Gesprächsphasen, Aufmerksamkeit geschenkt. Im Verarbeitungsprozess hat die Bewegung für die Transformation mehr Bedeutung als der Inhalt. Dies verändert das therapeutische Setting und erweitert die Reflexionsebene um einige Facetten. Die Hierarchisierung nimmt durch eine bewegte Haltung ab und wird zu einem gleichwertigen Verhältnis von interessierten Forscherinnen. Wobei der Therapeut das Forschungsprojekt insofern leitet, als er für die Struktur und Sicherheit verantwortlich ist. Da sie einen theoretischen Wissens- und einen Selbsterfahrungsvorsprung hat, baut die Therapeutin die Strukturen auf und »hält« den Raum. Vertrauen in den Körper und die Erfahrung und Sicherheit im Tun ersetzen das oft trügerische Wissen der Therapeutin, was für die Klientin am besten ist. Dies bedeutet, sich auf einen persönlichen Wachstumsprozess einzulassen. Hypothesenbildung ist wichtig für die therapeutische Arbeit, ebenso wichtig ist es, bereit zu sein, diese jeden Moment zugunsten eines neuen Erlebens in der Beziehung zu verändern und dem augenblicklichen Prozess anzupassen.

Aufgabe der Therapeutin ist es, eine Balance zwischen den Polen Gewohnheit und Sicherheit und Offenheit und Kreativität zu finden. Das gilt für den äußeren Raum ebenso wie für den Beziehungsraum und den ganz persönlichen Innenraum der Therapeutin. Sitzgelegenheiten in verschiedenen Höhen oder Polster am Boden regen an, verschiedenste Positionen auszuprobieren, und machen die Praxis zum Spiel- und Begegnungsraum.

Wenn die Sicherheit eines gewohnten Settings verlassen wird, wird auch die Komfortzone, in die sich Therapeuten vielleicht über Jahre hin begeben haben, verlassen. Damit wird Verletzlichkeit als allgemein menschliche Eigenschaft sichtbar.

Mit Bewegung zu arbeiten heißt, sichtbarer zu werden und zu lernen, mit der dadurch entstehenden Unsicherheit umzugehen. Schamgrenzen sind, wenn wir mit dem Körper arbeiten, sowohl bei der Klientin als auch beim Therapeuten, schneller und deutlicher spürbar als im gewohnten Setting und im sprachorientierten Kontext. Genau darin liegt eine Chance. Wenn Therapeuten beginnen, sich mit der eigenen Bewegung und Körperlichkeit auseinanderzusetzen, sich erlauben, ihre Schamgrenzen zu erspüren und zu reflektieren, entsteht ein Wachstumsprozess, der wiederum in die Qualität der therapeutischen Arbeit zurückfließt. Souverän unsouverän und sicher unsicher zu sein, schafft eine lebendige Atmosphäre. Spielerisch und leichtherzig, aber niemals leichtfertig an schwere Themen heranzugehen, ist Ausdruck der Ressourcenorientierung. Das eigene Tempo zu respektieren und behutsam auszuloten, wie viel Bewegung und Flexibilität zugelassen werden, führt zu einer schrittweisen Erweiterung des Spielraumes. Folgende Fragen sind für mich dabei hilfreich: Wie viel Sicherheit brauche ich, um gut arbeiten zu können? Was dient dieser Sicherheit wie z.B. Sitzposition, Begrüßungsritual, Setting…? Ab wann wird diese Sicherheit zur Gewohnheit und damit zur Komfortzone, die einschränkend wirkt? Wo liegen meine persönlichen Verletzungen und Verletzlichkeit, wenn ich mit Körper und Bewegung arbeite? Wo sind meine Schamgrenzen und wie bekomme ich Sicherheit? Wie viel Intensität und Unvorhersehbarkeit im Verarbeitungsprozess kann ich zulassen und sicher begleiten?

Tiefe Verarbeitungsprozesse zu begleiten heißt, sich vertrauensvoll in der Zone des Unbekannten bewegen zu können. Auch hier ist das Modell eines Toleranzfensters hilfreich. Wie groß ist die Spannweite, innerhalb derer sich die Therapeutin ausreichend sicher fühlt? Wie groß ist die Bereitschaft, sich auf Neues und damit eine Reise in die Unsicherheiten und Überraschungen der freien Bewegung einzulassen? Den Toleranzbereich für bewegte Transformationsprozesse zu erweitern, basiert auf dem Vertrauen in den eigenen Körper und auf der bewegten Selbsterfahrung. Nur durch in der Selbsterfahrung gefundenes Vertrauen ist es möglich, einen neuen Raum zu öffnen, in dem ganzheitliche Veränderungsprozesse stattfinden können.

Bewegter Raum – Heilungsraum

Der Aufbau eines bewegten therapeutischen Beziehungsraumes braucht Sensibilität und Aufmerksamkeit, Zeit und Geduld. Oft genug verhindern Erwartungen von Therapeutinnen und Klientinnen, dass sich etwas im Körper frei bewegt und damit neu reguliert.

Die Selbstregulation des Organismus und die unendlichen Möglichkeiten unseres Gehirns, neue Verschaltungen zu bilden, können von uns anerkannt, bestenfalls antizipiert, aber nie vorausbestimmt oder kontrolliert werden. Heilungsmomente sind bewegte und bewegende Momente der Selbstregulation. Es sind freudvolle Momente, die beglücken. Für das Schaffen dieser Momente eignet sich die Metapher des Wellenreitens. Um die perfekte Welle reiten zu können, muss man surfen lernen, ihre Größe oder den Zeitpunkt ihres Brechens voraussagen oder gar bestimmen zu können, gehört nicht dazu.

Unser Verstand greift auf vergangene Erfahrungen, die als Erinnerungen gespeichert sind, zu. Bei Therapeuten gehört, neben den in der Selbsterfahrung reflektierten persönlichen Erfahrungen, alles dazu, was wir in Ausbildungen gelernt haben. Wenn wir dieses Wissen dazu einsetzen, einen sicheren Spielraum zu schaffen, in dem Heilung oder Veränderung ganz von selbst stattfinden kann, dann ist dieses Wissen gut genutzt. Mit dem kognitiven Wissen allein wird jedoch der selbstverantwortliche und eigenständige Prozess oftmals unterbrochen oder gestört. Das wäre, als ob ein Surfer, während er auf dem Surfbrett steht, Auskunft über die Größe oder Geschwindigkeit der Welle oder Windverhältnisse geben muss. Der Verlust der Balance ist garantiert. Für die therapeutische Welle, den Verarbeitungsprozess, heißt das, dass Interpretationen, Diskussionen oder Deutungen den natürlichen Prozessverlauf stören oder verhindern. In der traumatherapeutischen Arbeit ist es notwendig, sich von Kategorisierungen und damit dem Diktat des Verstandes immer wieder frei zu machen und einer anderen Logik zu folgen. Wenn wir der Logik des Verstandes folgend versuchen, um beim Beispiel des Wellensurfens zu bleiben, das Meerwasser in Flaschen abzufüllen, es zu untersuchen und zu etikettieren, um herauszufinden, wie die optimale Welle beschaffen ist, werden wir dadurch keine besseren Surfer.

Bewegte Therapeuten gehen mit ihrer körperlichen Präsenz in

bewegte Resonanz und stellen damit ihre eigene Balance zur Verfügung. Wie Surflehrer können wir nur durch unsere eigene Fähigkeit, sicher auf dem Brett zu stehen, unsere Erfahrungen weitergeben und nicht während des Surfens selbst kontrollierend oder regulierend eingreifen.

Vom »richtigen« Zeitpunkt einer Intervention

Dem Surfer etwas zuzurufen, würde die Balance stören und möglicherweise dazu führen, dass er vom Brett ins Wasser fällt. So wie – auch noch so wohlmeinende – Ratschläge kontraproduktiv sind, sind es therapeutische Interventionen zum falschen Zeitpunkt. Unsere Aufgabe ist es, Zeugin von Verarbeitungsprozessen dysfunktionaler Erinnerungen zu sein, diese mit offener Neugier zu begleiten und mit Präsenz zu unterstützen.

Mit IBT zu arbeiten heißt nicht, in jeder Sitzung sofort aufzuspringen und in Bewegung zu kommen. Bewegung einzuladen heißt, zunächst mit der Bewegung, die selbstverständlich da ist, zu arbeiten. Dabei ist es notwendig, selbst ganzheitlich präsent zu sein. Bewegte Traumatherapeuten lernen im Bewegungsecho mitzuschwingen, limbische Resonanz herzustellen, Bewegungen zu spiegeln und dadurch die eigene Intuition immer bewusster werden zu lassen. Intuition ist die von kognitivem und implizitem Wissen und Erfahrung gespeiste, spontane Resonanz im Körper verbunden mit der Bereitschaft, darauf unmittelbar zu reagieren. Mit der Intuition arbeiten heißt, bereit zu sein, offen auf den Moment zu reagieren und damit die spontane Resonanz als Leitimpuls für therapeutische Interventionen zu nutzen. Eine freie persönliche Bewegungspraxis außerhalb des Therapieraumes hilft, die Propriozeption, die bewusste Körperwahrnehmung im Raum und damit die Intuition zu schulen.

Die Bausteine der Intuition sind Erfahrung, dazu gehören die ganzheitliche Selbsterfahrung und die erlernte therapeutische Methodik, Empathie und Mitgefühl sowie das »Bauchgefühl« für den richtigen Moment. Das Bauchgefühl ist nur so weit verlässlich, als die Verankerung im Körper und die Resonanzphänomene in der therapeutischen Beziehung wahrgenommen und bewusst gemacht werden können. Manuale und Protokolle können dabei unterstützen, aber nie die Intuition ersetzen. Ob eine Intervention, gleichgültig ob verbal oder bewegungsorientiert, hilfreich ist oder nicht, entscheidet deren Wirkung im Moment. Nur wenn die Intervention von der Klientin offen aufgenommen wird und diese unmittelbar zu einer tieferen oder weiteren Verarbeitung, neuen Erkenntnissen oder Lösungen beiträgt, ist sie tatsächlich angemessen.

In der therapeutischen Arbeit kann es niemals ums »recht haben« der Therapeutin oder ums »recht machen« vonseiten der Klientin gehen. Da es Phasen in der therapeutischen Beziehung gibt, in denen Klientinnen es »recht machen« oder »gefallen« wollen, ist die Ermutigung durch den Therapeuten immer wieder notwendig, jederzeit genau zu spüren und damit zu überprüfen, was im Moment wahr ist und passt. Körperreaktionen und Reflexe sind dabei die untrüglichen Signale der Authentizität. Der Körper lügt nicht. Ich füge bei Interventionen vor allem am Beginn einer therapeutischen Beziehung öfter hinzu: »Lassen Sie sich nichts von mir einreden, Sie sind die Expertin, der Experte in Ihrem einmaligen System!«

In der Arbeit mit Bewegung lernen wir, den Selbstregulationsfähigkeiten zu vertrauen und uns in den Prozess möglichst wenig einzumischen. Der therapeutische Spielraum dient der Orientierung in einem Prozess, der per se unkontrollierbar abläuft. Wobei sich der therapeutische Transformationsprozess zwar der Kontrolle, aber nicht unserer Absicht widersetzt. Er braucht Vertrauen, das durch die klare Struktur unterstützt wird. »Therapists have the odd gift that lies in tuning into strange melodies enough to hear them while resisting to fall into complete harmony.« (Lewis, 2001, S. 182) »Therapeutinnen haben die seltsame Gabe, sich so weit in fremde Melodien einzustimmen, um sie zu hören, ohne dabei in komplette Harmonie zu verfallen.«

2.6 Traumaverarbeitung – eine Bewegung in die Freiheit

Alle traumatherapeutischen Methoden basieren auf der Erkenntnis, dass es notwendig ist, sich mit den alten Erinnerungen auseinanderzusetzen. An den Symptomen ist der Einfluss ersichtlich, den diese in der Gegenwart noch haben. Traumaverarbeitung heißt, sich im sichereren Rahmen der Therapie mit dem alten Schrecken zu konfrontieren, um ihn schließlich neu zu verarbeiten. Alle wirksamen traumaverarbeitenden Methoden enthalten Elemente und Techniken, die helfen, die Aufmerksamkeit bei dem zu verarbeitenden Thema, bei den entstehenden Gefühlen und Assoziationen zu halten. Die IBT nützt dazu die Bewegung als Medium und Orientierung. Auf diese Art wird es möglich, die traumatische Erinnerung von der gegenwärtigen Realität zu unterscheiden.

Nach Oliver Schubbe (2012) kann man die gemeinsamen Grundfaktoren moderner traumaverarbeitender Methoden so zusammenfassen:

1. Sicherheit, Stabilität im Alltag, sichere Bindung in der Arbeitsbeziehung
2. das Traumaschema möglichst vollständig aktivieren
3. die Aktivierung im Toleranzbereich halten
4. die Aufmerksamkeit assoziiert halten
5. das Traumaschema von der gegenwärtigen Realität zu unterscheiden helfen.

Um das Traumaschema von der gegenwärtigen Realität unterscheiden zu können, wird in der IBT über das Miteinbeziehen der Bewegung ein Erlebnis geschaffen. Dieses macht Erkenntnisse körperlich und damit ganzheitlich erfahrbar. Grundsätzlich wird immer der erwachsene Ich-Zustand angesprochen und damit das sichere Erleben des Körpers in der Gegenwart gestärkt. Die Phase der Transformation ist jene Phase, in der das alte auf traumatischen Erfahrungen beruhende Erleben zugunsten der neuen Erfahrung aufgegeben wird.

Das kann heißen, dass der erwachsene Ich-Zustand bewusst im Körper Platz für den jüngeren Ich-Zustand macht, der mit dem Traumaschema in Kontakt ist. Die Aufmerksamkeit des Erwachsenen ist immer da, begleitet den jüngeren Ich-Zustand und steht ihm damit zur Seite. Dies wird anhand von praktischen Beispielen im Teil II, Kapitel 3, Transformation, ausführlich beschrieben.

Kohärenztheorien und Trauma

Für das grundsätzliche Verständnis von Traumaverarbeitung und als theoretischen Hintergrund für das Verständnis der Transformation ist die Kohärenztheorie hilfreich (Oliver Schubbe, ebd.). Dieser Begriff stammt aus der Philosophie.

Kohärenztheorien der Wahrheit befassen sich mit Aussagen, die widerspruchsfrei mit anderen Aussagen zusammenpassen. Vereinfacht heißt das, dass eine Aussage dann wahr ist, wenn sie in den Kontext passt. Für Trauma-Überlebende ist etwa die Aussage »Ich bin schwach und hilflos« im Kontext des Traumaschemas wahr. Denn das Traumaschema kennt keine Zeit. Durch die unterbrochene Verbindung zwischen den Gehirnregionen, die für die räumlich zeitliche Einordnung verantwortlich sind, und den Netzwerken, in denen das Trauma gespeichert ist, fühlt sich der Schrecken und deren Auswirkungen gegenwärtig an. Bei schwer traumatisierten Menschen hat sich die Aussage, die zum Zeitpunkt der Gewalterfahrung zutreffend war, nämlich schwach und hilflos gewesen zu sein, generalisiert, sodass sie sich generell und besonders wenn Herausforderungen im Leben auf sie zukommen, schwach und hilflos fühlen. Selbst wenn sie es objektiv betrachtet nicht mehr sind, fühlt sich diese Aussage wahr an.

In der Traumaverarbeitung wird eine Veränderung der Konstrukte und damit ein neues Kohärenzerleben angestrebt. Einerseits wird auf der biologisch-physischen Ebene die Vernetzung von durch das Trauma unverbundenen Gehirnarealen geschaffen. Neue Verbindungen werden hergestellt, dabei ist in der IBT die Bewegung der verlässlichste Partner. Andererseits hat das zur Folge, dass auch emotionale und kognitive Veränderungen im Sinne der Kohärenz mit der

Gegenwart möglich werden. Das heißt, die alte Aussage über sich selbst kann in Übereinstimmung mit dem heutigen Erleben lauten: »Damals war ich schwach und hilflos, aber JETZT bin ich handlungsfähig und erwachsen.« Die bewegte Ressourcenorientierung in der IBT führt dazu, dass eine möglichst große Diskrepanz zwischen den alten traumatischen Erfahrungen und der Gegenwart hergestellt wird, die, auch wenn das alte Erlebnis aktualisiert wird, nicht verloren geht, sondern zu neuen Denk- und Handlungsweisen führt.

Wenn man in der Therapie aufrecht stehend die Energie der Wut, Verzweiflung oder Trauer durch den Körper strömen lassen kann und eine Bewegungssprache dafür findet oder sich etwa zum ersten Mal bewusst dazu entscheidet niederzusinken, fühlt man sich nicht mehr hilflos und ausgeliefert. Das unmittelbare Gefühl wird durch das tatsächliche Erleben hergestellt, daher ist bewusste Bewegung für eine tiefe Traumaverarbeitung unerlässlich. Ziel der bewegten Traumaverarbeitung ist es, auch angesichts schrecklicher Erinnerungen und Ereignisse in einer stabilen Gegenwartsorientierung und im erwachsenen Ich-Zustand zu bleiben. Ziel ist, sich frei bewegen zu können, um sich im wahrsten Sinn des Wortes neu zu verhalten, d. h. eine neue Haltung zu finden, die Körper, Gefühl und Gedanken miteinschließt.

Woran man sich als Therapeutin in der Begleitung dieser Prozesse orientieren kann, wenn das zentrale Medium der Orientierung nicht fix, sondern eben der basale Ausdruck des Lebens, die Bewegung, ist, wird im nächsten Kapitel beschrieben.

2.7 Die Struktur der IBT – eine Landkarte

In der Integrativen Bewegten Traumatherapie wird die Arbeit beweglich und daher höchst individuell gestaltet. Es gibt kein fixes Protokoll wie im EMDR-Prozess oder eine fixe Blickrichtung wie beim Arbeiten mit Brainspotting, sehr wohl aber einen Leitfaden für den Aufbau einer Sitzung (Grand, 2014). Die Bewegung selbst ist die Orientierung, die flexibel dem individuellen Prozessverlauf folgt.

Umso wichtiger sind daher klare Strukturen für den Sitzungsaufbau und die Dimensionen der Orientierung. Diese definieren, wie eine Landkarte, den therapeutischen Raum.

Ein Leitfaden der IBT mit schrittweisem Vorgehen als Vorschlag für die Gestaltung eines Verarbeitungsprozesses findet sich im Praxisteil. Das Handwerkszeug, das gut ausgebildete Therapeuten mitbringen, wird in Kombination mit der Intuition nur dann zum idealen Werkzeugkoffer, wenn immer wieder neue Werkzeuge ergänzt werden. In diesem Sinne versteht sich der IBT-Leitfaden als Angebot und Einladung. Der Leitfaden ist eine Orientierungshilfe, die auf den bewährten Elementen moderner Traumatherapie basiert und um das Element Bewegung erweitert wurde. Er ist eine Einladung ans Ausprobieren und spielerische Erforschen. Die anschließend beschriebene Struktur dient dazu, einen Raum zu öffnen, in dem sich Therapeutinnen sicher und Klienten so sicher wie möglich fühlen können. Durch den bewusst und systematisch aufgebauten Raum können die Wellen der Verarbeitungsprozesse frei und möglichst ungehindert strömen. Damit wird dem chaotischen Geschehen der traumatischen Erfahrung und der Rigidität der Kompensation eine klare und doch bewegliche Struktur entgegengesetzt, die die Bewegung in Richtung Freiheit von alten Erfahrungen ermöglicht. Während der im Trauma gefangene Mensch sich oftmals zwischen überwältigendem Chaos und Erstarrung und Rigidität bewegt, ermöglicht die Traumaverarbeitung eine Bewegung zwischen den Polen Halt und Sicherheit und Kreativität und Freiheit.

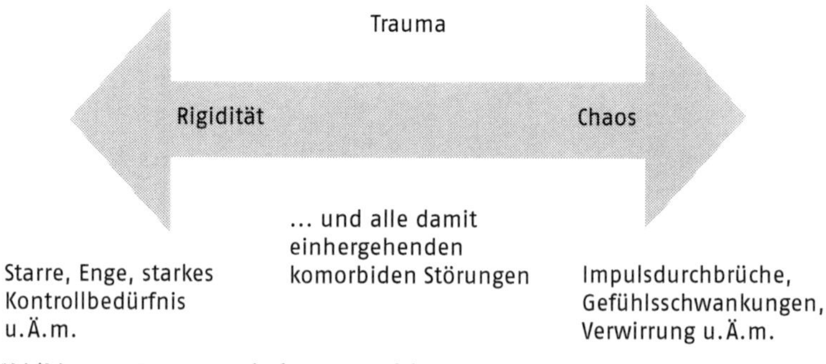

Abbildung 5 Die zwei Pole der Traumafolgen

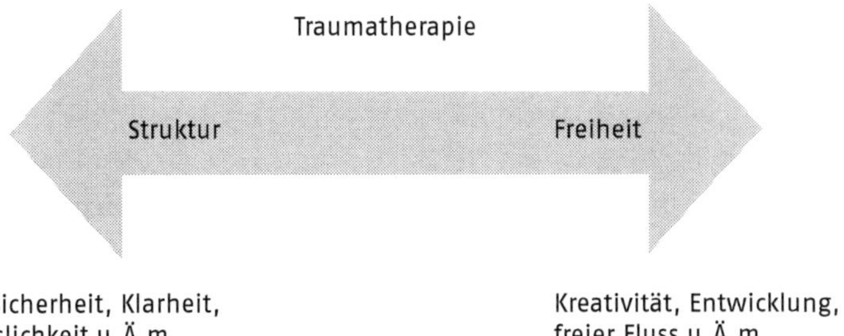

Abbildung 6 Die zwei Pole in der Traumaverarbeitung

2.7.1 Bewegung als therapeutische Intervention

Jede Bewegung, die sich im Moment der therapeutischen Interaktion zeigt, kann für eine Intervention genutzt werden. Grundsätzlich ist jede Bewegung gleich gültig. Der Körper illustriert über die spontane Bewegung das Gesprochene auf unmittelbare und authentische Art und Weise. Und zwar implizit über Reflexe und reflexhafte Bewegungen wie Mimik und Gestik, explizit über gestische und mimische Artikulation und Ausdruck, also über die bewusste Körpersprache. Der kulturelle Hintergrund, der jeweilige Stil in der Ursprungsfamilie, der Peergroup oder des Freundeskreises, das Geschlecht, der Beruf, die gesellschaftliche Schicht und die Erfahrungen prägen und beeinflussen den individuellen Ausdruck und formen die Körpersprache. Darüber hinaus hat jeder Mensch eine ureigene Körpersprache bzw. einen individuellen, unverwechselbaren Ausdruck. Dieser ist, wie der Fingerabdruck oder die Art zu gehen, einmalig und typisch. In freien, bewussten Bewegungsformen wie bei den 5 Rhythmen, wird genau jener Qualität des individuellen Ausdrucks Raum gegeben und diese entwickelt.

Bewegung wird in der IBT entweder als Ressource, als assoziierte Ressource oder als Einstieg ins Traumaschema genutzt:

- *Bewegung als Ressource:* Unabhängig vom Aktualisieren alter Erinnerungen werden Bewegungen gefunden, die unmittelbar Wohlgefühl hervorrufen. Dazu eignet sich bewusste Bewegung ohne und mit Musik (Tanz), der sichere Ort in Bewegung, die Wohlfühl- oder Ressourcenbewegung (Übungen dazu im Praxisteil) oder jede andere Bewegungsform, die Freude, Sicherheit und Wohlgefühl auslöst. Vor allem in der Stabilisierungsphase werden imaginative und bewegte Ressourcen etabliert und die Selbstregulationsfähigkeit dadurch verstärkt.

- *Bewegung als assoziierte Ressource:* Wenn das Erregungsniveau zu sehr ansteigt, hilft die Therapeutin auf eine Bewegung zu fokussieren, die spontan und zufällig gerade auftritt. Durch das Wiederholen und Fokussieren auf die Bewegungsqualität, *ohne* die dazugehörigen Erinnerungen weiter zu verfolgen, entspannt sich das Nervensystem. Z. B.: »Achten Sie darauf, wie Ihr Fuß wippt, und wiederholen Sie dies langsam/schneller/in Zeitlupe … und beobachten Sie dabei, was sich verändert.«
- *Bewegung als Einstieg ins Traumaschema:* Eine markante Bewegung, die beim Benennen oder Erzählen der Belastung auftritt, kann als Einstieg benutzt werden. Kriterien für diese »Stressbewegung« sind z. B. starke Muskelspannung oder steigende Erregung wie Hautrötungen, das Hochziehen der Schultern oder das spontane Zusammenziehen der Knie. Auch ermattete schlaffe Bewegungen können ein Einstieg sein. Die Bewegung wird wiederholt, und danach wird allen Veränderungsimpulsen nachgegeben. So kann eine zuerst schlaffe Hand plötzlich kräftig werden oder umgekehrt. Während der Ausführung werden alle Assoziationen beobachtet und willkommen geheißen. Gleichgültig, ob es sich um Gefühle, Körperwahrnehmung, Erinnerung oder Gedanken handelt. Die Klienten werden dabei angewiesen, eine Zeit lang die Worte wegzulassen, während sie der Bewegung folgen, alle Assoziationen zulassen und sich selbst dabei beobachten. Alle Gedanken, Gefühle und Erinnerungen, die dabei auftauchen, sind richtig und wichtig und führen einerseits tiefer ins Traumanetzwerk und damit auch wieder hinaus. Die Auswahl der Bewegung, die als Einstieg ins Traumanetz dient, soll möglichst ressourcenorientiert erfolgen, d. h. nicht dort ansetzen, wo die Tendenz zur Dissoziation am größten ist. Dazu ein Beispiel:

Bei Michael (s. a. Teil II, Kap. 2), zeigten sich, wenn er mit dem Traumaschema in Kontakt kam, zunächst Verkrampfungen der Beine und Füße, bis er sie schließlich nicht mehr spürte. Durch die Möglichkeit, die Beine zittern zu lassen, konnte er zwar die Spannung relativ rasch wieder abbauen und mit dem Bewusstsein in den Körper zurückkommen. Die Tendenz zu dissoziieren blieb jedoch, wenn er mit dem Traumaschema in Kontakt kam, noch lange bestehen. Als ich sah, dass sich im Gespräch über den Ausgangsfokus Michaels Faust ballte, wählte ich daher diese und nicht die Reaktion der Beine für den Einstieg ins Traumaschema. Wut, die in einer geballten Faust steckt, ist eine sehr viel vitalere Emotion als die Angst, die in den Beinen von Michael »saß«. Michael konnte durch das Wahrnehmen der Faust und damit seiner Wehrhaftigkeit den inneren Kontakt besser halten. Wir arbeiteten in dieser Sitzung vor allem mit dem Oberkörper, in dem er »mehr zu Hause« war. Über das Bewegungsecho gehe ich in unmittelbaren Kontakt und verstärke damit die limbische Resonanz und den Halt in der Beziehung, d. h., ich ballte ebenfalls die Fäuste und folgte langsam meinen eigenen Bewegungsimpulsen.

Grundsätzlich gilt, so schonungsvoll wie möglich vorzugehen und daher vorerst vitale ressourcenvolle Bewegungen für den Einstieg in die Verarbeitung zu wählen.

2.7.2 Der bewegte Einstieg in den Verarbeitungsprozess

Von Beginn der Therapie an sowie in jeder Sitzung wird die Klientin unterstützt, die Komplexität zu reduzieren. Die Eingangstore führen in der Aktualisierungsphase zum schrittweisen Einstieg in die Traumaverarbeitung. Sie werden über die Beantwortung folgender Fragen definiert:

- Worum geht es? Die Beschreibungen, Themen und damit einhergehende Körperwahrnehmungen und Bewegungen der Klientinnen werden auf einen Ausgangsfokus reduziert.

- Woran wird gearbeitet? Wie bewegt sich das bzw. was bewegt sich nicht? Der Einstieg in den Prozess wird über eine »Stressbewegung« gefunden.
- Schließlich wird der aktuelle Belastungsgrad erfragt: Wie belastend fühlt es sich jetzt an? Wobei sich die Skala des subjektiven Belastungsgrades von 0–10 oder Subject Units of Disturbance (SUD), vor allem über die Verwendung im EMDR, als allgemeine Richtlinie bewährt hat.

Die präzise Wahl des Ausgangsfokus und die Art der Aktualisierung sind hilfreiche Instrumente, um die Erregung im Toleranzfenster des Nervensystems zu halten. Je belasteter jemand ist, desto eher eignet sich als Ausgangsfokus gegenwärtiges Geschehen, bei dem sich das Symptom zeigt und nicht das dahinter liegende Trauma selbst. Aktualisiert wird also eine aktuelle Situation, vielleicht die letzte einprägsame Erinnerung, als z. B. der Druck im Magen besonders heftig empfunden wurde. Eine alltägliche, nicht traumatische Situation, die zum Trigger wurde, zu wählen ist eine sanfte Möglichkeit, um mit der Belastung schonungsvoll und assoziiert in Kontakt kommen zu können.

Der Ausgangsfokus und das gezielte Aktualisieren stehen am Anfang des Verarbeitungsprozesses. Dies macht eine qualitative Evaluation möglich, die erfolgt, indem man am Ende wieder zum Ausgangsfokus zurückkehrt und vergleicht, was sich nun seit dem Beginn der Reise verändert hat. Die Lernerfahrung wird so unmittelbar spürbar gemacht. Eine subjektive, quantitative Evaluation wird durch das Einführen eines Belastungsgrades (SUD) zwischen 0 und 10 ermöglicht. So kann die Reduktion der Belastung auch numerisch quantifiziert werden. In Kapitel 2, Aktualisierung, werden diese Schritte noch ausführlicher anhand von Fallbeispielen theoretisch und praktisch erläutert.

Am unmittelbarsten findet die Aktualisierung über die Sprache des Körpers statt. Selbst wenn eine Erinnerung amnestisch ist, sind Körperreaktionen, als Teil der traumatischen Erfahrung, gespeichert. Das ist Chance und Risiko zugleich: Die Chance besteht darin, relativ schnell sehr tiefe Schichten der Erinnerung zu aktualisieren, das

Risiko besteht darin, das Nervensystem zu überfordern. Daher werden zunächst Bewegungen als Einstieg gewählt, die mit weniger belastenden Emotionen verbunden sind, wie am Beispiel von Michael zuvor gezeigt wurde.

Grundsätzlich ist das Ziel der Traumatherapie, möglichst die Wurzel bzw. den Ursprung der traumatischen Erfahrungen neu zu verarbeiten. Die Ursprungserinnerung zu verarbeiten ist jedoch nur möglich, wenn genügend Ressourcen und Stabilität vorhanden sind und sich affektive Resonanz kontrolliert herstellen lässt. Über erfolgreiche Prozesse, die als Ausgangsfokus die Gegenwart bzw. gegenwärtige Symptome haben, kann es nach und nach zu einer Annäherung an die Ursprungserfahrung kommen.

Bindungserfahrungen spielen eine große Rolle, wenn es darum geht, traumatische Erinnerungen zu aktualisieren. Unsichere Bindungserfahrungen begünstigen das Auftreten der PTBS-Symptomatik. Die Verarbeitung von Ursprungstraumatisierungen braucht Stabilität und Sicherheit in der therapeutischen Beziehung. Diese Sicherheit basiert auf positiven, korrigierenden Bindungserfahrungen und wachsendem Vertrauen. Das braucht Zeit.

Nichtsdestotrotz halte ich es für wichtig, Menschen, die die Kraft hatten, als Kind jahrelang unter schwierigsten Bedingungen zu überleben, zuzutrauen, möglichst bald in der Therapie Verarbeitungsprozesse und daher Lernerfahrungen zu machen.

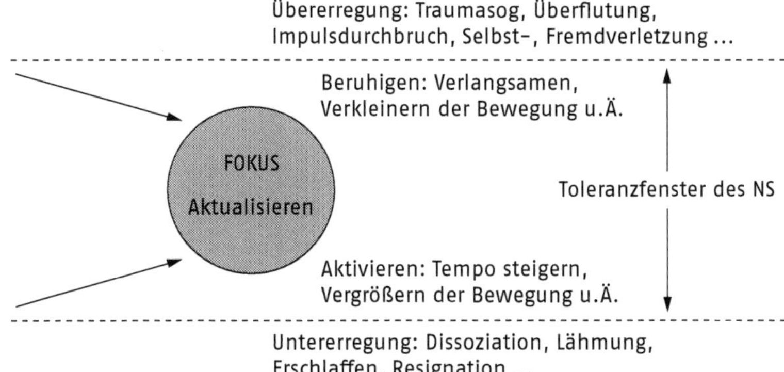

Abbildung 7 Einstieg in die Traumaverarbeitung

In der Abbildung markieren die beiden Linien die Grenzen des Toleranzfensters des Nervensystems.

Der Toleranzbereich, innerhalb dessen Verarbeitung möglich ist, ist unterschiedlich und individuell. Je früher und schwerer die Traumatisierung war und je instabiler die Bindungserfahrungen, desto kleiner ist der Toleranzbereich. Dieser wird erst im Laufe der Therapie durch Stabilisierung sowie bereits erfolgreiche Verarbeitungsprozesse vergrößert.

Aktualisieren des Fokus bedeutet, dass die Klientin eine spürbare Resonanz im Körper erlebt und dadurch gut mit der Erinnerung in Kontakt kommen kann, ohne dass Überflutung oder Dissoziation eintritt. Um eine neue Lernerfahrung machen zu können, ist es wichtig, dass die Aktualisierung ebenso wie die Verarbeitungsphase innerhalb des Toleranzfensters des Nervensystems bleibt. Daher wird während des gesamten Prozesses beruhigt oder aktiviert. In den Verarbeitungsprozess selbst greift die Therapeutin nicht ein!

2.7.3 Dimensionen der Orientierung im therapeutischen Raum

Nachdem der Einstieg in den Prozess gefunden und Fokus, Aktivierung und Belastungsgrad definiert wurden, folgt die Klientin dem inneren Prozess. Die Therapeutin ist offene Zeugin, die so wenig wie möglich und so viel wie nötig interveniert, damit sich der Prozess möglichst frei entfalten kann. Sicherheit im therapeutischen Handeln während des Prozesses gibt die Orientierung an folgenden Grunddimensionen:

Orientierung an der Bewegung

Im bewegten traumatherapeutischen Prozess orientieren sich Therapeutinnen an der Bewegung. Die unausgesprochenen Fragen bei der Beobachtung des Prozessverlaufes sind: Was bewegt sich? Was bewegt sich nicht? Diese Fragen beziehen sich sowohl auf den Körper der Klientin als auch den der Therapeutin.

Die Aufmerksamkeit liegt von Beginn des Prozesses an bei der Bewegung und kehrt immer wieder dorthin zurück. Ausgehend von der Bewegung und der Wahrnehmung des Körpers in der Bewegung öffnet sich der Raum für alle weiteren Dimensionen der Wahrnehmung wie Emotionen, Kognitionen, Imaginationen bis hin zu spirituellen Wahrnehmungen. Wo auch immer die freien Assoziationsketten der Klienten hinführen, ist Teil des Prozesses. In den Phasen der Beruhigung wird offen nachgefragt »Wo bist du gerade mit deiner Aufmerksamkeit? Was ist jetzt?« Anzeichen dazu sind tiefe Atemzüge oder Entspannungsreaktionen der Muskeln, bzw. wenn sichtbar aus Bewegungen »die Luft raus« ist.

Die Klienten lernen im Laufe der Therapie, immer mehr auf den Körper und die Bewegung und damit immer weniger auf die Inhalte zu fokussieren. Das gibt ihnen die Möglichkeit, die im Körper aufgebaute Spannung sofort in Bewegung umzusetzen und nicht über oftmaliges Erzählen regelrecht zu konservieren. Beim Erzählen, was ihnen widerfahren ist, reagiert der basale, für das Überleben zuständige, älteste Teil des menschlichen Gehirns, das sogenannte Reptiliengehirn. Die Reaktionen sind reflexhaft und unwillkürlich, Agitation oder Fluchttendenzen und dissoziative Reaktionen werden ausgelöst. In der IBT werden diese Reaktionen nicht übergangen und dem Strom der Worte untergeordnet, sondern sofort beachtet.

Michael, bei dem es nach jahrelanger gesprächsorientierter Psychotherapie zu dissoziativen Verkrampfungssymptomen in den Beinen gekommen war, empfand die Möglichkeit des sofortigen »Abzitterns«, wenn diese in der Therapie auftrat, erleichternd. Die Symptome, die Verkrampfung seiner Beine, war Teil des traumakompensatorischen Schemas geworden. Er fühlte sich von den Symptomen bestimmt und ausgeliefert, seine Beine fühlten sich fremd an. Durch das bewusste Erforschen der Bewegung gelang es Michael, mehr Vertrauen zu entwickeln, dass sein Körper das Bestmögliche tat und tut, um mit der Traumatisierung zurechtzukommen. Die Verkrampfung in den Beinen konnte er schließlich einerseits als blockierte Fluchtimpulse wahrnehmen und andererseits als Versuch seiner Beine, ihm Halt zu geben, wo er ihm als Kind völlig gefehlt hatte. Statt Halt in einer vertrauensvollen

Beziehung hatte er Disziplin, Härte und Strafe von seiner völlig überforderten Mutter erfahren. Der Vater, der als Korrektiv hätte wirken können, war nicht vorhanden. Das Erkennen der Funktion der Symptome reduzierte allmählich die Angst davor. Michael lernte über die Bewegungswahrnehmung, nach und nach nicht nur in seinem Körper assoziiert zu bleiben, sondern auch darüber zu bestimmen, wie er sich bewegt. Dadurch war es ihm schließlich möglich, die Haltung, die von dem Eindruck »Mein Körper tut mir etwas an« geprägt war, in die Haltung »Ich tue etwas mit meinem Körper« zu kommen. Selbstermächtigung war gerade für Michael, der durch die primäre und nächste Bezugsperson, seine Mutter, traumatisiert worden war, eine wichtige und heilsame Erfahrung.

Für Christine (s. Teil II, Kap. 1), deren Konflikt mit ihrem Arbeitskollegen gezeigt hatte, dass sie ihre Bedürfnisse in Beziehungen nicht durchsetzen konnte, war die Bewegungsorientierung eine Möglichkeit, ihre Aufmerksamkeit an den Körper zu assoziieren. Sie konnte damit die versteckten Gefühle der Wut als solche erkennen und aufkommen lassen.

Traumapatientinnen entwickeln oftmals Alexythymie. Das ist der Verlust der Fähigkeit, die Bedeutung von Körperreaktionen und Muskelaktivierung zu erkennen und adäquat einzuordnen. Wenn der Kontakt zu eigenen Körpersignalen und Bedürfnissen verloren geht, bedeutet das, dass es auch unmöglich ist, auf emotionale Zustände und Bedürfnisse von anderen adäquat zu reagieren. Für Christine war es daher fast unmöglich, ihre Bedürfnisse in Beziehungen zu formulieren und umzusetzen.

Viele Menschen, die an Traumafolgen leiden, können aufgrund der dysfunktional abgespeicherten, fragmentierten Erinnerungen innerlich den Zusammenhang zu ihren gegenwärtigen Symptomen oder Zuständen nicht herstellen. Traumatische Erinnerungen oder Teile davon sind oftmals amnestisch abgespeichert. Michael hatte die gesamte Volksschulzeit, in der er der massivsten Gewalt und dem größten Leistungsdruck durch die Mutter ausgesetzt war, vergessen.

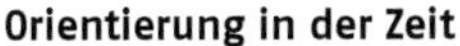

Orientierung in der Zeit

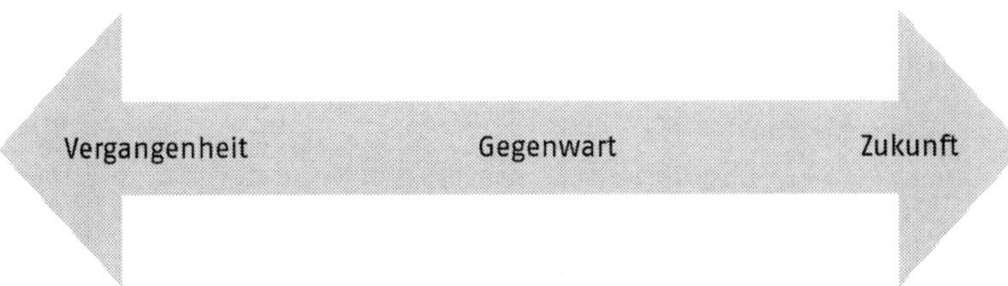

Abbildung 8 Orientierung in der Zeit

Ein Ziel der Traumaverarbeitung ist es, das umfassende Bewusstsein dafür zu bekommen, dass die schrecklichen Ereignisse tatsächlich vorbei sind. Das rein kognitive Wissen nützt hier wenig, wenn das Trauma nicht verarbeitet wurde. Das subjektive innere Erleben steht dieser Tatsache jedes Mal entgegen, wenn das Traumaschema durch eine Begegnung oder ein Geschehen in der Gegenwart ausgelöst wird. Die Therapeutin achtet daher darauf, ob und wann die Klientin in der Gegenwart oder in der Vergangenheit spricht. Anzeichen für den Kontakt mit dem Traumaschema bzw. mit unverarbeiteten Ereignissen zeigt sich, wenn jemand in der Gegenwart von sich selbst spricht, auch wenn das Ereignis Jahre zurückliegt. Z.B.: Ich bin so klein… ich kann mich nicht wehren, ich bin ohnmächtig o.Ä.m. Wichtig ist, dass die Therapeutin die Orientierung über die Zeitebenen behält, auch wenn die Klientin diese immer wieder verliert.

Die erfolgreiche Integration einer traumatischen Erfahrung zeigt sich über meist spontan geäußerte Erkenntnis wie: »Es ist wirklich vorbei!«

Eine der Aufgaben der Therapeutin ist es, im Prozess zu helfen, Klarheit über die Dimension Zeit herzustellen.

a) Der Einstieg erfolgt immer über die Gegenwart und den gegenwärtigen Moment, entweder mit der offenen Frage nach dem Ausgangsfokus: »Woran wollen Sie heute arbeiten?« »Was beschäftigt Sie im Moment am meisten?« Oder direkt über die Bewegungswahrnehmung: »Als Sie vorhin über den Konflikt mit dem Arbeitskollegen gesprochen haben, habe ich wahrgenommen, dass sich Ihr Rücken aufgerichtet hat/Sie Ihre Schultern hochgezogen haben u.Ä.m. Wie haben Sie das wahrgenommen?« »Mir ist aufgefallen dass, … wollen Sie diese Bewegung erforschen?«

b) Die Frage wird geklärt, ob ein vergangenes Erlebnis, ein gegenwärtiges Befinden oder eine Zukunftsvorstellung oder -angst Thema der Verarbeitung ist. Wo auf der Zeitachse liegt das Ereignis, das bearbeitet wird? Auch wenn der Prozess im Verlauf der Transformation und Neuverarbeitung in verschiedenen Zeitphasen mäandert, wird in der Integrationsphase wieder zum Ausgangspunkt zurückgekehrt. Diese Strukturierung ist Aufgabe der Therapeutin.
c) Die Frage nach dem Ich-Zustand führt schließlich tiefer in den Prozess und in die Vergangenheit der Klientin. Daher wird der Arbeit mit den Ich-Zuständen in der Arbeit mit IBT als eine eigene Dimension beschrieben.

Orientierung am Ich-Zustand/Ego State

Als Symbol für verschiedene Ich-Zustände benutze ich, wie auch im Kapitel Transformation beschrieben, eine Matrioschka, eine russische Puppe, in der sich 5 immer kleinere Puppen verstecken. Wenn die therapeutische Reise in die Vergangenheit geht, öffne ich sie und stelle die Puppen der Reihe nach auf. Das veranschaulicht die mehr oder weniger abgegrenzten Persönlichkeitsanteile bis hin zu Subpersönlichkeiten, die mit Erlebnissen in der Vergangenheit verbunden sind. Wie die strukturelle Dissoziation aufgrund von traumatischen Ereignissen entsteht, wurde bereits erläutert. Hier noch mal ein Überblick über die

- Anteile der Persönlichkeit
  - Ich-Zustand: Jeder von uns befindet sich im Laufe eines Tages in unterschiedlichen Zuständen. Diese werden von den Rollen und unseren emotionalen Befindlichkeiten bestimmt.
  - Ich-Anteil/Ego State: Gemeint sind damit innere Anteile, die mit Erinnerungen verknüpft sind oder sich aufgrund früherer Ereignisse herausgebildet haben. Die Ich-Anteile können sehr unterschiedliche innere Zustände mit sich bringen. Trotzdem

besteht, wenn es sich nicht um eine voll ausgeprägte Dissoziativen Identitätsstörung (DIS) handelt, ein kohärentes Ich-Gefühl. Die Person kennt ihre Ich-Anteile.
– Subpersönlichkeiten entwickeln sich bei einer voll ausgeprägten DIS. Je heftiger, früher und anhaltender die Traumatisierung war, desto mehr entstehen Brüche und Spaltungen in der Persönlichkeit. Van der Hart und Nijenhuis nennen in ihrem Konzept der strukturellen Dissoziation die im Trauma gefangenen Persönlichkeitsanteile die EPs, emotionale Persönlichkeit, im Gegensatz zur ANP, der anscheinend normalen Persönlichkeit. Das ist jener Persönlichkeitsanteil, der im Alltag gut funktioniert und sein Leben als Erwachsener anscheinend normal bewältigt (Nijenhuis & van d. Hart, 2008). Je nachdem, wie schwer die Traumatisierung und daher die dissoziative Spaltung der Person ist, gibt es mehrere EPs und ANPs. Der Wechsel von einer Subpersönlichkeit in die nächste erfolgt unwillkürlich, »amnestische Gaps« (Spaltungen) liegen dazwischen. Das heißt, die Klientin kann sich nicht an den Wechsel erinnern.

Der Übergang zwischen den drei beschriebenen Möglichkeiten, die Struktur der Persönlichkeit zu beschreiben, ist fließend. Ich benutze im Buch meist die Bezeichnung Persönlichkeitsanteil oder Ich-Zustand. Ich-Zustände sind beweglich und veränderbar und entsprechen der ressourcen- und prozessorientierten Sichtweise der IBT.

■ Warum wird mit Ich-Zuständen gearbeitet?

Durch eine assoziative Reise in ein früheres Lebensalter ist es möglich, Persönlichkeitsanteile aus der Umklammerung des Traumas zu befreien. Die Spuren der Vergangenheit, die sich in der Gegenwart als Hindernisse oder Symptome präsentieren, werden in der bewegten Traumatherapie auf einer tiefen, körperorientierten Ebene verändert. Das Lebensalter, in dem die Traumatisierung stattgefunden hat, innerlich zu aktualisieren, bedeutet, den Ich-Zustand noch mal in der Sicherheit der Gegenwart wieder zu erleben. Verbunden mit dem Wissen und der Erfahrung, das in der Gegenwart vorhanden ist, kann auf den alten Schrecken neu reagiert werden. Ganz im Sinne von J. L. Moreno: »Jedes wahre zweite Mal ist die Befreiung vom ersten (…).« (Moreno, 1924, in Korunka, 1997, S. 367). Bei der Arbeit mit Körpersensationen bzw. -bewegungen werden frühe Erinnerungen direkt aktualisiert, die bis in die vorsprachliche Zeit zurückreichen können. Jede unwillkürliche Bewegung kann, wenn eine belastende Situation, die auf einem frühen Trauma basiert, aktualisiert wird, ein Erinnerungsfragment sein. Die Bewegung kann genutzt werden, um Neuverarbeitung anzuregen. Über das Bewusstmachen der Körpersensationen werden zunächst gespeicherte Gefühle frei, die aus diesen früheren Erinnerungen stammen.

- Wie wird das in der IBT gemacht?

Die Erinnerung an eine Traumatisierung geht mit einer bestimmten Körperhaltung und Bewegung oder eben Nicht-Bewegung einher. In der IBT werden die Klientinnen dazu angeregt, vorrangig das Bewegungsmuster des mit dem Trauma in Verbindung stehenden Ich-Zustandes zu erforschen. Jeder Persönlichkeitsanteil hat ein anderes Bewegungsmuster.

Durch Fragen wie »Wie alt fühlt sich das gerade an?« wird geklärt, in welchem gefühlten Lebensalter, in welchem Ich-Zustand sich jemand gerade befindet.

Sobald der Kontakt zu den jüngeren Anteilen hergestellt ist, werden selbstwirksame und heilende Kräfte frei. Körperliche Resonanz und Bewegungsecho durch die Therapeutin ist umso wichtiger, je jünger der Ich-Zustand, mit dem gearbeitet wird, ist. Gemeinsam atmen, Bewegungsecho und Bewegungsressourcen sind non verbale Werkzeuge zur Unterstützung und Begleitung des jungen Anteils.

Hin- und Herschaukeln kann z. B. das Tröstungsverhalten sein, das jemand bereits als Kind für sich entdeckt hatte, um den Schmerz der Einsamkeit zu lindern. Diese Bewegungsmuster als Ressource zu erkennen und bewusst wieder zu nutzen, ist für die Klientinnen ein Prozess der Selbstermächtigung. Der Persönlichkeitsanteil ist von seinem Leiden wie »erlöst« und kann nachreifen und -wachsen.

Eva, die Sie im Teil II näher kennenlernen, hat in ihrem Prozess die Frage selbst beantwortet, was das kleine Mädchen braucht. Sie hat von sich aus, ihren Impulsen folgend, das tröstende Wiegen ihrer Kindheit wiederholt. Dies hat dazu geführt, dass Evas Körper sich entspannen und dadurch die Angst und Anspannung, die sie als Kind empfunden hatte, ein Stück lösen konnte.

Michael geriet in der zuvor beschriebenen Sitzung in den Kampfmodus. Er konnte durch das langsame Ausführen der Schlagbewegungen die Kampfimpulse bewusst ausführen und danach loslassen. Die Erkenntnis, dass die Gefahr jetzt vorbei ist, folgte diesem Erlebnis.

Susanne, die ebenfalls an einem Vernachlässigungstrauma leidet, fand in einer therapeutischen Sitzung über die Wahrnehmung einer Bewegung in frühe Ichzustände:

Als Susanne über einen Konflikt, den sie aktuell mit einer Freundin hat, spricht, bemerke ich, dass ihr Fuß heftig zu wippen beginnt. Ich mache sie darauf aufmerksam und gehe ins Bewegungsecho. Susanne wiederholt die Bewegung langsam, spürt aufmerksam hin und verzieht plötzlich das Gesicht. Susanne wird ihre Wut bewusst. Sie spürt den Impuls aufzustampfen. Nachdem sie dies langsam und bewusst getan hat, werden ihr Zorn und ihre Verzweiflung immer größer. Als ihr schließlich die Tränen herunterlaufen, frage ich, wie alt sie sich denn gerade fühle, und sie antwortet: »Ich fühle mich sehr jung, wie vier Jahre alt.« Das ist der Ausgangspunkt, um mit dem jungen Ego State zu arbeiten. Dabei ist es nicht notwendig, dass konkrete Situationen auftauchen. Es kann jedoch ganz von selbst geschehen. Vierjährige Kinder wollen ihren Impulsen unmittelbar folgen. Auch Susannes Mutter war traumatisiert gewesen und konnte mit der Wut und den Gefühlen ihrer Tochter nichts anfangen oder adäquat darauf reagieren. Sie konnte weder Mitgefühl noch Grenzen

zeigen. Susanne fühlte daher in der Situation große Haltlosigkeit und Verzweiflung.
Über das Gefühl der Einsamkeit und Schwäche kam sie in noch jüngere Ego States. War sie gerade noch im Raum gestanden und hatte aufgestampft, so wurden ihre Knie nun weich, und sie spürte einen Sog nach unten. Ich ermunterte sie, diesem Sog zu folgen, blieb aber immer über das Körperecho und meine Worte mit ihr in Kontakt. Sie lag schließlich am Boden des Raumes und fühlte sich wie ein Baby. Um sie einerseits dabei nicht zu stören und ihr andererseits ein Gefühl der Orientierung im Hier und Jetzt zu geben, bat ich sie, mit den Händen ihre Körperperipherie und Ausdehnung zu ertasten, um sich so ihres Erwachsenenkörpers zu versichern. Auf diese Art gelang es ihr, noch tiefer in ganz frühe Zustände und den damit verbundenen Stress zu sinken und gleichzeitig mit einem Teil der Aufmerksamkeit im Erwachsenen-Ich zu bleiben. Nachdem sie dem vernachlässigten Kind, das sie gewesen war, ausreichend Raum und Aufmerksamkeit gegeben hatte, kamen die Impulse, sich aufzurichten, sehr rasch zurück.
Ich unterstützte sie in dieser Phase mit Worten wie: »Mach in deinem erwachsenen Körper Platz für das kleine Baby, das du warst. Lass es den Herzschlag spüren und gib ihm jetzt das, wozu deine Mutter damals nicht in der Lage war.« Susanne beruhigte sich, ihr liefen die Tränen über die Wangen, und sie wiegte sich, wieder im Sitzen, sanft hin und her.

Mit der dualen Wahrnehmung im IBT-Prozess, das Kind aus der Erwachsenperspektive zu sehen, ist es möglich, frühe Defizite auszugleichen. Etwas tun zu können, katapultiert aus dem Gefühl der Hilflosigkeit und Ohnmacht in das Gefühl der Selbstwirksamkeit.

- Begleitung durch die Therapeutin
  Die Lösung der Klienten ist immer die beste Lösung. Es ist die traumatisierte Person selbst, die mit ihrer inneren Kraft frühe Verletzungen heilt.

In der IBT ist das Ziel, über die Lösung und Entspannung im Körper in der Folge auch emotionale und gedankliche Entspannung und Lösungen zu erreichen. Wie jemand dorthin kommt, ist zutiefst individuell und kann daher niemals vorgegeben, sondern lediglich offen begleitet werden. Therapeuten helfen dabei, *jetzt* in der sicheren Gegenwart, die Vergangenheit und vor allem den Impact der Vergangenheit zu erforschen. Meine Erfahrung ist, dass Klienten im Laufe der Arbeit mit IBT immer offener und neugierig darauf werden, wo sie die Impulse ihres Körpers hinführen und welche Geschichten aus ihrer Vergangenheit auftauchen. Wenn der Gegenwartsbezug abhandenzukommen droht, wird durch körperbezogene Interventionen dieser sehr rasch und unmittelbar wiederhergestellt. Da der Zugang zu frühen Ich-Zuständen über Bewegungs- und Körperinterventionen sehr rasch hergestellt werden kann, ist dies einerseits eine Chance, birgt aber auch Risiken: Wichtig ist auch hier, so kurz wie möglich und so lang wie nötig in frühe Ego States einzutauchen.

Um eine »Regression im Dienste des Ichs« (Brandner et al., 1985, S. 86) herzustellen, ist es wichtig, den Aufmerksamkeitsfokus in der Gegenwart zu benennen und zu halten. Therapeuten unterstützen das, indem sie etwa das Alter der Klientin oder gegenwärtiges Geschehen verbalisieren mit Worten wie: »Ein Teil von dir weiß, dass du erwachsen und hier in Sicherheit bist. Du spürst die Angst des Kindes, und gleichzeitig ist dir bewusst, dass du erwachsen bist. Die Erwachsene in dir passt auf das ängstliche Kind auf und achtet darauf, was es braucht. Stell deinen erwachsenen Körper den Bewegungen des Kindes zur Verfügung.«

- Gegenwartsorientierung

Die Reise in die frühen Ich-Zustände erfolgt mithilfe der sicheren therapeutischen Begleitung und ausgestattet mit der Erfahrung und dem Wissen des erwachsenen Selbst. Der Anker in der Gegenwart ist in der IBT der Körper, die Bewegung: der Kontakt zum Boden, das Gewicht des baumelnden Armes, die Bewegung des Brustkorbes beim Atmen, die Ausdehnung des gesamten Körpers von Kopf bis Fuß usw. Durch die Orientierung in der Gegenwart ist der erwachsene Persönlichkeitsanteil und damit alle Lösungsmöglichkeiten und Kompetenzen »mit an Bord«. Auf dieser Basis zeigen sich die Gefühle und Gedanken, die für die erfolgreiche Verarbeitung nötig sind, ganz von selbst. Dann können Defizite auf der emotionalen Ebene ausgeglichen werden.

- Zurückführen in den Erwachsenen-Zustand
  Den Abschluss einer Arbeit mit Ego States bildet immer die Frage: »Wie alt sind Sie jetzt?«
  Das Stehen und Spüren der derzeitigen Körpergröße, unterstützt durch das Legen der Handfläche auf den Kopf und die fokussierte Wahrnehmung des Bodens unter den Füßen, ist eine verlässliche Möglichkeit zur Reorientierung im Erwachsenen-Ich. Am Ende ihrer Reise in frühe Ich-Zustände bitte ich Klientinnen, die Puppen der Matrioschka wieder zusammenzusetzen. Damit nehmen sie symbolisch alle jüngeren Anteile in ihrem Körper wieder auf.

Die einzelnen Teile der traumatischen Erinnerung sind fragmentarisch und zersplittert abgespeichert. Über die Körperwahrnehmung sind Gefühle zwar leichter zugänglich, die dazugehörenden Erinnerungsbilder fehlen aber oft zur Gänze oder teilweise. Um eine traumatische Erfahrung vollständig zu integrieren, ist es notwendig, alle Sinnesebenen miteinzubeziehen, um ein neues kohärentes Bild herzustellen.

- Körper und Bewegung
  Die Schulung der Körperwahrnehmung schult die Propriozeption, die räumliche Wahrnehmung des Körpers, das Gleichgewicht in der Bewegung und damit die Fähigkeit, die wir Intuition nennen (Carter, 2009, S. 100 ff.). Intuition ist die Bereitschaft, auf die offene, durch Erfahrung und Wissen angereicherte, spontane Körperwahrnehmung unmittelbar zu reagieren. Die Intuition führt direkt in die heilsamen Qualitäten des Menschen, basiert sie doch

Orientierung an den Wahrnehmungsebenen

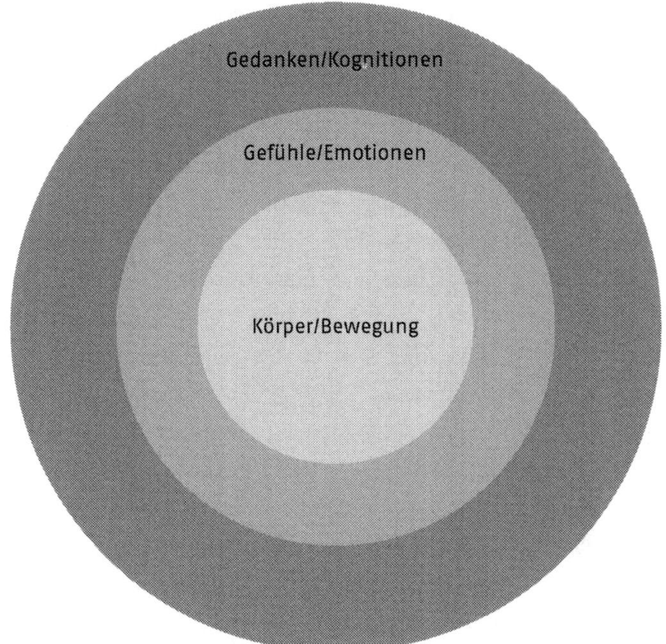

Abbildung 9 Wahrnehmungsebenen

auf dem Grundvertrauen, dass die Information, die durch den Körper im Moment fließt, wahr ist. Alle, die in heilenden Berufen tätig sind, wissen von dieser Kraft und erleben sie täglich.

Die biologische Basis dazu liefern die Propriorezeptoren in den Muskeln. Diese melden unmittelbar die Lage des Körpers im Raum ans Gehirn zurück. Sie sind damit verantwortlich für Balance und Gleichgewicht. Die Propriozeption wird daher auch als »sechster« Sinn bezeichnet (ebd.). Je differenzierter und geschulter die plastische Wahrnehmung des eigenen Körpers im Raum in Bewegung ist, desto erfolgreicher laufen die Verarbeitungsprozesse. Bewusste Bewegung und freier Tanz schulen die implizite und explizite Wahrnehmung vom Körper im Raum und damit die Propriozeption.

- Gefühle/Emotionen
  Wenn der Körper über eine Bewegung bewusst wahrgenommen wird, wird in der Folge die Emotion, die mit dieser Bewegung verbunden ist, unmittelbar spürbar. Sogar im Freeze-Zustand, in dem scheinbar keine Bewegung mehr sichtbar ist, ist doch der Strom des Atems und das Heben und Senken des Brustraumes ein möglicher Anhaltspunkt, um Bewegung wahrzunehmen. Bei Schreck oder Schock wird flach geatmet, möglichst wenig wird gespürt. Bewusstes Atmen bringt den direkten Kontakt mit den Gefühlen. Gefühle sind ein willkommener Teil der Verarbeitungsprozesse. Je größer das Vertrauen in den Körper, desto größer ist das Vertrauen in die Gefühlswahrnehmung. Trauma-Überlebende haben oftmals Angst vor ihren heftigen Gefühlen, Angst davor, die Kontrolle zu verlieren. Je eher jemand dazu in der Lage ist, Gefühlen über Bewegung Ausdruck zu verleihen und dabei mit ihnen in Kontakt zu bleiben, desto intensivere Gefühle können verarbeitet werden. Intensive Emotionen zuzulassen, ohne das Gefühl zu bekommen, überrollt zu werden, wird möglich, wenn der Körper beweglich bleibt. Der Körper wird durch die Wahrnehmungsschulung, die das bewusste Bewegen bringt, bereit, intensive Gefühle durchströmen zu lassen, ohne sie festzuhalten.

Die Klientinnen lernen daher im Laufe der Therapie mit IBT nach und nach, auch heftige Gefühle zu tolerieren. Wenn Gefühle gelebt und ausgedrückt werden können, verändern sie sich ganz von selbst. Es folgen Erleichterung, Entspannung, und positivere Gedanken stellen sich ganz von selbst ein. Insofern folgen Gefühle der Bewegungswahrnehmung und Gedanken der Gefühlswahrnehmung.

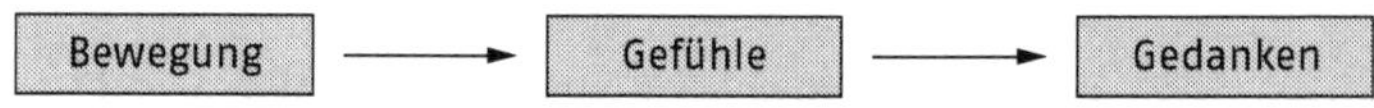

Abbildung 10 Wahrnehmungsstufen

- Kognitive Ebene, Gedanken, Imagination, Werthaltung
  Dem Wort zu geben, was sich in der Gegenwart zeigt, ist Teil des bewegten Verarbeitungsprozesses. Dem Bedürfnis nach dem Erzählen der eigenen Geschichte wird so weit Raum gegeben, als es für die Verarbeitung dienlich ist. Psychoedukation und informiertes Einverständnis brauchen selbstverständlich Worte. Ein Narrativ, eine zusammenhängende Geschichte erzählen zu können, ist wichtig für die vollständige Verarbeitung. Einerseits dient es dazu, die Geschehnisse in eine chronologische Reihenfolge zu bringen, andererseits ist es wichtig, in der Therapeutin eine Zeugin zu haben, die Mitgefühl zeigt und in der Lage ist, den Schrecken der Geschehnisse mit auszuhalten. Wenn diese Bedürfnisse abgedeckt sind, ist jedoch – wie bereits dargestellt – das weitere Sprechen über diese Erinnerungen nicht mehr hilfreich. Sprechen über die Erfahrung ist nur lösend, wenn zugleich eine Verarbeitung stattfinden kann, die alle Ebenen der Wahrnehmung miteinbezieht. Daher werden in der IBT Worte bewusst und sorgfältig gewählt und dienen im therapeutischen Prozess lediglich dazu, das, was in der Gegenwart spürbar ist, auszudrücken.

- Transpersonale Ebene, Geist, Spiritualität
  Viele schwer traumatisierte Klientinnen, mit denen ich gearbeitet habe, haben spirituelle Vorstellungen entwickelt, die ihnen das Leben nach dem Überleben erleichtert haben. Diese können wichtige Stützen und Kraftquellen in der Therapie sein. Es geht beim Nutzen dieser Ressourcen in der Therapie nicht um Glaubensfragen, sondern um den Respekt für Wahrnehmungen, die über das übliche materielle Weltbild hinausreichen. Ich habe im Laufe der Jahre den Eindruck gewonnen, dass spirituelle Vorstellungen verstärkt dann auftauchen, wenn sonst nichts und niemand mehr hilft. Viele Trauma-Überlebende haben mir berichtet, wie sie erlebt haben, von einem Licht, von Engeln, Gott oder Wesen gerettet oder ins Leben zurückbegleitet worden zu sein. Auch die Vorstellung, von verstorbenen Vorfahren behütet und beschützt zu werden, zählt dazu. Gerade die Dissoziation scheint in ein Bewusst-

seinsfeld zu führen, das transpersonale Kontakte ermöglicht. Viele Trauma-Überlebende bringen spirituelle Kraftquellen in die Behandlung mit. Diese aus dem dissoziativen Zustand zu lösen und im Körper spürbar zu machen, gelingt über Bewegung. Spirituelle oder imaginative Kraftquellen sind unmittelbar im Körper spürbar und können in sanfte, heilsame Bewegungen umgesetzt werden.

In den Momenten der Neuverarbeitung, wenn aus altem Leid neue, kreative Erkenntnisse erwachsen, wenn ein tiefer Wandel stattfindet, wird spürbar, dass es eine Kraft gibt, die weit über das menschliche Dasein hinausreicht. Die transpersonale Ebene führt in eine Dimension, die heilsame Veränderungsprozesse generiert. Diese wird gerade von Menschen, die an der Grenze zwischen Leben und Tod waren, auf vielfältige Weise wahrgenommen.

Orientierung in der Beziehung

Die therapeutische Beziehung ist die wichtigste Voraussetzung für einen gelungenen Prozess der Neuverarbeitung. Die Gestaltung eines bewegten Beziehungs- und Bindungsraumes ist, wie schon im Kapitel davor beschrieben, Teil der Arbeit mit IBT.

Empathie und Mitgefühl erweitern durch das Bewegungsecho der Therapeutin den Raum für ein Mitschwingen, das über die Übertragung und Gegenübertragung weit hinaus ins implizite Körpergedächtnis führt. Über Spiegelneuronen (Bauer, 2002) und limbische Resonanz sind wir, neurobiologisch bedingt, in stetigem Austausch und Kontakt. Das bedeutet, dass die extremen Erlebnisse der traumatisierten Klienten, deren Kampf/Flucht- und Erstarrungsmuster unmittelbaren Einfluss auf die Therapeutinnen haben. Wir reagieren natürlicherweise mit impliziten Reaktionen wie Abwehr/Kampf oder Flucht und Erstarrungstendenzen bei Erzählungen über extreme Gewalttaten. Wenn Therapeuten diese Reaktionen bewusst wahrnehmen und sich jederzeit über sanfte Ausgleichsbewegungen selbst regulieren, verhindert dies, ebenfalls in Übererregung oder Erstarrung zu geraten. Dies dient nicht nur der Arbeit mit den Klienten, sondern auch der Selbstfürsorge.

Die Art der Resonanz und das Ausmaß der Körperreaktion hat

zudem unmittelbar mit der eigenen Geschichte der Therapeuten zu tun. Wenn dies erkannt und mitreflektiert wird und in der Therapie sinnvoll genutzt werden kann, geben Resonanzphänomene in der Beziehung wichtige Informationen.

Bei Entwicklungstraumata und Traumatisierungen, die in nahen Beziehungen oder von nahen Bezugspersonen stattgefunden haben, ist die tragfähige therapeutische Beziehung der wichtigste Wirkfaktor. Klientinnen »testen« einerseits die Tragfähigkeit der Beziehung, indem sie Grenzen überschreiten, diese ausreizen und damit für sich selbst erfahrbar machen. Andererseits haben sie oft Angst, sich mit ihrem Leid zuzumuten. Viele Menschen meinen, sie könnten es niemandem antun, sich mit all dem, was ihnen widerfahren ist, zu zeigen. Beziehungstraumatisierte Menschen sind grundsätzlich misstrauisch und pessimistisch. Die Aussicht auf Hilfe durch einen anderen Menschen ist durch negative Erfahrungen verstellt und blockiert.

Die Bewegung und den Körper in die Therapie einzuladen, hat den Vorteil, relativ rasch Nähe und Bindung herstellen zu können. Sie entsteht implizit, auf Basis der Körperresonanz. Die Hierarchisierung nimmt durch eine bewegte Haltung ab, Therapeutinnen werden zu Wegbegleitern, Mittänzern und Zeugen. Dies bedeutet für den Therapeuten, sich auf einen persönlichen Wachstumsprozess in Bezug auf Bewegung und bewusster Leiblichkeit einzulassen. Das Spiel mit den Polen Nähe und Distanz kann in der IBT externalisiert und symbolisiert werden, da die räumliche Nähe und Distanz jederzeit verändert werden kann. Anbei die Visualisierung der therapeutischen Landkarte der IBT, die den therapeutischen Raum definiert und Orientierung im Prozess gibt.

Orientierung im Prozess: Die Welle der Verarbeitung

Die Struktur des therapeutischen Raumes ergibt sich einerseits aus den fünf Dimensionen der Orientierung und andererseits durch den Prozessverlauf. Das energetische Muster eines therapeutischen Prozesses lässt sich als Welle darstellen und ist vergleichbar mit Wasser, das durch ein Flussbett fließt. Eine prozessorientierte traumaverar-

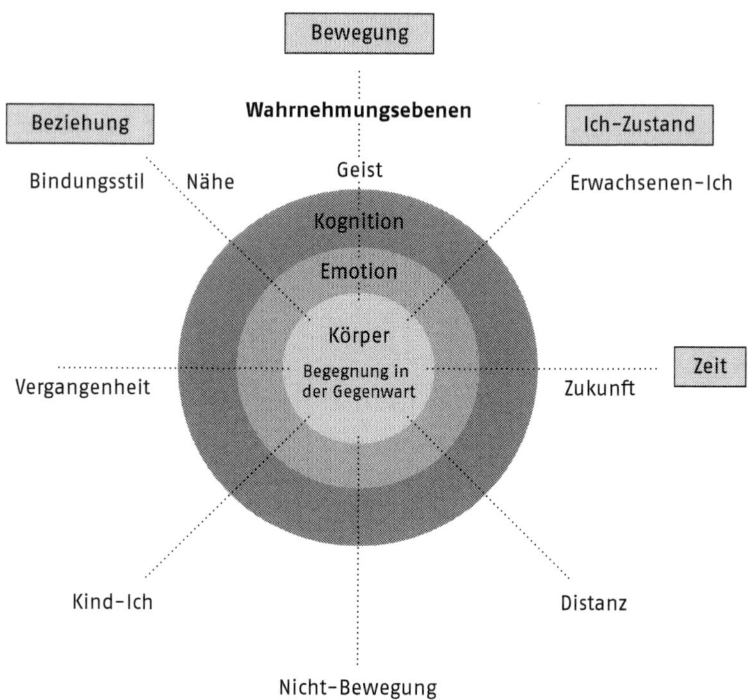

Abbildung 11 Die Landkarte der IBT – die Dimensionen des therapeutischen Spielraumes

beitende Sitzung hat einen Aufbau von fünf Phasen, die ineinander übergehen.

1. Stabilisierung
2. Aktualisierung
3. Transformation
4. Neuverarbeitung
5. Integration

Die fünf Phasen gliedern nicht nur eine prozessorientierte traumatherapeutische Sitzung, sondern auch Teil II dieses Buches.

In den Phasen 3 und 4, der Transformations- und Neuverarbeitungsphase, können aufgrund der Verarbeitung auf unterschiedlichen Wahrnehmungsebenen im Verlauf der freien Assoziation mehrere wellenförmige Prozessverläufe entstehen.

Ein Thema wird z. B. durch eine Bewegung aktualisiert. Die Bewegung ist zunächst verhalten, wird wiederholt und dadurch deutlicher, bis die Spannung sich löst und der Bewegungsimpuls verschwindet. Die erste Bewegungswelle verebbt, und der Verarbeitungsprozess führt in die Emotion. Die Person kommt mit dem Traumaschema und damit mit Verzweiflung und Trauer in Kontakt. Die Trauer baut sich langsam auf, erreicht einen Höhepunkt, Tränen fließen, bis die Welle der Emotion leichter wird und vielleicht sogar ganz verebbt. Als Nächstes folgt vielleicht eine Phase, in der sich die negative Selbstbewertung löst. Es kann ein Konflikt deutlich werden, der die Verarbeitung blockiert und sich nach einer Weile durch einen »Geistesblitz« löst. Vielleicht verstärkt sich wieder die Anspannung im Körper, wird bewusst bewegt und kann gelöst werden usw.

Das Trauma ist dann zur Gänze verarbeitet, wenn das Traumaschema auf allen Wahrnehmungsebenen transformiert wurde. Welche das im konkreten Fall sind und wie oft sich Prozesse auf einzelnen Wahrnehmungsebenen wiederholen, ist nicht vorhersagbar oder steuerbar. Manchmal »hängt« die Verarbeitung vor allem im körperlichen Bereich und der Prozess verläuft sehr bewegungsorientiert, manchmal ist es notwendig, dass sich vorrangig blockierte Gefühle lösen können, und manchmal ist es wichtig, dass auch die letzten Zweifel genug Zeit bekommen, auf der kognitiven Ebene verarbeitet zu werden. Die Anzahl der Wellen und der Prozessverlauf entspringt der individuellen inneren Dynamik des kreativen Potenzials des jeweiligen Menschen. Entscheidend ist, den organischen Verlauf so wie er ist anzuerkennen. Es ist der bestmögliche Prozess im Augenblick. Zugleich bedeutet das, wenn die Klientin selbst nicht dazu in der Lage ist, den Lauf der Welle so gut wie möglich zu unterstützen und in Bewegung zu halten. Nur was sich bewegt, verändert sich!

Jede der beschriebenen fünf Dimensionen: Zeit, Ich-Zustand, Wahrnehmungsebenen, Beziehung und Prozess, dient der bewegten Traumatherapeutin als Orientierung. Zudem werden im Laufe der Therapie, entsprechend dieser Dimensionen, Fähigkeiten geschult. Dies ermöglicht es, den Verarbeitungsprozess mit der Zeit, innerhalb des Raumes, den diese Dimensionen öffnen, immer sicherer und tiefer werden zu lassen.

TEIL II

Der trauma-therapeutische Prozess

Der bewegte traumatherapeutische Verarbeitungsprozess verläuft wellenförmig durch den therapeutischen Raum. Die Welle selbst ist ein natürliches energetisches Muster, das etwa auch durch Schall, Licht oder Wasser gebildet wird, um nur einige Energien bzw. Elemente zu nennen, die diesem Verlauf folgen.

Auch die 5-Rhythmen-Praxis bzw. die 5-Rhythmen-Welle nach Gabrielle Roth, auf der die meisten der heute gängigen Schulen des bewussten, freien Tanzes aufbauen, basiert auf der Wellenform. G. Roth versteht unter den Rhythmen fünf unterschiedliche Bewegungsformen, die aufeinanderfolgen. Diese geben dem individuellen Ausdruck zugleich Struktur und Freiheit. Die 5 Rhythmen bilden mit ihrer an- und absteigenden Dynamik jeweils eine Welle und werden meist in der Gruppe getanzt. Die wiederholte Praxis führt zur Entwicklung einer artikulierteren, individuellen Bewegungssprache. Am ehesten steht diese Praxis in der Tradition schamanischer Praktiken. Die Abfolge der 5 Rhythmen, die Welle, ist vergleichbar mit einem Ritual, das über die bewusste Bewegung zur Musik zu körperlicher Präsenz und neuen Einsichten führt.

»If you put your body in motion, you will change.« (G. Roth) »Wenn du deinen Körper bewegst, wirst du dich verändern.« Freiheit innerhalb einer Struktur zu entwickeln, die dann entsteht, wenn Körper, Gefühl und Geist in Einklang sind, ist Ziel der Praxis der 5 Rhythmen.

Die Übereinstimmung mit traumaverarbeitenden Prozessen besteht darin, dass es auch hier wichtig ist, möglichst sicheren Halt, Struktur und gleichzeitig größtmögliche kreative Freiheit zu geben, damit sich Trauma-Überlebende von alten, traumatischen Erfahrungen befreien können. Daher vereint die IBT klinisch therapeutische Methoden mit Elementen der bewussten, freien Bewegungspraxis der 5 Rhythmen. Und zwar mit jenen Methoden und Elementen, die sich am wirksamsten für die Traumaverarbeitung erwiesen haben. Das Gruppenangebot der IBT, das Format »Tanz aus dem Trauma«, befindet sich an der Schnittstelle zwischen Traumatherapie und 5 Rhythmen.

Den jeweils spezifischen Ausdruck und die unterschiedliche Qualität jedes der 5 Rhythmen skizziere ich im Anschluss kurz, analog zu den 5 Schritten des traumatherapeutischen Prozesses. Die Inhalte der Kapitel erschließen sich beim Lesen, die Qualitäten der 5 Rhythmen jedoch nur, wenn sie tatsächlich ausgeführt werden.

- Im »Flowing«, dem ersten der 5 Rhythmen, ist das Eingangstor in die spezifische Bewegungsqualität die Wahrnehmung der Füße und die Begegnung der Füße mit der Erde. »Flowing« hat, wie die Phase der Stabilisierung in der Traumatherapie, das Ziel, Sicherheit und Vertrauen in den eigenen Körper zu schaffen.
- Im Kapitel *Stabilisierung* werden anhand von praktischen Beispielen Möglichkeiten zur bewegungsorientierten Stabilisierung in der Einzelarbeit und in der Gruppe vorgestellt.

Nachdem im »Flowing« Kraft getankt wurde, führt uns »Staccato«, der zweite Rhythmus, in den klaren Ausdruck und damit in das nächste Kapitel mit dem Thema Aktualisierung.

- Im »Staccato« richtet sich der Tanz nach außen. Die Bewegungen werden klar definiert und folgen dem Beat in der Musik. Das Eingangstor ins »Staccato«, der Körperteil, von dem die Impulse ausgehen, ist das Becken.
- Im Kapitel *Aktualisierung* wird beschrieben, wie das Thema einer Sitzung klar und strukturiert aus dem Fluss der therapeutischen Begegnung gehoben und geformt wird. Eingangstore für den Prozess werden geöffnet. Es wird gezeigt, wie man einen klaren Fokus und Ausgangspunkt für den therapeutischen Verarbeitungsprozess findet. Die mit der Belastung im Zusammenhang stehenden Erinnerungsnetzwerke werden dabei angemessen aktiviert und die Belastung in der Gegenwart bewertet.

Wir nähern uns dem Höhepunkt der Welle und damit dem transformativen Prozess der Verarbeitungswelle.

- Damit der freie Fluss des Lebens durch den Körper strömen kann, wird im *Chaos*, dem dritten Rhythmus, immer wieder das Loslassen geübt. Hingabe an die Musik und den Tanz führt zur Präsenz und geerdeter Flexibilität auch angesichts der Unvorhersehbarkeit des freien Tanzes. Der Kopf und die Wirbelsäule sind die Eingangstore, sie werden so entspannt und locker wie möglich bewegt.
- Das *Kapitel Transformation* widmet sich der Wege aus dem Traumaschema. Der bewegte traumatherapeutische Prozess führt in die Tiefe der Erinnerungen und die damit verbundenen Bewegungen und Nicht-Bewegungen. Er führt in die Begegnung mit Persönlichkeitsanteilen, frühen Ich-Zuständen und tiefen, mit dem Trauma einhergehenden Gefühlen. Wie durch diesen Prozess sicher navigiert werden kann und wie man ihn therapeutisch begleitet, wird anhand von Fallbeispielen beschrieben.
- *Das Kapitel 4, die Neuverarbeitung,* führt vergleichbar mit Ariadnes Gang aus dem Labyrinth am roten Faden der neuen Erfahrungen aus der chaotischen traumabezogenen, vergangenen Realität. In der Traumaverarbeitung ist die Neuverarbeitung die Phase, in der gelernt wird, mit alten schmerzlichen Erfahrungen neu umzugehen. Die unendliche Kreativität des menschlichen Gehirns findet immer neue und überraschende Lösungen. Geistesblitze, neue Erkenntnisse und körperliche Entlastung gehen damit einher. Wie dies in der Einzelarbeit und in der Gruppe aussehen kann, wird im Kapitel 4 beschrieben.
- Im 5-Rhythmen-Tanz folgt auf das ekstatische Chaos die Phase des *Lyrical*, wo, nachdem alle Spannung losgelassen wurde, Leichtigkeit entstehen kann. Der ureigene kreative Tanz jedes Menschen, der so einmalig ist wie die Handschrift oder ein Fingerabdruck, kann sich entfalten. Die Hände als Verlängerung und Botschafter des Herzens sind der Eingang in den Rhythmus. Im besten Fall tauchen Leichtigkeit und tiefe Freude auf.
  Schließlich ebbt die Welle langsam ab.

- Im *Kapitel 5, Integration,* werden die Fäden zusammengeführt und vereint. Die Evaluation und der Abschluss einer Sitzung und die Kennzeichen von erfolgreicher Traumaverarbeitung werden beschrieben.
- Im Tanz ist der fünfte Rhythmus, *die Stille*, dazu da, um entspannt ganz präsent zu sein. Langsame bewusste Bewegungen, wie in Zeitlupe, führen in die Ruhe und wieder ganz zur eigenen Mitte. Das Eingangstor ist der Atem und der Bereich unterhalb des Nabels, die physische Körpermitte. Die Konzentration auf die eigene Mitte und die Synchronisation des Atems mit den spontanen, langsamen Bewegungen lassen den Tanz ausklingen.

KAPITEL 1

Stabilisierung – Grundlagen und Kraftquellen

»Heute habe ich den ganzen Tag wieder diesen Nebel im Kopf. In der Arbeit hatte ich das Gefühl, neben mir zu stehen, ich habe ständig Fehler gemacht«, beginnt Christine schon beim Betreten des Praxisraumes zu erzählen. Sie setzt sich auf den äußersten Rand des Sessels, legt die Hände in den Schoß und beginnt die Finger zu kneten. Ihr Rücken ist aufgerichtet und wirkt bis zum Nacken hin angespannt. Die Schultern sind leicht hochgezogen. Christine blickt mich direkt mit weit geöffneten Augen an. Sie macht einen angestrengten Eindruck auf mich. Obwohl sie sagt, sie sei sehr erschöpft, wirkt sie, als ob sie »auf dem Sprung« wäre.

Ich nehme einen tiefen Atemzug, entspanne mich bewusst und schlage Christine vor, über gezielte Körperwahrnehmung zunächst dafür zu sorgen, den Nebel im Kopf zu lüften, bevor sie weiter berichtet, was sie heute beschäftigt. Ich schlage Christine vor, die Position im Raum einzunehmen, die für sie im Moment am besten passt. Als Christine sich dafür entscheidet, wieder aufzustehen, ermuntere ich sie, dass sie sich jederzeit, wenn sie den Impuls verspürt, wieder setzen kann. Ich stelle mich ein Stück nach hinten versetzt neben Christine und beginne damit so bequem und angenehm wie möglich zu stehen, das heißt mit entspannten Knien und Becken, und ermuntere Christine, dies ebenfalls zu tun: »Der Kopf darf aufrecht zwischen den Schultern mitschwingen, sodass sich auch das Kiefer entspannen kann. Die Arme baumeln frei von den Schultern nach unten, und alle

Anspannung, die nicht nötig ist, um zu stehen, wird so weit wie möglich losgelassen. Nun beginnen wir damit, das Gewicht des Körpers über den Druck, der auf den Fußsohlen spürbar ist, wahrzunehmen und dann langsam von einem Fuß auf den andern zu verlagern.«
Ich bitte Christine, die Gewichtsverlagerung aufmerksam zu verfolgen, mache die Übung mit und atme tief und entspannt. Als ich den ersten deutlich tiefen Atemzug bei Christine wahrnehme, beginne ich, eine Reise durch den Körper anzuleiten. Ausgehend von der Wahrnehmung des Kopfes wird der Körperteil, der gerade »dran« ist, langsam und den spontanen Impulsen folgend bewegt. Die Aufgabe besteht darin, mit dem Gewicht des jeweiligen Körperteils zu spielen und möglichst angenehme und leichte Bewegungen zu finden und dabei genau zu beobachten, wie sich das gerade anfühlt.
Als wir bei den Füßen angekommen sind, frage ich Christine, wie es ihr jetzt gehe. Sie berichtet, dass der Nebel verschwunden sei und sie sich insgesamt »mehr da« fühle. »Ich spüre mich mehr«, sagt Christine. Als sie sich wieder hinsetzt, nimmt sie die ganze Sitzfläche ein und lehnt sich an der Rückenlehne an. Mein Eindruck ist, dass sie nun »Platz nimmt«.

Damit war die Stabilisierung so weit gelungen, das Christine sich ihrem aktuellen Anliegen widmen konnte. Ich beschreibe in der Folge den gesamten weiteren Sitzungsverlauf, um einen Eindruck von der Methode IBT zu vermitteln. Dies führt von der Stabilisierungsphase in die nächsten Phasen, nämlich Aktualisierung, Transformation, Neuverarbeitung und Integration, über, die in den folgenden Kapiteln jeweils ausführlich beschrieben werden:

Christine erzählt nun von einem Konflikt an ihrem Arbeitsplatz am Tag zuvor. Sie hatte, wie sie es ausdrückt, gegenüber einem Kollegen »wieder mal draufgezahlt«.
Erst nach der »Reise durch den Körper« spürt sie beim Erzählen ihren Ärger, den sie sofort verbal gegen sich und ihre vermeintli-

che »Unfähigkeit« richtet. Christine hat grundsätzlich Schwierigkeiten damit, Wut wahrzunehmen oder zu zeigen.

Als Christine vor 55 Jahren als uneheliches Kind ungeplant und unerwünscht auf die Welt kam, wurde sie von ihrer Mutter gleich nach der Geburt zur Adoption freigegeben. Sie verbrachte die ersten fünf Lebensjahre bei verschiedenen Pflegefamilien und in zwei Kinderheimen, bevor sie von ihren Eltern adoptiert wurde. Im Laufe der Therapie begann Christine beim Jugendamt zu recherchieren und ließ ihre Akten ausheben. So erfuhr sie, dass sie mit drei Jahren aus einer Pflegefamilie genommen worden war. Die Pflegeeltern waren mit mehreren Kindern überfordert gewesen und hatten Christine vernachlässigt. Sie selbst kann sich erst, ab der Zeit des Auswahl- und Adoptionsverfahrens im Kinderheim, durch ihre Adoptiveltern an ihre Kindheit erinnern. Christine beschreibt sich als ein sehr angepasstes und wie sie sagt »pflegeleichtes« Kind. Sie hatte gelernt, stets den, manchmal auch vermeintlichen Erwartungen ihrer Umgebung zu entsprechen. Christine absolvierte die Schule und erlernte den Beruf der Buchhändlerin, den sie seit Jahren an der gleichen Arbeitsstelle ausübt. Sie ist seit vielen Jahren mit einem sehr viel älteren ehemaligen Arbeitskollegen gut verheiratet und hat keine Kinder.

Christine plagen immer wieder tiefe Ängste und Zweifel. Sie fühlt sich oft überfordert und hat das Gefühl, »das falsche Leben zu leben« und ihre wahren Fähigkeiten nicht entsprechend ausleben zu können. Dies, verbunden mit im Laufe des Lebens immer stärker werdenden depressiven Phasen und Erschöpfungszuständen, hatte sie dazu veranlasst, eine Therapie zu beginnen.

Der aktuelle Konflikt mit dem Arbeitskollegen war ein Auslöser für ihre Ängste und Überforderungsgefühle, auf die sie mit »neben sich stehen« oder »Nebel im Kopf« reagierte. Diese dissoziativen Phänomene, mit denen Christine auf Herausforderungen reagiert, sind Teil der posttraumatischen Belastung, die sehr frühe Trennungserfahrungen und Vernachlässigung für ein Kind bedeuten.

Dissoziation, ein Abdriften des Bewusstseins, stellt sich bei Todesangst ein, die bei einem Kleinkind, das keine Möglichkeiten hat, sich zu wehren, schneller entsteht als bei Erwachsenen. Vernachlässigungs- und Trennungssituationen sind potenziell lebensbedrohlich und überfordern die Bewältigungsmöglichkeiten eines Säuglings.

Innerlich vom Schmerz und damit von sich selbst wegzugehen, ist ein früh einsetzender Schutzmechanismus, um überwältigende Gefühle von Angst und Verzweiflung nicht spüren zu müssen. So wie alle Reaktionen, die bei Todesangst einsetzen, dient dieser Schutzmechanismus dem seelischen und körperlichen Überleben. Freud bezeichnete die Dissoziation als frühesten Abwehrmechanismus. Sehr früh und daher gut gelernt, stellt sich diese Reaktion reflexhaft auch im Erwachsenenalter in Situationen ein, die belastend, wenn auch weit entfernt von tödlicher Bedrohung, sind. Die damit einhergehenden Phänomene sind selbst angstauslösend und kosten viel Kraft. So wird die Dissoziation selbst zu einer großen Belastung.

Früh und komplex traumatisierte Menschen brauchen eine besonders starke Verankerung in der Gegenwart, um zur Wahrnehmung von sich selbst und den gegenwärtigen Gefühlen zurückkommen zu können.

Christine beginnt den Verarbeitungsprozess damit, innerlich auf den Konflikt mit dem Kollegen zu fokussieren, indem sie den Teil der Erinnerung, der für sie besonders belastend ist, mit möglichst wenigen Worten beschreibt. Damit *aktualisiert* sie das *Traumaschema,* d.h. die belastenden Erinnerungsteile. Auf meine Frage, wo sie diese Belastung im Moment im Körper wahrnimmt und wie sie den Grad der Belastung auf einer Skala von 0–10 einschätzt, berichtet Christine von Druck im Magen und einem momentanen Belastungsgrad von 8.

Ich leite sie nun an, innezuhalten und sich Zeit zu nehmen, alles zu beobachten, was sie in der Folge wahrnimmt: Erinnerungsbilder, Gefühle und Gedanken sowie körperliche Impulse und Bewegungen. Ich ermuntere und begleite sie dabei, Bewegungen zuzulassen und mit Worten immer wieder auszudrücken, was sie gerade beobachtet. Damit beginnt die Phase der *Transformation* (siehe Teil II, Kapitel 3). Christine spürt zunächst eine Entlastung der Spannung im Magen, zugleich aber eine steigende Anspannung im Kiefer. Ihre Hände werden kalt, und die Finger bewegen sich leicht. Plötzlich erinnert sie sich daran, dass sie von ihrer Mutter, einige Monate nach der Adoption, für kurze Zeit wieder ins Kinderheim zurückgebracht wurde, da die Mutter für einen Eingriff in die Klinik musste. Christine wird blass und erstarrt sichtbar. Die Belastung steigt. Um zu verhindern, dass Christine wieder stärker dissoziiert und das Gefühl für sich selbst gänzlich verliert, aktiviere ich erneut ihre Stabilisierung. Ich bitte sie, dorthin zu spüren, wo sie ihren Körper im Vergleich zu anderen Stellen gut wahrnehmen kann. Mit der Frage nach dem Vergleich helfe ich ihr, eine zum Verarbeitungsthema *assoziierte Ressource* zu finden. Assoziiert bedeutet, dass die Kraftquelle im Zusammenhang mit, und als Abgrenzung von der Belastung gefunden wird.

Christine nennt die Fußsohlen und steht erneut auf, um diese besser spüren zu können. Ich erinnere sie an die Gewichtsverlagerung zu Beginn der Sitzung, und sie pendelt ein paar Mal hin und her, um den Druck auf den Fußsohlen und das Gewicht des Körpers wieder spüren zu können. Dadurch reorientiert sie sich wieder in der Gegenwart. Als sie mit ihrer inneren Aufmerksamkeit wieder ganz in ihren Körper zurückgekehrt ist, bitte ich sie, nochmals bewusst nur an die Situation mit dem Kollegen zu denken. Ich versichere ihr, dass wir zu einem späteren Zeitpunkt die frühere Erfahrung mit der erneuten Trennung von der Adoptivmutter zum Thema machen werden. Momentan ist Christine zu wenig stabil, um sich mit der alten Erinnerung konfrontieren zu können, ohne zu dissoziieren. Um Überforderung zu verhindern, ist es daher angezeigt, in dieser Sitzung nur den gegenwärtigen Konflikt zu verarbeiten.

Christine wendet sich nun wieder dem Streit mit dem Kollegen zu und erkennt, dass sie dem rücksichtslosen Kollegen gegenüber genauso hilflos und erstarrt reagiert hatte wie damals als Kind, als sie dachte, von ihrer Mutter wieder zurück ins Heim gegeben zu werden. Die Panik, die sie als Kind erfasst hatte, wurde durch den Konflikt mit dem Kollegen reaktiviert.

Als Christine dies erkennt, empfindet sie spontanes Mitgefühl mit sich selbst als kleinem Mädchen in der beängstigenden Situation. Sie wird darüber sehr traurig und berührt und weint. Ich unterstütze Christine dabei, das kleine Mädchen, das sie war, in ihrer Vorstellung in die Arme zu nehmen, und schlage ihr vor, dazu die Arme zu überkreuzen und sich selbst zu umarmen. Sie wiegt sich eine Zeit lang vor und zurück und sagt dann, dass sie nun erkannt hat, dass ihre Sprachlosigkeit aus dem Schrecken jener Zeit stammt. Sie kann sich selbst nun besser verstehen und ist nicht mehr wütend auf sich. Daher kann Christine sich in der Sitzung auch verzeihen, dass sie sich ihrem Kollegen gegenüber nicht adäquat äußern und durchsetzen konnte.

Christine hat im weiteren Verlauf der Sitzung in der Phase der *Neuverarbeitung* (siehe Teil II, Kapitel 4) lösungsorientierte neue Ideen und findet Handlungsmöglichkeiten für die Gegenwart. Dies bringt für sie eine spontane Erleichterung und sichtbare Entspannung mit sich. Christine beschließt, den Kollegen nochmals in Ruhe auf die Dienstplangestaltung anzusprechen und ihre Chefin als Hilfe beizuziehen. Als ich nachfrage, fühlt Christine keinen Druck mehr im Magen, und die Kiefermuskulatur ist wieder locker. Der Belastungsgrad sinkt auf 2. Als Restbelastung erlebt sie, dass sie einerseits das Gespräch mit dem Kollegen noch vor sich hat und andererseits die Erinnerung an die Trennungssituation in ihrer Kindheit noch belastend nachwirkt.

Wir beenden die Sitzung mit dem Lokalisieren des Körperteils, in dem sie nun am meisten Wohlgefühl spürt, verbunden mit der Vorstellung eines sicheren Ortes. Dies ist die letzte Phase des Verarbeitungsprozesses, die *Integration* (siehe Teil II, Kapitel 5), die dazu dient, dass Christine so entspannt und sicher wie möglich die Sitzung verlassen kann.

In einer der nächsten Sitzungen wenden wir uns der Trennungs-Erinnerung zu, als ihre Adoptivmutter in die Klinik musste, die während des Verarbeitungsprozesses aufgetaucht ist. Christine kann schließlich im Laufe der weiteren Therapie auch diese frühe Erfahrung gut verarbeiten und integrieren.

1.1 Bedeutung und Aufgabe der Stabilisierung

Stabilisierung in der Traumatherapie bedeutet, Interventionen zu setzen, die das Nervensystem beruhigen und das Gefühl der Sicherheit erhöhen. In der Traumatherapie wird von Anfang an stabilisierend interveniert. Darüber hinaus wird durch das Erlernen von Stabilisierungsübungen das subjektive Gefühl von Sicherheit aufgebaut und verstärkt.

Zur Stabilisierung trägt bei, dass vor dem ersten Verarbeitungsprozess die Traumageschichte erhoben wird. Kräfte und Eigenschaften, die geholfen haben, die Erfahrungen gut zu bewältigen, werden dabei mit erfragt. Ressourcenbewegungen, die die Kraftquellen sinnlich spürbar machen, wie z. B. in der Übung »sicherer Ort in Bewegung« im Praxisteil beschrieben, vertiefen die Wirkung.

In der IBT wird der Körper als stärkste Ressource etabliert und genutzt. Sicherheit wird über und durch Körper- und Bewegungswahrnehmung hergestellt. Die Klientin bekommt Impulse, um über die Bewegung die Aufmerksamkeit an den Körper zu assoziieren. Damit wird die gegenwärtige Sicherheit spürbar. Denn so dramatisch und schrecklich die vergangenen Erfahrungen waren, die Klientin hat überlebt und befindet sich im Moment der therapeutischen Begegnung in Sicherheit. Dies über ein Erlebnis unmittelbar fühlbar und spürbar zu machen, ist Ziel der Stabilisierungsinterventionen in der IBT.

Jeder Mensch, der traumatische Erfahrungen überlebt und die Folgen gut kompensiert hat, hat Kräfte und Fähigkeiten entwickelt. Diese werden subjektiv nicht wahrgenommen, da sich die Belastungen und Symptome in den Vordergrund drängen und im Zentrum der Wahrnehmung stehen. Das Wahrnehmen positiver oder zumindest neutral anfühlender Körperregionen wird durch den Einsatz von Bewegung erleichtert. Es ist leichter, den eigenen Körper oder einen Körperteil bewusst wahrzunehmen, wenn wir ihn bewegen. Es ist einfacher, die Fußsohlen zu spüren, wenn sich die Füße bewegen. Je stärker ein Mensch an den Folgen traumatischer Erfahrungen leidet, umso kleiner sind die Schritte, die zu einem stabilen Sicherheitsgefühl im Körper führen. Einen Ort der Sicherheit im Körper zu lokalisieren, ist für viele schwer traumatisierte Menschen zunächst unvorstellbar. Die assoziierte Ressource, die über den Vergleich gefunden wird, ist zunächst einfacher auszumachen und wird über folgende Frage gefunden: »Wo im Körper können Sie im Vergleich zu der Stelle der Belastung, dem Schmerz, der Verspannung u. Ä. m. relative Sicherheit, Ruhe oder Entspannung spüren?«

Das Herstellen von innerer und äußerer Sicherheit ist notwendig, um alte, belastende Situationen neu bewältigen zu können. Die Aufmerksamkeit von den Symptomen weg hin zu den Ressourcen zu lenken, ist eine Voraussetzung für die Traumaverarbeitung. Denn nur auf sicherem Boden stehend ist es möglich, sich den eigenen Abgründen zu nähern.

Der Stabilisierung wird daher durchgehend in der Therapie Aufmerksamkeit geschenkt. Sie ist ein zentraler Wirkfaktor in der bewegten Traumatherapie, der alle weiteren Phasen der Traumaverarbeitung durchzieht. Es ist mit IBT deswegen möglich, auch mit komplex traumatisierten oder akut belasteten Personen prozessorientiert zu arbeiten, da während des Prozesses über Bewegungswahrnehmung und Spiel mit den Bewegungen jederzeit stabilisierend interveniert werden kann. Das Abrufen innerer Stärke und die Fähigkeit zur Selbstregulation bestimmen entscheidend über die Tiefe der Neuverarbeitung von belastenden oder traumatischen Erfahrungen. In der IBT dienen unter anderem die oben erwähnte »bewegte Reise durch den Körper«, der »bewegte sichere Ort« das Finden einer Ressource- oder Wohlfühlbewegung und der freie Tanz der Stabilisierung. Eine ausführliche Beschreibung einiger Übungen findet sich im Praxisteil.

Ergänzend zu den Bewegungswahrnehmungen kann ebenfalls mit Imaginationen, also positiven hilfreichen Vorstellungsbildern, sowie der bilateralen (links, rechts) Stimulation gearbeitet werden. Bilaterale Stimulation wird in der Traumaverarbeitung mit EMDR verwendet und kann taktil, akustisch oder mithilfe von Augenbewegungen ausgeführt werden. Die abwechselnd links und rechts gegebenen Impulse dienen der Beruhigung des Nervensystems, lenken die Aufmerksamkeit ins Hier und Jetzt und erweitern damit, ebenso wie achtsam durchgeführte freie Bewegungen, die Fähigkeit zu kreativer Problemlösung. Da nicht nur Menschen mit komplexer Traumatisierung manchmal dazu neigen, den Einfluss der Ernährung zu unterschätzen, ist es gerade bei einem körperorientierten Ansatz wichtig, diesen Aspekt mit zu berücksichtigen. Einen Verarbeitungsprozess unterzuckert oder durstig zu machen, bringt wenig Erfolg. Manchmal wird auch erst durch den bewegungsorientierten Ansatz und die Reassoziation der Aufmerksamkeit im Körper Hungergefühl spürbar. Ich halte für solche Fälle Kekse oder Obst bereit.

Stabilisierung fängt mit Beginn der Therapie an und läuft immer mit. Stabilisierung umfasst die vertrauensvolle therapeutische Beziehung, die körperliche Befindlichkeit, die innere und äußere Sicherheit, die ressourcenorientierte Traumaanamnese und den eigentlichen Verarbeitungsprozess. Je weniger innere und äußere Kraftquellen vorhanden sind, desto mehr Ressourcen werden unmittelbar vor einem Prozess eingeführt bzw. aktiviert. Dazu zählen Stabilisierungsübungen und die jeweils aktuelle assoziierte Ressource.

Am davor beschriebenen Beispiel von Christine wurde ersichtlich, wie es möglich ist, mit dem Einsatz von bewegungsorientierter Stabilisierung selbst mit einer komplex traumatisierten Person prozessorientiert zu arbeiten.

1.2 Stabilisieren im Einzelsetting

Bei Christine verhinderte die einsetzende Dissoziation, »der Nebel im Kopf«, eine produktive Konfliktlösung und die Durchsetzung eigener Bedürfnisse anderen gegenüber. Zudem führt ein dissoziierter, von den Gefühlen abgespaltener Zustand lediglich zu bekannten problemorientierten Gedanken- und Wortschleifen, ohne zu Lösungen zu führen. Es hätte Christine nicht erleichtert, wenn sie weiter von ihrer gefühlten Unfähigkeit und den damit einhergehenden Selbstzweifeln berichtet hätte. Das war der Grund für meine rasche Intervention, Christines Bericht zu unterbrechen. Ich nutzte an dieser Stelle Bewegung, um Christine darin zu unterstützen, ihre Aufmerksamkeit im Körper und damit im »Hier und Jetzt« zu assoziieren. Der Wechsel von der Erzählung zur bewegten Körperwahrnehmung wirkt stabilisierend.

Wichtigster und stärkster Wirkfaktor für die Verankerung in der Gegenwart ist dabei die therapeutische Beziehung. Die Präsenz eines anderen Menschen hilft, selbst präsent zu bleiben. Die Beziehung zu sich selbst und zum eigenen Körper ist nicht zuletzt die Basis für die Fähigkeit, eine tragfähige Beziehung zu anderen Menschen herstellen zu können. Gerade Menschen, die durch nahe Bezugspersonen traumatisiert wurden, sind in Beziehungen verunsichert und tief misstrauisch und skeptisch.

Meiner Erfahrung nach kann man sich gerade mit misstrauischen Klientinnen einfach und schnell auf physikalische Tatsachen einigen, wenn es darum geht, Sicherheit im Körper rasch herzustellen.

Dazu zählt die Tragfähigkeit des Bodens, der Erde, auf der wir stehen, die Wirkung der Schwerkraft, die wir durch das Wahrnehmen des Gewichtes spüren können, oder die durch den Strom des Atems wahrnehmbare, nährende Verbindung mit der Luft (vgl. auch »Die 3 basalen Unterstützungssysteme«, Praxisteil).

Christine konnte daher, nachdem sie sich mit der »Reise durch den Körper« aus dem Nebel der Dissoziation befreit hatte, noch in der gleichen Sitzung einen Verarbeitungsprozess zu ihrem Konflikt mit dem Kollegen beginnen.

Jede erfolgreiche Stabilisierungserfahrung, wie Christines Erfahrung, dass es relativ rasch möglich war, den Nebel im Kopf zu vertreiben, ist für die Klientin eine weitere Kraftquelle. Kraftquellen sind nicht nur die Voraussetzung für eine erfolgreiche Traumaverarbeitung, sondern auch notwendig, um die Fähigkeit zu entwickeln, sich außerhalb der Therapie selbst beruhigen zu können.

Die chronische Übererregung des Nervensystems traumatisierter Menschen führt immer wieder zu Überreaktionen im Alltag. Selbstregulation zu erlernen ist daher ein wichtiges Ziel der Stabilisierungsphase. Um Stabilisierungstechniken auch außerhalb der therapeutischen Praxis anwenden zu können, braucht es Übung. Voraussetzung ist die positive Erfahrung der Wirksamkeit in den therapeutischen Sitzungen. Die Therapeutin beteiligt sich, soweit es ihr guttut, an den Übungen. Dadurch kann die Klientin bereits zu einem frühen Zeitpunkt über die Regulierung des Abstandes zur Therapeutin ihre Grenzen erfahren, und die Therapeutin kommt in einen ressourcenvollen Zustand, der das Arbeiten leichter macht. Für mich hat es sich bewährt, schräg seitlich ein Stück nach hinten versetzt bei der Klientin zu stehen. Dadurch ist für beide der Blick in den Raum frei, die Klientin sieht die Therapeutin aus den Augenwinkeln und bekommt das Gefühl von Rückendeckung, bzw. jemanden real an der Seite zu haben.

Außerhalb der Therapie sind Bewegungsformen, die nicht leistungsorientiert sind, sondern die Schulung des Körperbewusstseins als Ziel haben, wertvolle Ressourcen und beeinflussen den Therapieverlauf positiv.

1.2.1 Stabilisieren mit Ich-Zuständen, innere Kinder in Sicherheit bringen

Als ich vor Jahren einige Wochenenden in Prag verbracht habe, um dort EMDR zu unterrichten, fielen mir die vielen Matrioschkas auf, die ich schon aus meiner Kindheit kannte und geliebt hatte. Ich erwarb zwei dieser russischen Puppen, eine für zu Hause, die andere fand Verwendung als Dekoration im Bücherregal meiner Praxis.

> Eines Tages war ich dabei, mit Joan, einer früh traumatisierten Klientin, eine prozessorientierte Sitzung zu einem sexuellen Übergriff in ihrer Pubertät zu aktualisieren. Der Einstieg gestaltete sich, trotz vermeintlich guter Vorbereitung, sehr schwierig und zäh. Obwohl Joan den Auftrag gegeben hatte, dass sie an die-

sem Thema arbeiten wollte, gelang es ihr nicht, präsent zu bleiben, und sie wurde zusehends verwirrter. Spontan griff ich zu der Matrioschka aus Prag, öffnete sie und stellte alle fünf Teile der Größe nach auf den Beistelltisch. Ich bat Joan, sich nun vorzustellen, es handle sich um ihre inneren Anteile in unterschiedlichen Altersstufen. Sie solle spontan und intuitiv auf jenen Anteil zeigen, der möglicherweise mit dem, was wir nun vorhatten, nicht einverstanden war. Joan zeigte spontan auf die zweitkleinste der Puppen. Tatsächlich hatte sich ein jüngerer innerer Ich-Zustand implizit gemeldet, der Angst hatte, den Prozess mitzuerleben. Ich bestätigte Joan, dass das Thema tatsächlich »nichts für kleine Kinder« war, und wir gingen daran, für den jungen Ich-Zustand zu sorgen.

Zunächst leitete ich Joan an, die kleine Puppe zu sich zu nehmen und zugleich Bewegungen zu finden, die ein kleines Kind trösten könnten. Joan fand ein wiegendes Schaukeln mit »Schmetterlingsumarmung«. (Die Schmetterlingsumarmung wird im EMDR genutzt und besteht darin, mit gekreuzten Armen sich selbst zu umarmen und dabei mit sanften Händen, wie mit »Schmetterlingsflügeln«, links und rechts auf die Oberarme zu klopfen.) Als Joan sich damit ein wenig entspannt hatte, bat ich sie, sich vorzustellen, wo die kleine Joan, symbolisiert durch die Minimatrioschka, im Therapieraum einen Platz bekommen könnte, während wir den verarbeitenden Prozess weiter fortsetzen könnten. Joan fand noch ein Stofftier, einen lila Drachen, auf den sie die kleine Puppe legte, und stellte beide ans andere Ende des Raumes. Damit ging die Vorstellung einher, dass die kleine Joan nun mit dem Drachen zu einem sicheren Ort flog.

Das half Joan dabei, fokussiert und präsent zu bleiben, um an ihrem ursprünglichen Vorhaben weiterzuarbeiten.

Joan nutzte in der Folge immer wieder diese Möglichkeit von sich aus, ihre inneren Kinder in Sicherheit zu bringen. Ich erinnere mich, dass sie einmal die kleinste »Babymatrioschka« gemeinsam mit der nächstgrößeren mit dem Drachen davonfliegen ließ.

Die fünfteilige Puppe hilft bei der Symbolisierung der Ich- Zustände und kann daher für die vorbereitende Stabilisierung eingesetzt werden. Das ist vor allem dann hilfreich, wenn starke dissoziative Tendenzen und viele abgegrenzte Ich-Zustände die Persönlichkeit der Klientin prägen. Später fiel mir noch, unabhängig von der Sitzung mit Joan, die Synchronizität mit dem Konzept der Lebenszyklen der 5 Rhythmen und den 5 Phasen der Traumaverarbeitung, nach der auch Teil II dieses Buches gegliedert ist, auf. Das lädt die Bedeutung der Matrioschkas für mich noch zusätzlich ressourcenvoll auf und ergänzt ihre stabilisierende Bedeutung.

Seit jener Sitzung mit Joan haben die Puppen einen festen Platz in meiner Praxis. Sie haben die Aufgabe, die Ich-Zustände zu symbolisieren, dabei zu helfen, die inneren Kinder zu versorgen und Klarheit in das System der inneren Anteile zu bringen. Die Reduktion auf 5 prinzipielle bedeutende Lebensphasen – Baby, Kind, Teenager, Erwachsene, Alte – wirkt dabei strukturierend und stabilisierend.

Die Puppen dienen als Möglichkeit der Externalisierung und Repräsentanz, da im Einzelsetting lediglich die Therapeutin »in Fleisch und Blut« zur Verfügung steht. Die Therapeutin wird in der prozessorientierten Einzelarbeit mit traumatisierten Klientinnen für die übergeordnete Strukturgebung und Prozessbegleitung gebraucht und sollte sich daher nicht über die Darstellung von Personen oder Anteilen für andere Rollen zur Verfügung stellen und dadurch Unklarheiten und Übertragung fördern, die den Verarbeitungsprozess blockieren können. Wie Stabilisierung über äußere Repräsentanten, nämlich Gruppenmitglieder, aussehen kann, ist Inhalt des nächsten Kapitels.

1.3 Stabilisierungsmöglichkeiten in der Gruppe

Im Allgemeinen wird davon abgeraten, Traumatherapie in der Gruppe anzubieten, da die belastenden Ereignisse der einzelnen Teilnehmer Auslöser, »Trigger«, für andere Gruppenmitglieder sein können. Die negative Spirale des Traumasoges kann, wenn auf verbale Kommunikation gesetzt wird, die gesamte Gruppe erfassen. Gerade für Gruppen bietet jedoch die Arbeit mit Bewegung und die Prozess- statt Inhaltsorientierung neue Chancen.

Beim Gruppenformat der IBT, »Tanz aus dem Trauma«, steht freier Tanz am Beginn jeder Einheit. Aufwärmen, Einstimmen und freudvolles Erleben des Körpers stehen im Vordergrund. Tanz ist eine universelle Ressource und wird seit Menschengedenken praktiziert. Menschen tanzen bei Festen, Hochzeiten, Geburten, bei Begräbnissen, um sich rituell zu verbinden, Übergänge zu feiern, zu stärken und zu erfreuen. Freier Tanz heißt, dass es keine vorgegebenen Schritte oder Choreografien gibt, sondern dem spontanen individuellen Ausdruck Raum gegeben wird. Es geht beim freien, bewussten Tanz, gleichgültig welcher Schule oder Praxis, nie darum, wie etwas aussieht, sondern immer nur darum, wie es sich anfühlt. Bewusster Tanz heißt, dass der Fokus der Aufmerksamkeit auf die Bewegung und daher auf den Körper gerichtet bleibt bzw. immer wieder dorthin zurückgeführt wird. Im Laufe der Tanzpraxis verbessern sich die nonverbale Ausdrucksfähigkeit sowie die Fähigkeit, den eigenen Körper jenseits von Symptomen als Quelle der Freude, wahrzunehmen. Der gemeinsame freie und bewusste Tanz bei »Tanz aus dem Trauma« ist die Basis für die Einzelarbeit in der Gruppe. Durch den freudvollen Einstieg mit Tanz ist es leicht möglich, einen »sicheren Ort in Bewegung« direkt im Körper wahrzunehmen und zu lokalisieren. Um diese Kraftquelle zusätzlich zu verstärken, wird die Körperstelle, die sich am ehesten sicher anfühlt, mit einer Imagination eines »Wohlfühlortes« verstärkt. Weitere Stabilisierungsmöglichkeiten werden am Beispiel von Manuela erläutert:

> Manuela, eine junge Frau Anfang 20, meldet sich, als ich in der Gruppe frage, wer an einem Anliegen arbeiten will. Mir ist zuvor aufgefallen, dass Manuela sich trotz ihrer Jugend seltsam kraftlos bewegt. Es wirkt ganz so, als ob es nicht sie selbst sei, die ihren Körper führt oder die Bewegungen gestaltet. Die Bewegungen sind verhalten, die Arme bleiben beim Körper. Sie nimmt beim Tanz nicht viel Raum ein, und ihre Füße bleiben nah am Boden. Manu-

ela hat die Tendenz, an einer Stelle am Rand zu tanzen und auch bei schneller Musik nicht ins Schwitzen zu geraten. Nur wenn sie, meist kurz, mit jemandem tanzt, lächelt sie und wirkt präsenter. Menschen, die sich nicht mit ihrem Körper verbunden fühlen, erwecken den Eindruck, als ob der Körper lediglich der Ort ist, aus dem sie hinaus in die Welt schauen. So empfinde ich den Blick von Manuelas blauen Augen, die immer wieder in die Ferne und zu den Fenstern abschweifen. »Schonhaltung« oder »traumwandlerisch« fällt mir zu ihrem Tanz ein. Ich weiß aus dem Vorgespräch, dass Manuela einen gewalttätigen Stiefvater hatte, der sie seit ihrem dritten Lebensjahr verbal abwertete, beschimpfte und immer wieder schlug. Sie war als Kind einer lang anhaltenden traumatisierenden Lebenssituation ausgesetzt und würde daher viele stabilisierende Anregung brauchen, um einen gelungenen Verarbeitungsprozess machen zu können.
Als Manuela vor mir steht, frage ich sie nach ihrem Befinden. Sie antwortet mit leiser Stimme, sie sei sehr nervös, es mache sie unsicher, vor der Gruppe zu stehen, sie wisse im Moment gar nicht, warum sie sich gemeldet habe. Auf die Frage, wo sie die Unsicherheit spüre, deutet sie auf den Bereich von Brust und Oberbauch. Ich frage nach einer *assoziierten Ressource*, also nach der Stelle im Körper, die sich vergleichsweise sicher anfühlt. Alternativ oder zusätzlich dazu ist es möglich, eine in der Stabilisierungsphase eingeübte Körperressource wie den »sicheren Ort in Bewegung« aufzurufen. Ich entscheide mich in diesem Moment dagegen, da dies an dieser Stelle vom gerade aktualisierten Erinnerungsnetzwerk wegführen und den eben erst begonnenen Prozess zu sehr unterbrechen würde.
Manuela benennt die Fußsohlen als Ort der relativen Sicherheit. Ich rege an, dass sie sich ein paar Atemzüge Zeit nimmt, um ihre Füße zu spüren und alle kleinen Bewegungen, das Schwingen oder Pendeln des Körpers zuzulassen. Dann empfehle ich ihr, so weit wie möglich mit dem Ausatmen alle Muskeln sanft zu entspannen, die sie nicht braucht, um hier zu stehen.
Als Manuela die Augen, die sie spontan geschlossen hatte, wie-

der öffnet, frage ich nach, ob sie nun auch andere Teile ihres Körpers besser und sicherer spüren könne. Sie nennt die Beine, das bedeutet, die Fußsohlen und Beine sind die in Bezug auf das Thema assoziierten Kraftquellen/Ressourcen im Körper, die sie nun aktuell spürbar zur Verfügung hat.

Da zu viele Worte wieder von der positiven Körperwahrnehmung wegführen würden, frage ich Manuela nach ein, zwei Worten, einem »Titel«, mit dem sie das Anliegen beschreibt, das sie bearbeiten will.

Manuela stellt fest, es sei genau die »Unsicherheit und Schüchternheit«, die sie vorher verspürt hat, die sie immer wieder, vor allem in der Gegenwart anderer Menschen, befällt, die ihr das Leben schwer machen. Sie hasse sich dann selbst dafür und mache sich Vorwürfe, was ihre Unsicherheit und Sprachlosigkeit noch verstärke. Das würde sie gerne verändern. Die Belastung hat sich durch die Exploration verstärkt, und sie fühlt Spannung und Unruhe in der Brust und im Oberbauch. Auf einer Belastungsskala von 0–10 liege die Belastung nun bei 9, berichtet Manuela.

1.3.1 Allegorien als Ressourcen aufstellen

Der subjektive Belastungsgrad ist sehr hoch, daher entschließe ich mich, noch mehr stabilisierende Interventionen zu setzen. Ich frage Manuela nach Eigenschaften, die sie gut brauchen könnte, um ihre Unsicherheit und die damit einhergehende Belastung zu bewältigen.

Als Erstes nennt sie Mut. Ich bitte Manuela, sich in der Gruppe umzublicken und jemanden auszuwählen, die oder der für sie Mut am besten verkörpern kann. Sie wählt eine kräftige ältere Frau aus und stellt sie rechts hinter sich. Ich rege an, dass »Frau Mut« sich mit dem Teil in ihr selbst verbindet, der mutig ist, und ermuntere sie, ihr in der Folge einfach Mut »zu sein«. Dann lade ich sie ein, alle körperlichen Impulse zuzulassen, kleine Bewegungsimpulse kommen zu lassen und auszuführen. Als Nächstes wählt Manuela die Allegorien »Zuversicht«, die sie ihr selbst gegenüber aufstellt, sodass sie der Person direkt in die Augen sehen kann, und »Vertrauen«, das sie hinter sich platziert.

Manuela ist nun von drei Personen aus der Gruppe umgeben, die allegorisch die positiven Eigenschaften für sie verkörpern, die sie genannt hat. Als ich nun Manuela bitte, unmittelbar im Körper zu spüren, wo sie die Qualität dieser Unterstützung fühlt, lächelt sie und sagt, sie spüre Wärme und Rückendeckung.

Die Stabilisierung, also die Schaffung eines sicheren Ausgangspunktes für den Verarbeitungsprozess, ist durch die real anwesenden unterstützenden Personen stärker und intensiver zu spüren, als es in der Einzeltherapiesituation möglich wäre, darin liegt das große Potenzial von Gruppen für die Traumaverarbeitung. Manuela konnte in der Folge einen erfolgreichen Verarbeitungsprozess machen.

Sowohl Christine als auch Joan und Manuela leiden an einer komplexen posttraumatischen Belastungsstörung aufgrund traumatischer Erfahrungen in der Kindheit.

Verletzungen, die Menschen in Familien und durch nahe Bezugspersonen erfahren, sind meist für alle Beteiligten nicht so deutlich nachvollziehbar wie unmittelbare Reaktionen infolge von öffentlichen oder äußeren Katastrophen. Forschungen bestätigen aber, dass eine Schädigung durch nahe Bezugspersonen, von denen grundsätzlich Schutz und Geborgenheit erwartet wird, gravierende Langzeitfolgen hat. Die Auswirkungen von Gewalt, Vernachlässigung und Trennungserfahrungen in der Kindheit auf das spätere Leben und das Beziehungsverhalten sind groß.

1.3.2 Eine sichere Struktur im Gruppenraum aufbauen

Ein Grund, warum mit Traumaverarbeitung in der Gruppe sehr sorgfältig umgegangen werden muss, ist die Tatsache, dass das Miterleben unvorhersehbare Auslöser für die anderen Teilnehmer birgt. Um den Teilnehmern einer Gruppe den größtmöglichen Schutz, das

Gefühl von Geborgenheit einerseits und Freiheit andererseits zu vermitteln, benutze ich daher folgendes Setting im Raum: Es gibt einerseits, ähnlich wie im Psychodrama, die »Bühne«, auf der die Arbeit mit der Protagonistin, wie z.B. mit Manuela, stattfindet. Die Bühne kann sich im Zentrum des Kreises, den die Gruppe bildet, oder auf einer abgegrenzten Seite des Raumes befinden. Hinter den Teilnehmerinnen, die als Zeuginnen den Prozess verfolgen, befindet sich der »Freiraum«, der für freie Bewegung zur Verfügung steht. Die Teilnehmerinnen werden vorher über Trigger und Resonanzphänomene informiert und gefragt, ob sie bereit sind, als Mitspielerinnen, in der Rolle der Allegorien, ausgewählt zu werden. Es gibt folgende Rollen, die in der Stabilisierungsphase festgelegt werden: die Therapeutin, die Cotherapeutin, die Protagonistin, die Darstellerinnnen der Allegorien, die Zeuginnen und die Teilnehmerinnen, die sich im Freiraum bewegen.

Die Zeuginnen halten die Aufmerksamkeit auf das Geschehen auf der Bühne gerichtet und unterstützen damit die Protagonistin. Sie werden jedoch dazu aufgefordert, etwaige Reaktionen wie Anspannungen im Körper wahrzunehmen und sich sofort zu entlasten, tief zu atmen oder sich aus der Spannung hinaus zu bewegen. Wenn sie sich, aus welchem Grund auch immer, vom Geschehen auf der Bühne distanzieren wollen, sei es, weil die Belastung zu groß wird oder die Aufmerksamkeit abdriftet, haben sie die Möglichkeit, in den Freiraum zu wechseln. Die Cotherapeutin »hält« den Freiraum, unterstützt, indem sie mit den Teilnehmerinnen ins Bewegungsecho geht, und stellt ihre Präsenz nonverbal zur Verfügung.

Ein Wechsel zwischen der Rolle der Zeugin und der Bewegung im Freiraum ist jederzeit und mehrmals möglich.

Größtmögliche Bewegungsfreiheit garantiert, dass die Resonanzphänomene und Trigger, indem sie sofort in Bewegung umgesetzt werden, erforscht und damit genutzt werden. Das bedeutet, dass sich gemeinsam mit der Protagonistin die gesamte Gruppe in einem Verarbeitungsprozess befindet. Dieser wird durch die Möglichkeit, nach dem Prozess in einem bewegten Sharing die persönliche Betroffenheit auf die Bühne zu bringen, abgerundet. Danach sorgt der gemeinsame Tanz für eine Rückkehr in die Lebensfreude in der Gegenwart.

Wie viel Stabilisierung notwendig ist, hängt ebenso wie die Auswahl des Ausgangsfokus davon ab, welche Voraussetzungen jemand mitbringt und wie sicher die gegenwärtige Situation ist.

1.4 Stabilisieren bei einem Monotrauma

Sabine hatte vor 9 Monaten einen Autounfall. Ein entgegenkommendes rotes Auto überholte zu knapp und touchierte Sabines Wagen an der linken Seite. Ihr Auto kam ins Schleudern, und obwohl Sabine gegensteuerte, landete sie schließlich im Straßengraben. Sowohl sie selbst als auch ihr im Kindersitz angeschnallter kleiner Sohn waren unverletzt geblieben, hatten jedoch einen starken Schock erlitten.

Seit diesem Unfall traute sie sich kaum in ein Auto zu steigen. Wenn, dann wollte sie selbst fahren, hatte dabei aber starkes Herzklopfen und schwitzende Hände. Vor allem wenn ein rotes Fahrzeug entgegenkam, erschrak Sabine und fühlte sich wie gelähmt. Da sie ihr Auto täglich brauchte, war Sabines Ziel, diese Symptome rasch loszuwerden und wieder gelassen Auto fahren zu können.

Sabine arbeitet als Lebens- und Sozialberaterin, ist alleinerziehend und hat grundsätzlich ein stabiles Umfeld und ein gutes Beziehungsleben. Die Anamnese ergab, dass sie als Kind in einer relativ harmonischen Familiensituation aufgewachsen war und keine über die üblichen Krisen hinausgehenden traumatischen Lebensereignisse erfahren hatte. Da es sich bei Sabines Autounfall offensichtlich um ein Monotrauma handelte, konnten wir bereits in der ersten Sitzung mit der Verarbeitung beginnen.

Sabine zeigte typische neurovegetative Erregungszustände, die eine posttraumatische Belastung ausmachen. Ein entgegenkommendes Auto in derselben Farbe wie das Unfallfahrzeug war ein Auslöser oder Trigger für ihre Reaktionen.

> Das Ziel war also, Sabine dabei zu unterstützen, ihr Nervensystem wieder so zu regulieren, dass sie beim Autofahren, auch angesichts eines roten entgegenkommenden Autos, möglichst gelassen bleiben kann.

Das Ausmaß der Stabilisierung, die für den Verarbeitungsprozess notwendig ist, wird jeweils den individuellen Bedürfnissen der Klientin und den Voraussetzungen, die sie mitbringt, angepasst. Grundsätzlich kann man davon ausgehen, dass bei einer stabilen Persönlichkeit, die eine gute und vertrauensvolle Beziehung zur Therapeutin hat, bei Monotraumatisierung eine Stabilisierungsphase unmittelbar vor der Verarbeitung ausreicht, so wie es im Beispiel mit Sabine der Fall war.

> Zur Stabilisierung vergegenwärtigte sich Sabine mit meiner Anleitung die drei basalen Unterstützungssysteme (siehe Praxisteil). Sabine konnte sich gut entspannen und fühlte den Ort der Sicherheit vor allem im Beckenraum. Darauf schlug ich vor, eine Ressourcenbewegung zu finden, um auch über eine Bewegung eine Kraftquelle zur Verfügung zu haben. Um die Ressourcenbewegung zu finden, frage ich Sabine, was ihr im Moment am meisten Kraft gibt. Ihre momentane Lieblingsbeschäftigung sei das vormittägliche Joggen an einem Waldweg entlang eines Baches. Ich bitte Sabine, sich diesen Weg vorzustellen, an der schönsten Stelle im Geiste vorbeizulaufen und dabei Bewegungsimpulse zu finden und auszuführen, die sie an das Joggen erinnern. Sabine beginnt im Sitzen mit den Beinen Laufbewegungen zu machen, während sie sich mit geschlossenen Augen den bekannten Waldweg vorstellt. Ich bitte Sabine, die Bewegung so lange zu machen, bis sich das gute Gefühl im Körper ausgebreitet hat und sie gut damit in Kontakt ist. Sabine bleibt eine Zeit lang bei der Bewegung, atmet dann tief ein und aus, öffnet die Augen, streckt die Arme und dehnt sich. »Das mache ich nach dem Laufen auch immer«, sagt sie und lacht.
>
> Als ich nachfrage, antwortet Sabine, dass sie sich nun kräftig

fühle und ein gutes Gefühl habe, welches sie zentral im Beckenraum sowie in den Beinen bis in die Fußsohlen spüren kann. Sabine war nun gut geerdet und präsent, sodass wir mit der nächsten Phase, der Aktualisierung der belastenden Erinnerung, beginnen konnten.

KAPITEL 2

Aktualisierung – Eingangstore in den Prozess

2.1 Aktualisieren eines Monotraumas

Sabine wurde im Kapitel 1 bereits vorgestellt. Sie leidet an den Folgen eines Typ-1-Traumas, hat aber eine stabile, sichere Grundpersönlichkeit. Sie konnte daher sehr rasch in die direkte Verarbeitung des Autounfalles, den sie vor ein paar Monaten hatte, einsteigen. Sabine hat ein kohärentes Bild vom Unfallhergang, d. h., sie kann sich an alles erinnern und den Ablauf der Ereignisse chronologisch berichten.

> Ich bitte Sabine nach der Stabilisierung, wann immer sie dazu bereit ist, sich den Unfallhergang innerlich herzuholen und dabei zu beobachten, was sich in ihrem Körper verändert oder bewegt. Ich habe Sabine bereits darüber informiert, warum es in dieser Phase nicht günstig ist, das Geschehen noch einmal detailliert zu beschreiben. Ich bitte sie, das, was sie jetzt am meisten belastet, in einer »Überschrift« zusammenzufassen. Sabine kommt der Moment in den Sinn, als sie sich zu ihrem Sohn umdrehte, ganz erfüllt von der Sorge, dass er verletzt sein könnte. Ihr Auto war, nachdem es durch den Zusammenprall hin und her geschlingert war, glücklicherweise am Straßenrand zum Stehen gekommen. Sabine gibt dem Geschehen die Überschrift: »Totaler Kontrollverlust«.
>
> Ich beobachtete, dass Sabines Atem stockte, als sie dies sagte, und mache sie darauf aufmerksam. Sie spüre eine starke Beklemmung in der Brust, bestätigt Sabine. Als ich sie nach dem Belastungsgrad zwischen 0 und 10 frage, skaliert sie diesen im Moment mit 8–9.

Die belastende Situation war nun über die kognitive Erinnerung und die Körperresonanz rasch und zügig aktualisiert und bewertet worden. Der Prozess konnte direkt von der Aktualisierung in die Verarbeitung übergehen, die ich im Anschluss beschreibe:

> Ich bitte Sabine, nicht sofort in eine Ausgleichsbewegung zu gehen, sondern (im Gegensatz dazu, wie es in der Unfallsituation möglich gewesen war) bewusst zu atmen, während sie die Bewegungen, die in der Beklemmung »eingeklemmt« sind, erforscht. Durch tiefes Atmen und Bewegung des Nackens und Brustraumes, Verstärken und Lösen der Enge in der Brust löst sich die Beklemmung etwas. Sabine bemerkt, dass sie sich diffus schuldig fühlt, ihren Sohn nicht genug geschützt zu haben. Sie beobachtet und folgt weiter ihren Körperimpulsen und erinnert sich im fortlaufenden Prozess daran, dass sie sofort die Sitzgurte gelöst und ihren Sohn in die Arme genommen hatte, um ihn weiter von der Straße wegzubringen. Die Erinnerung ging schließlich in Erleichterung darüber über, dass ihrem Kind nichts passiert war und Sabine noch mal deutlich erkannte, dass sie sofort alles getan hatte, um ihn zu schützen.
> Als Sabine diese Erinnerung in einer ersten Welle verarbeitet hat, kommt ein weiterer sehr belastender Moment in ihr Bewusstsein. Es ist der Augenblick, als ihr das rote Auto entgegenkam und sie merkte, dass der Zusammenstoß unausweichlich war. Ihre Finger verkrampfen sich, und sie spürt Angst. Ich bitte Sabine, der Bewegung ihrer Finger zu folgen. »Ich spüre richtig, wie ich die Hände um das Lenkrad geklammert habe.« Die Stressbewegung besteht nun im Bewegungsimpuls, der im heftigen Gegensteuern besteht. Ich rege an, diese Bewegungen bewusst nochmals zu machen.
> Die Spannung in den Fingern nimmt zu, sodass sie schließlich das Gefühl hat, diese gar nicht mehr bewegen zu können. Ich bitte sie, im Körper nachzuspüren, welche Bewegung nun am ehesten möglich wäre. Sabine bleibt mit ihrer Aufmerksamkeit gut im Körper verankert, und es gelingt ihr schließlich, mit den

Beinen Laufbewegungen zu machen, die sie zuvor als Ressourcenbewegung beim Joggen gefunden hatte. Das Trampeln mit den Beinen am Boden macht es möglich, ein lösendes Zittern ihrer Hände und schließlich des Kiefers und der Schultern zuzulassen. Die erstarrten Hände »tauen« langsam auf und entspannen sich etwas. Sabine schüttelt sie aus und legt sie noch zitternd im Schoß ab. Schließlich fließen Tränen der Trauer und Verzweiflung, die von Tränen der Erleichterung abgelöst werden. Sabine kann in der Sitzung alle körperlichen und emotionalen Wellen durch den Körper strömen lassen und dabei mit ihrer Aufmerksamkeit assoziiert bleiben. Es gelingt ihr, den inneren Prozessen zu folgen, die nötig waren, um die traumatische Erinnerung schließlich vollständig zu integrieren. Am Ende der Sitzung sitzt Sabine gelassen und ruhig in ihrem Sessel und hat das spontane innere Bild, dass sie mit ihrem Sohn am Bachufer sitzt und Steine ins Wasser wirft.

Die Belastung war, selbst wenn sie noch mal an den Unfall dachte, subjektiv auf 0 gesunken.

Sabine konnte nach dieser Sitzung wieder in ihr Auto steigen, ohne Aufregung und Angst zu spüren. Sie berichtete, dass sie konzentrierter und wachsamer ist und langsamer fährt als vor dem Unfall. Aber selbst wenn ihr ein Fahrzeug entgegenkommt, reagiert sie zwar aktiviert, aber nicht ängstlich und angespannt. Sabines stabile Grundpersönlichkeit hatte es ermöglicht, mit relativ wenig Vorbereitungszeit einen erfolgreichen Verarbeitungsprozess durchzuführen.

2.2 Bedeutung und Aufgabe der Aktualisierung

In der Phase der Stabilisierung werden Kräfte mobilisiert, der Kontakt zum Körper und die Verankerung in der Gegenwart wird deutlich bewusst gemacht. Dies ist die Voraussetzung dafür, um in der Phase der Aktualisierung den Ausgangspunkt der Reise in die Erinnerungsnetzwerke zu bestimmen. Aus dem freien Fluss der therapeutischen Begegnung werden Eingangstore in den Prozess geformt und schließlich für dessen Fluss geöffnet. Dazu gibt es mehrere Möglichkeiten. Spezifisch für die Arbeit mit IBT ist es, in jedem Fall die Wahrnehmung der Bewegung und der Bewegungsveränderungen miteinzubeziehen. Ähnlich wie bei EMDR kann bei der Arbeit mit IBT ein Erinnerungsbild aktualisiert werden. Die nächste Frage ist jedoch unmittelbar auf die damit einhergehende Bewegung oder eben Nicht-Bewegung gerichtet. Auch die Blickrichtung ist Teil einer Erinnerung oder eines Erinnerungsfragmentes und kann der Aktualisierung dienen. Die, mit der im Körper gespürten Belastung, assoziierte Blickrichtung wird von David Grand (2013) Brainspot genannt und in seiner Methode »Brainspotting« zur Aktualisierung und Orientierung in der Verarbeitung genutzt. Auch diese Herangehensweise lässt sich gut mit den bewegungsorientierten Interventionen der IBT kombinieren.

Die Komplexität wird in der Aktualisierungsphase also so weit reduziert, dass ein Fokus definiert werden kann. Das Anliegen der Klientin wird aufgenommen und, basierend auf klinischen Kriterien, die Entscheidung getroffen, welche Belastung in welchem Ausmaß aktualisiert wird. Kriterien sind die Stabilität, die Fähigkeit zur Selbstregulation und das Ausmaß der Belastungen insgesamt, das beinhaltet Symptome, Störungsbilder und Komorbiditäten.

Das Bearbeitungsthema wird eingegrenzt und über die Körperwahrnehmung spürbar gemacht und die Belastung eventuell subjektiv auf einer Skala von 0–10 bewertet.

Das Ziel ist, einen klaren Ausgangspunkt für einen anschließenden, assoziativen Transformationsprozess zu definieren.

Dazu gehört

1. das Finden und Benennen des *Fokus der Verarbeitung.* Die Beschreibung erfolgt kurz und prägnant, es wird ein Titel oder eine Überschrift gefunden, die sich auf die Belastung durch die Erinnerung oder das Thema in der Gegenwart bezieht. Das Thema wird inhaltlich zu diesem Zeitpunkt nicht ausführlich verbalisiert. Wenn die Belastung durch das Thema oder die Erinnerung sehr

groß ist, wird in der Exploration kurz nach dem relativ guten Ausgang, z. B. nach dem Moment, als die Gefahr vorbei und die Person wieder in Sicherheit war, gefragt. Stabilisierende Interventionen sind jederzeit möglich, wenn die Belastung das Toleranzfenster des NS überschreitet.

2. die *Aktivierung des Themas*
   a) über eine Körperwahrnehmung oder Bewegung, die mit dem Thema assoziiert ist
   b) über einen Auslöser oder ein Symptom, wie Flashbacks oder ein Albtraum
   c) über eine vollständige Erinnerung und eine jeweils damit einhergehende »Stressbewegung«. Ziel der Aktivierung ist es, die Belastung so weit spürbar zu machen, dass es möglich ist, daran zu arbeiten. Das heißt, es wird während dieser Phase, je nach Notwendigkeit, gezielt aktivierend oder beruhigend interveniert.

3. eventuell das *Bewerten des Belastungsgrades* auf einer Skala zwischen 0–10. Die Bewertung erfordert eine duale Wahrnehmung, einerseits der Belastung selbst und andererseits deren numerischer Bewertung. Das hilft, den Traumasog zu unterbrechen, und reorientiert in der Gegenwart. Die numerische Bewertung kann daher stabilisierend eingesetzt werden, wenn die Therapeutin oder die Klientin den Eindruck hat, dass die Belastung zu stark steigt. Die Bewertung unterstützt die Evaluation des Sitzungserfolges am Ende des Prozesses. Der freie Fluss der Assoziationen im Prozess und die Qualität der Beziehung haben jedoch immer Vorrang gegenüber jeglicher, der Methode geschuldeter Intervention. In der IBT kann die Bewertung daher auch zugunsten des ungestörten Prozessverlaufes unterbleiben.

Aufgabe der Therapeutin in der Phase der Aktualisierung ist

- anhand des Auftrags und dem Anliegen der Klientin den Fokus der Verarbeitung definieren helfen

- zu unterstützen, eine Belastung zu wählen, bei der das Erregungsniveau, mindestens zu Beginn des Prozesses, innerhalb des Toleranzfensters des Nervensystems bleiben kann
- die Bereitschaft, mit Bewegungsinterventionen und verbal, je nach Erfordernis, zu beruhigen oder zu aktivieren
- je stärker die Traumatisierung ist, desto eher eine gegenwärtige Situation, einen Trigger oder ein augenblicklich körperlich spürbares Symptom zu wählen.
- klar und strukturiert die Kommunikation zu leiten.

Die Auswahl des Themas und die Art der Aktualisierung ist entscheidend für den Erfolg der Verarbeitung. Grundlage für klinische Entscheidungen über die Auswahl, die die Tiefe des Prozesses bestimmt, sind folgende Faktoren:

- Die Vorbelastungen und Diagnosen sowie die Resilienz des Klienten
- Das Vertrauen und die Tiefe der Beziehung zwischen Klient und Therapeutin
- Die Stabilität der Klientin im Moment
- Die Selbstregulationsfähigkeiten der Klientin
- Die Selbstregulationsfähigkeit, Sicherheit und Erfahrung des Therapeuten.

Je weniger traumatische Erfahrungen gemacht wurden, desto eher kann an frühen Erinnerungen und Ursprungstraumata gearbeitet werden und desto direkter und schneller können die ursprünglichen belastenden, traumatischen Erinnerungen aktiviert werden.

Je besser die grundlegenden Beziehungserfahrungen der Person sind, je stabiler ist sie, desto weniger Zeit für Stabilisierung wird gebraucht und desto eher kann direkt in die Verarbeitung traumatischer Erinnerungen eingestiegen werden.

Bei Komplextraumatisierung und schweren Traumafolgeerkrankungen wird jedoch »schichtweise« gearbeitet. Die oberste »Schicht« ist das gegenwärtige Geschehen, die Trigger oder aktuellen Symptome.

Erst wenn diese verarbeitet, also als Hindernisse beseitigt sind, kann »tiefer gegraben« werden, und es können, wenn genug Stabilität vorhanden ist, auch weiter zurück liegende traumatische Erfahrungen aktualisiert werden.

2.3 Aktualisieren bei Komplextrauma

2.3.1 Aktualisieren eines gegenwärtigen Symptoms

Das nächste Beispiel zeigt, wie eine Verarbeitung stattfinden kann, ohne die dahinter liegenden Erinnerungen oder frühen Ich-Zustände zu aktualisieren. Um die Klientin nicht zu überfordern, wird mit der Verarbeitung in der Gegenwart begonnen.

»Ich glaube, ich bin nicht normal, ich schaffe meinen Alltag plötzlich nicht mehr, ich fühle mich überfordert und bin zeitweise unendlich müde. Trotzdem gelingt es mir meistens nicht einzuschlafen, und ich liege oft stundenlang in der Nacht wach.«
Silvia erkennt sich selbst seit einiger Zeit nicht wieder. Sie wirkt erschöpft und spricht mit leiser Stimme. Ihr Händedruck ist kraftlos, die Schultern sind leicht nach vorne gezogen. Sie sitzt auf dem Sesselrand, die Knie zusammengezogen. Silvia erzählt, dass sie lang gebraucht hat, um sich psychotherapeutische Hilfe zu holen. Sie empfindet den Gang zur Therapie als Niederlage. Hat sie doch, wie sie sagt, »... mein Leben bis jetzt gut geschafft«.
Silvia ist 50, hat ihre drei Kinder betreut, den Haushalt geführt, einen Halbtagsjob bewältigt und galt als Fels in der Brandung für ihre Familie und Freunde. Nun sind die Kinder aus dem Haus, und »ausgerechnet jetzt, wo ich weniger zu tun habe, fühle ich mich ausgelaugt und müde«. Silvia leidet an häufigem Kopfschmerz, Schlaflosigkeit und körperlichen Beschwerden, die sie nicht einordnen kann: »Ich habe vor allem Angst, ich glaub, ich werde verrückt, dabei habe ich bis jetzt immer so gut funktioniert.«
Daher hat Silvia sich, auf Anraten ihres Hausarztes, schließlich doch entschlossen, psychotherapeutische Hilfe in Anspruch zu

nehmen. In der Traumanamnese stellte sich heraus, dass Silvia als Kind jahrelang sexuellen Übergriffen durch ihren Großvater ausgesetzt war. Der Großvater hatte sie so unter Druck gesetzt, dass sie bis heute niemandem in ihrer Ursprungsfamilie davon erzählt hat. Silvia meint, dass »mir sowieso niemand geglaubt hätte«. Silvia hatte gelernt, sich von ihren Gefühlen und Empfindungen so weit zu entfernten, wie es nötig war, um ihren Alltag bewältigen zu können.

Als junge Frau hatte sie sich sehr bald entschieden von ihrer Herkunftsfamilie abgewandt und ein eigenes Leben aufgebaut. Es gelang Silvia, zu überleben, zu kompensieren und zu funktionieren und sich durch die Menge an Aufgaben von ihren immer wieder auftretenden seelischen Schmerzen abzulenken. Dass sie etwa die Sexualität in ihrer Ehe nicht genießen konnte und sich oft fremd, distanziert, »irgendwie neben mir stehend« erlebt hatte, stellte sich im weiteren Gespräch heraus. Erst in der jetzigen ruhigeren Lebensphase wurde ihre chronische Erschöpfung überdeutlich. Die jahrelang verborgenen Gefühle und schmerzlichen Körperempfindungen drangen an die Oberfläche, generalisierte Ängste machten Silvia das Leben schwer und behinderten sie dabei, sich zu entspannen und zu genießen. Silvia selbst war bis jetzt der Ansicht, dass sie die sexuelle Gewalt gut weggesteckt hat und dass die Übergriffe heute keinen Einfluss mehr ausüben. »Das ist doch alles schon so lange her«, meint sie mit einem tiefen Seufzer.

Silvia berichtet in der zweiten Sitzung wieder von den Angstzuständen, die sie in der letzten Zeit am Einschlafen hinderten. Sie gehe am Abend sehr müde schlafen, und kaum liegt sie im Bett, überkommt sie Unruhe. Sie sei »müde und wach zugleich« und wälzt sich dann nach ihrem Zeitgefühl »stundenlang« hin und her, während ihr 100 Gedanken durch den Kopf gehen. »Ich hab dann so eine Angst, was alles passieren könnte.« Was sie halbwegs beruhigt, ist das Schnarchen ihres schlafenden Mannes neben sich. Ich schlage Silvia vor, an dem Symptom der Schlaflosigkeit zu arbeiten, um die damit verbundene Belastung zu reduzieren.

Zu diesem Zeitpunkt in der Therapie ist es nicht angezeigt, in frühe traumatische Erinnerungen einzutauchen. Trotzdem ist es sinnvoll, möglichst bald mit prozessorientierter Arbeit zu beginnen, um die aus dem traumatischen Geschehen erwachsenen Symptome zu reduzieren und dadurch die Stabilität herzustellen, die nötig ist, zu einem späteren Zeitpunkt in der Therapie die dahinter liegenden Traumata zu verarbeiten.
Das bedeutet, dass ich Silvia bei einem Prozess begleite, der nicht in explizite vergangene Erinnerungen eintaucht.

Die Aktualisierung über ein gegenwärtiges Symptom beginnt:

Während Silvia über ihre Schlafstörungen und die Erschöpfungszustände spricht, bemerke ich, wie sie einige Male die Hand auf die Brust legt. Ich bitte, das bewusst noch mal zu tun und die Belastung physisch zu beschreiben. Silvia legt eine Hand auf die Brust und berichtet von »einer gewissen Enge«, sie merke außerdem, wie ihr Herz schneller schlägt. Ich bitte sie, die spontane Geste und den Kontakt ihrer Hand auf dem Brustraum bewusst wahrzunehmen. Als ich sie frage, welche Emotion sie am ehesten damit verbindet, antwortet Silvia, es sei Angst. Um möglichst sanft vorzugehen, wechsle ich zu einer stabilisierenden Intervention. Ich bitte Silvia, einen Ort im Körper zu finden, der sich im Vergleich ruhiger und sicherer anfühlt. Silvia nennt ihre Fußsohlen und bewegt dabei ihre Füße leicht hin und her. Ich mache sie darauf aufmerksam und bitte sie, die Bewegung bewusst wahrzunehmen. Ich lade sie ein, mit dieser Bewegung zu spielen, sie schneller oder langsamer zu machen oder zu verstärken. So wie es sich für sie im Moment stimmig anfühlt.

Über diese unterstützende Intervention kommt der Verarbeitungsprozess in Gang:

Silvia beginnt mit den Füßen abwechselnd den Boden zu berühren, sie vergrößert diese Bewegung. Als ich sie frage, was sie dabei im Moment fühlt, sagt Silvia, dass sie Ärger über sich selbst und ihre Schwäche empfindet, und beginnt rasch zu sprechen.
Ich rege an, dass sie die Kraft des Ärgers im Körper spürt und in die Bewegung der Füße nimmt, statt ihn verbal gegen sich zu richten. Ich bewege ebenfalls meine Füße im Bewegungsecho mit. Silvias Bewegung wird kraftvoller, bis sie schließlich mit sichtlichem Vergnügen auf den Boden trampelt und spontan ruft »ich lauf einfach davon«. Nachdem sie dies, solange sie den Impuls verspürt, getan hat, werden die Bewegungen langsamer und verebben schließlich.
Ich bitte sie innezuhalten und sich Zeit zu nehmen, Veränderungen wahrzunehmen. Nach einer Weile rege ich an, noch mal an die Situation beim Einschlafen zu denken und mit der Wahrnehmung wieder in den Brustraum zu wandern, wo sie davor die Belastung gespürt hat. »Es ist nun mehr Weite da, der Druck ist mehr nach oben in den Hals gewandert«, stellt Silvia fest. Die Bedeutung des Herzklopfens hat sich für Silvia verwandelt: »Ich spüre mein Herz, aber das ist nicht beunruhigend, es klopft einfach schneller, weil ich mich bewegt habe.« Nach dieser ersten stabilisierenden Prozesswelle berichtet Silvia von der verbleibenden Enge im Hals.

Eine Möglichkeit wäre, dort weiterzugehen und mit einer Assoziationsbrücke vergangene Erinnerung zu aktualisieren. Um bei der ersten Erfahrung prozessorientierten Arbeitens nicht zu tief in das Traumaschema einzutauchen, schlage ich vor, nach dieser ersten Verarbeitungswelle den Prozess abzuschließen.

Ich bitte Silvia zu beschreiben, wie es ihr geht, wenn sie nun ans Einschlafen denkt. Silvia beurteilte die Situation nun positiver, »ich kann das jetzt ruhiger und mit mehr Abstand sehen und überlege, wie ich mir selbst helfen kann«. Sie hat die Idee, dass sie auch noch mal aufstehen und in der Wohnung hin und her laufen könne. »Vielleicht fange ich ja noch zu joggen an.« Sie lächelt bei dieser Vorstellung.

Silvia hatte über diese sanfte Aktualisierung einer belastenden Situation erfahren, dass es möglich ist, ihre Angst direkt wahrzunehmen und sich selbst, indem sie ganz bei ihren Bewegungsimpulsen blieb, zu beruhigen. Mit der Fokussierung auf eine sichere Situation im eigenen Bett war Silvia ein schonungsvoller Kontakt mit ihren Emotionen und damit ein sanfter erster Verarbeitungsprozess möglich.

Ich informiere Silvia in der Nachbesprechung darüber, dass Einschlaf- und Durchschlafstörungen Symptome einer PTBS sein können und diese wiederum eine normale Folge sexueller Gewalt, auch wenn sie schon sehr lange her ist.

Nach dieser Sitzung hatte sich ihr Ärger über ihre Ängste in mehr Akzeptanz verwandelt. Daher konnte Silvia ruhiger und mit mehr Achtsamkeit für ihre subjektive Sicherheit beim Einschlafen sorgen. Sie machte vor dem Zubettgehen einen Spaziergang, fand einen beruhigenden Tee und ließ ein kleines Licht brennen. Die zugrunde liegenden Ängste selbst verschwanden erst, als es Silvia im Laufe der Therapie gelang, sich den Angst- und Ohnmachtsgefühlen zu stellen, die sie während Gewalttaten durch den Großvater erlitten hatte. Der sanfte Einstieg hatte jedoch einen Grundstein für die weitere Verarbeitung gelegt und Silvia Sicherheit und Vertrauen in ihren Körper vermittelt, die ihr in der Kindheit brutal genommen worden war.

2.3.2 Aktualisieren einer frühen traumatischen Erinnerung trotz Komplextrauma

Unter der Voraussetzung, dass genug Ressourcen vorhanden sind, ist es auch für komplex traumatisierte Klienten möglich, unmittelbar über vollständige Erinnerungen in Verarbeitungsprozesse einzusteigen, wie das Beispiel von Michael zeigt:

Michael, nun Mitte sechzig, ist seit einer Krise im 40. Lebensjahr jahrelang in Psychotherapie gewesen. Er leidet unter Ängsten in Bezug auf seine Gesundheit, an Schreckhaftigkeit und körperlichen Verspannungen. Obwohl er einige Entspannungstechniken gelernt hat und diese auch gut anwenden kann, setzten vor allem in der Nacht Muskelverkrampfungen ein, die manchmal den ganzen nächsten Tag anhielten. Seine medizinisch nicht begründbare muskuläre Anspannung war trotz jahrelanger Therapie nicht besser geworden und hinderte ihn an vielen Tagen daran, das Haus zu verlassen. Michaels Bewegungen sind, vor allem zu Beginn der Sitzungen, etwas unruhig und fahrig, sein Gang steif. Er berichtet, dass er seit Jahren nicht nur an Muskelverspannungen, sondern auch an einer Übersensibilität gegenüber Geräuschen, wie dem Klingeln von Handys und Flugzeuglärm, leidet. Besonders das Klingeln löse massive Schreckreaktionen aus. Michael ist nach erfolgreicher Berufstätigkeit nun in Pension. Sein Vorhaben, das Leben mit seiner Frau zu genießen, ist aufgrund der Symptome sehr beeinträchtigt. Über die Ursachen seines Leidens kann er, nicht zuletzt aufgrund seiner therapeutischen Vorerfahrungen, gut und schlüssig Auskunft geben: Als Michael ein paar Monate alt war, wurde seine Mutter vom Vater verlassen und musste von diesem Zeitpunkt an ihre zwei Söhne allein erziehen. Dies war aufgrund des traditionellen bürgerlich-katholischen Milieus, aus dem seine Mutter stammte, eine Katastrophe. Sie erlebte die Scheidung als schwere persönliche Niederlage, empfand ihre Situation lebenslang als Makel und permanente Kränkung. Den Hass, den sie auf den Vater hatte, richtete sie gegen ihre Kinder, vor allem gegen Michael, der seinem Vater am meisten glich. Laut Michael »dressierte« sie die Söhne »wie Affen«. Sie wendete massive körperliche Gewalt und drakonische Strafen an, um ihre Buben zu drillen. Leistung, gute Noten und überdurchschnittlich gute Manieren waren in der Erziehung das Wichtigste. Nur Krankheiten verschafften Michael eine Pause vor den ständigen Übergriffen.

Michael hatte zu Beginn der Behandlung keinerlei Erinnerungen an seine Volksschulzeit. Seine Erinnerung setzte erst wieder im Gymnasium ein.

Eine sehr belastende und immer wieder auftretende Erinnerung an diese Zeit war, dass die Mutter, wenn er Hausaufgaben machte, die ganze Zeit neben ihm stand. Wenn Michael einen Fehler machte oder zu langsam war, riss sie ihn fest an den Haaren an der Schläfe. Exakt an dieser Stelle setzte die körperliche Schreckreaktion ein, wenn er heute ein Handyklingeln oder Flugzeuglärm hört. Die massive Bedrohung, die von seiner Mutter während der Kindheit ausgegangen war, hatte sich regelrecht in den Körper verschoben. Er lebte in der ständigen Angst vor Verspannungen, die er als Feind und Gegner betrachtete, weil sie ihn daran hinderten, das Leben zu führen, das er gerne wollte. Ein umfangreiches Wissen über die Zusammenhänge mit seiner Lebensgeschichte hatte er im Laufe der vergangenen Psychotherapien gewonnen. Dies hat ihm geholfen, sich selbst besser zu verstehen und ein gewisses Mitgefühl für sich zu entwickeln. Er hat verschiedenste Entspannungstechniken gelernt, die er regelmäßig anwendete. Dies half ihm, sich selbst gut zu regulieren. Nichtsdestotrotz hatte sich grundsätzlich wenig an den Symptomen geändert.

Neben der Amnesie in Bezug auf die Volksschulzeit hatte Michael noch viele, plastische Erinnerungen an die Quälereien durch seine Mutter, die immer wieder flashbackartig auftauchten und zu Verspannungen führten. Michael hatte nicht nur die Zeit der Volksschule vergessen, sondern neigte selbst bei selbstgewählten grundsätzlich erfreulichen Vorhaben, die er als Anforderungen erlebte, sehr rasch zur Körperdissoziation. Dies geschah auch in der Therapie. Ich merkte es daran, wenn die Muskeln seiner Beine sich verkrampften, während er immer weiter sprach und zusehends den Kontakt zu seinem Körper verlor. Gleichzeitig verlor Michael in solchen Phasen den Blickkontakt zu mir, während ich spürte, wie sich mein Magen zusammenzog. Michael erzählte zu Beginn der Therapie oft mit hasserfüllten Wortkaskaden von seinem Leid.

Ich war gefordert, ihn immer wieder zu stoppen und darüber zu informieren, dass durch das wiederholte Sprechen sich die Symptome nicht lösen, sondern eher noch verfestigen würden. Wenn er in diesen Zustand geriet, waren ihm die Entspannungsübungen nicht unmittelbar zugänglich. Um ihn beim Reorientieren in der Gegenwart zu unterstützen, nutzten wir von Anfang an die Bewegungswahrnehmung und Bewegungswiederholung sowie einen bunten Handmassageball mit weichen Plastikstacheln, den Michael in den Händen kneten konnte. Wichtig war für Michael, dass ich ihm immer wieder bestätigte, dass ich seine Erfahrungen tatsächlich furchtbar fand und Verständnis für sein Leid hatte, nicht aber für die verbale Perpetuierung in der Therapiesitzung. Michaels Erzählen von dramatischen Erinnerungen, ohne diese zu verarbeiten, führte lediglich zu verstärkten Verspannungen. Immer wieder tauchten in der Therapie Bilder aus seiner Kindheit auf, die ihn in einen hypererregten und angespannten Zustand brachten. Für Michael war nicht die Frage wichtig, welche Ereignisse sein Leid ausgelöst hatten. Die Szenen mit seiner Mutter hatten sich durch wiederholtes Erzählen in vergangenen Therapien deutlich »eingebrannt«. Die Frage war eher, wie er die damit einhergehenden Symptome verändern konnte. Für Michael war es sehr ungewohnt, vom Erzählen der Erinnerung und damit vom rein verbalen Ausdruck wegzukommen, und auf die Körpersensationen zu achten. Michael hatte die Fähigkeit, sich zu entspannen, über Atem- und Entspannungstechniken erlernt. Diese Fähigkeiten waren ihm jedoch nicht zugänglich, wenn Erinnerungsmaterial akut auftauchte. D.h., die Aktualisierung musste so behutsam wie möglich geschehen mit gleichzeitiger beruhigender Intervention. Ich schlug Michael schon in einer der ersten Sitzungen vor, eine Erinnerung, die ihn immer wieder quälte, zu aktualisieren, aber diesmal mithilfe der Körperimpulse und -bewegungen zu einer Erleichterung und möglichen Lösung zu kommen. So ist es möglich, auch an vollständigen frühen traumatischen Erinnerungen zu arbeiten, ohne das Toleranzfenster des Nervensystems zu überschreiten.

Um einen Gegenpol zu der Tendenz, aus dem Körper zu gehen,

zu setzen, musste zunächst die Stabilisierung besonders stark im Körper spürbar, also verkörpert, sein. Ich unterstütze Michael dabei, die bildliche Vorstellung, in seinem Lieblingsteich zu schwimmen, zu aktivieren, seinen »sicheren Ort in Bewegung«. Die Ressourcenbewegung dazu ist eine langsame Bewegung mit den Armen, wie beim Brustschwimmen, die das gute Gefühl im Körper verstärkt. Als Unterstützung biete ich Michael bilaterale, links-rechts aufgenommene Töne über Kopfhörer an. Hier wählt er, passend zu der Ressourcenbewegung, Musik, die mit Wasserrauschen hinterlegt ist, und sagt, er fühle sich so zugleich vor Geräuschen von außen geschützt. Die Musik läuft so leise im Hintergrund mit, dass es leicht möglich ist, mit mir in verbalem Kontakt zu bleiben.

Nach diesen stabilisierenden Vorbereitungen beginnt der Einstieg in den Verarbeitungsprozess mit der Aktualisierung: Michael wählt eine Erinnerung, die ihm immer wieder einfällt und quält. Die Situation, als er mit 12 Jahren unter Aufsicht der Mutter Mathematikhausaufgaben machen musste.

Ich rege an, zunächst die Stellen in seinem Körper, die sich gut und sicher anfühlen, bewusst zu spüren, um dann, wenn er sich bereit fühlt, an die belastende Erinnerung, die Situation aus der Kindheit, zu denken. Michael sagt, er höre die laute Stimme der Mutter und erinnere sich daran, dass sie ihn fest an den Haaren gerissen habe. Ich bitte ihn, diesem Erinnerungsbild lediglich einen Titel zu geben und ansonsten die Worte bewusst wegzulassen. Michael verzerrt sofort das Gesicht und nennt die erinnerte Szene »schreckliche Quälerei durch das Muttermonster«. Ich unterbreche Michael, als er fast reflexartig weiter über die Erinnerung sprechen will, und bitte ihn stattdessen, die Muskelanspannung, die sich sofort zeigt, zu beobachten und diese »wie ein Forscher ganz offen und neugierig« zu verfolgen und zu beschreiben, wenn sich etwas verändert. Er berichtet von einer Verkrampfung in den Beinen, die er nun kaum noch spüre. Indem Michael die Körperreaktionen beschreibt, lernt er, die Aufmerksamkeit allmählich mehr auf sich als auf das alles dominierende

»Muttermonster« aus seiner Erinnerung zu richten. Er bewegt nach meinem Vorschlag die Beine langsam und lässt sie zittern, um die Muskelspannung abzubauen. Ich begleite ihn mit dem Bewegungsecho und unterstützenden Worten und frage ihn nach einer Weile, wie er nun das Gefühl in den Beinen wahrnimmt. Michael spürt die Beine nun deutlicher, sie brennen und »arbeiten«. Dieses Wort verwendet Michael immer dann, wenn er Lebendigkeit und Pulsen in den Beinen spürt, also mit der Körperwahrnehmung assoziiert ist.

Nachdem die spontane Körperdissoziation in einer ersten Verarbeitungsphase aufgelöst ist, frage ich nach, wie er die Erinnerung jetzt erlebt. Als er wieder an die Szene denkt, bemerke ich, dass Michaels Hände zu Fäusten geballt sind, und teile ihm dies mit. Ich rege an, die Fäuste nicht zu entspannen, sondern die Muskelspannung kurz zu verstärken und so den Bewegungsimpuls, der darin steckt, wahrnehmen zu können und in Bewegung umzusetzen. Wichtig ist dabei die Begleitung durch Michaels bewussten Atem und Aufmerksamkeit und das kontrollierte langsame Tempo bei der Durchführung der Bewegung.

In dieser Sitzung sind vor allem die Hände Thema, die sich zu Fäusten ballen und Schlagbewegungen ausführen. Ich unterstütze Michael dabei, die Bewegungen langsam und bewusst zu machen, »wie in Zeitlupe« oder »wie ein langsamer Tanz der Hände«. Ich stoppe Michael, wenn er beginnt, heftige und schnelle Bewegungen zu machen, da die möglicherweise zu einem Ausagieren führen würden, und bitte ihn, mit dem Tempo bewusst zu spielen und es zunächst zu verlangsamen. Um zu einem Erkenntnisprozess und damit zu einer Lösung zu kommen, ist es wichtig, dass Michaels Aufmerksamkeit während der Bewegung die ganze Zeit über assoziiert bleibt. Spielen mit Tempo oder Größe der Bewegung hilft dabei.

Auf meine Frage nach dem aufkommenden Gefühl antwortet Michael, dass er immer wütender wird. Er beschreibt eine »mörderische Wut«. Mit der Frage: »Wie fühlt sich die Wut körperlich an?«, ermutige ich ihn, die Wut in der sinnlichen Körperwahrnehmung zu erforschen, statt sie zu verbalisieren, wie er es zuvor schon oft genug getan hatte. Michaels Fäuste bewegen sich langsam und mit enormer Spannung um seinen Oberkörper. Er berichtet, seine Mutter tauche nun bildlich neben ihm auf, »sie steht jetzt neben mir«. Diese in der Gegenwart formulierte Bemerkung weist darauf hin, dass Michael in das Traumaschema eingetaucht ist und tatsächlich den Eindruck hat, die Mutter stehe JETZT neben ihm. Ich bleibe daher in verbalem Kontakt und ermuntere ihn, sich zu erlauben, alle Bewegungen zu machen, die seine Fäuste machen wollen. Michael schlägt mit den Fäusten in Zeitlupe um sich. Ich kommentiere gegenwartsorientiert die Schlagbewegungen mit Sätzen wie: »Achten Sie darauf, dass *jetzt* niemand neben Ihnen steht, dass Ihre Fäuste in den freien Raum wandern können, dass Sie jetzt Platz haben …« Ich führe währenddessen ein Bewegungsecho mit meinen Armen und Fäusten aus. Michaels Fäuste wandern immer höher, sodass er auch den Raum neben seinem Kopf, den seine Mutter früher, wenn sie neben ihm stand, einnahm, bewusst fühlen und dadurch »zurückerobern« konnte.

Das Anerkennen der Wut, verbunden mit dem unmittelbaren langsamen, bewegten Ausdruck, führt zur Orientierung in der Gegenwart und, wie sich später herausstellt, zur nachhaltigen Reduktion der Körperspannung im Oberkörper und in den Armen. Michael hat in dieser Sitzung tatsächlich erlebt, dass seine Mutter, selbst wenn seine Erinnerungen auftauchen, nicht mehr neben ihm steht. Er konnte daher seine zurückgehaltene Kampfbereitschaft, die sich über die Anspannung in den Oberarmen zeigte, loslassen. Michael lässt die Arme am Ende der Verarbeitungsphase sinken und sitzt nun gelassen in seinem Sessel. Die Sitzung endet, indem Michael mit offenen Armen den freien Raum vor sich ertastet mit der sinnlich spürbaren Erkenntnis, das die Gefahr »jetzt« vorbei ist.

2.3.3 Direktes Aktualisieren von frühen Ich-Zuständen (Ego States) über Bewegung

Mira ist eine Woche nach ihrer Geburt in Pflege gegeben worden. Ihre Mutter stammt aus Ex-Jugoslawien und war schon vor dem Krieg nach Österreich emigriert. Mira war zwischen dem dritten und vierten Lebensjahr durch einen Freund der Pflegemutter sexueller Gewalt ausgesetzt gewesen, bevor sie adoptiert wurde.

Mira war bereits als junge Frau zwischen 23 und 26 in regelmäßiger Traumatherapie bei mir gewesen. Ihre Dissoziationstendenzen hatten sich abgeschwächt und ihre Essstörung gelegt. Sie hatte eine Familie gegründet, zwei Kinder bekommen und studierte, als sie nach 5 Jahren mit dem ausdrücklichen Wunsch wiederkam, die frühe sexualisierte Gewalt zu verarbeiten, an deren Folgen sie immer wieder litt. Mira geriet immer wieder in Absencezustände, hasste sich dann selbst und fühlte sich schmutzig. Sie beschrieb, dass es ihr oft sehr schwerfalle, für ihre Kinder, die sie über alles liebt, innerlich anwesend zu bleiben. »Am schlimmsten ist, dass ich, wenn es mir schlecht geht, nicht riechen kann, wie mein Baby duftet, dabei riecht er so gut.«

Sie wollte auch ihre zeitweise extreme Ungeduld und Stimmungsschwankungen unter Kontrolle bringen. Mira hatte aufgrund der vergangenen Therapieerfahrung ein hohes Bewusstsein über sich selbst entwickelt und vermutete, dass ihre Symptome mit der sexualisierten Gewalt zusammenhingen. Ich machte Mira darauf aufmerksam, dass ihre älteste Tochter gerade drei Jahre alt geworden war, als sich ihre Symptome verstärkten. Dasselbe Alter, in dem sie die sexuelle Gewalt erfahren hatte. In der ersten Phase der Therapie waren andere Themen vorrangiger gewesen, und wir waren nur für einige wenige Prozesse in diese frühe Traumatisierung eingetaucht. Gerade so weit, dass sie innerlich anerkennen konnte, wie belastend diese Erfahrungen für sie gewesen waren und wie gut sie überlebt hatte. Jetzt war ihr Wunsch, »das Übel bei der Wurzel zu packen« und direkt in die frühe Erfahrung einzusteigen.

Um einen jungen verletzten Ich-Zustand zu aktualisieren, ist es notwendig, das traumakompensatorische Schema zu überschreiten, um den Persönlichkeitsanteil (den EP, siehe Teil I) zu aktivieren, der die traumatische Erfahrung trägt. Dazu werden möglichst viele imaginative und bewegte, körperorientierte Ressourcen, wie die Ressourcenbewegung, im therapeutischen Raum aufgebaut. Über die mit dem emotionalen Persönlichkeitsanteil (EP) assoziierte Bewegung und Körpergefühl gelingt es, ins Traumaschema einzutauchen.

Die Stabilisierung beginnt in der beschriebenen Sitzung mit der Aktivierung der drei basalen Unterstützungssysteme. Es geht damit weiter, dass Mira ihr ganz junges ICH, das Baby, das sie gewesen war, in Sicherheit bringt. Dazu wiegt sie ihren Körper, während sie sich vorstellt, dass das Baby in den Armen ihrer Adoptivmutter liegt und dort gut und sicher aufgehoben ist. Daraufhin richtet sich Mira zwei Sessel so ein, dass sie zwar aufrecht sitzen, aber die Beine ausgestreckt auflegen kann. Ich aktiviere mit ihr einen imaginativen Schutzraum. Mira, die zu Beginn der Sitzung sehr blass und aufgeregt war, ist nun merkbar ruhiger und entspannter. Sie spürt die Sicherheit im Körper am stärksten in ihren Händen und Armen und fühlt Stabilität in der Sitzfläche. Ich bitte sie nun zur *Aktualisierung*, die kleine Mira in sich wachzurufen, indem sie der Erinnerung, an der sie arbeiten will, einen Titel gibt, und sich das Mädchen, das sie war, wie auf einem frühen Foto vorstellt und dabei beobachtet, wie sich ihre Haltung und Körperwahrnehmung verändert. Ich bitte sie zudem, immer wieder über Worte mit mir in Verbindung zu bleiben, entweder wenn ich etwas frage oder wenn sie eine Veränderung bemerkt und etwas aussprechen will. Der folgende Prozess ist jedoch zum größten Teil ohne Worte abgelaufen.

Mira gibt dem Geschehen den Titel »früher Missbrauch«. Sie lächelt verzerrt und sagt auf Nachfrage, dass sie nun Kälte in sich aufsteigen spüre. Ihre Augen rollen nach hinten, und ihr Kopf kippt in den Nacken zurück. Ich bitte sie zu beobachten, welche Muskeln sich in Nacken und Kopf bewegen bzw. nicht bewegen und die Bewegungstendenz des Kopfes zu beschreiben. »Er geht ganz von selbst zurück, als ob er nach hinten gezogen wird.« Ich bitte Mira, dies nun einige Male zu wiederholen. Dadurch wird das »Nach-hinten-Ziehen des Kopfes« zu einer bewussten Bewegung, und Mira kommt aus der Dissoziation zurück in die Gegenwart. Ich versichere ihr, dass alle Bewegungen einen Zweck hatten und einen bestimmten Sinn ergeben, den sie nun entschlüsseln kann. Sie entspringen dem vergeblichen Versuch, sich zu wehren oder zu flüchten oder sich selbst zum Verschwinden zu bringen.

Miras Kopf ist nun wieder in die aufrechte Position zurückgekehrt, ihre Hände streichen über ihr Gesicht, als ob sie etwas wegwischen wollen. Die Fingerknöchel sind weiß, sie verzieht das Gesicht. Auf Nachfrage sagt Mira, dass sie Ekel empfinde. Es sei genau der Ekel, den sie oft zu Hause beim Duschen empfinde und der sich nicht wegwaschen ließe. Ich bitte sie, mit dem kleinen Mädchen, dem eklige Dinge passiert sind, in Kontakt zu bleiben und gleichzeitig zu spüren, dass im Moment nichts in ihrem Gesicht klebt. Mira pendelt eine ganze Zeit über zwischen Dissoziation – Augen verdrehen und Anspannung – und bewusster Bewegung hin und her. Ich kann, auch ohne dass mir Mira erzählen müsste, was passiert ist, anhand der Körperreaktionen und Bewegungen erkennen, was diesem Kind widerfahren ist. Ich atme bewusst, spanne und entspanne immer wieder meine Muskeln, die sich in spontanen Fluchtreaktionen anspannen. Mira erlaubt ihrem Körper, die Geschichte der Dreijährigen zu erzählen und die Grenze zwischen Dissoziationstendenz und Präsenz zu erforschen. Ich bleibe ihr gegenüber sitzen und bitte sie zwei Mal deutlich, mich anzusehen, um sie im Hier und Jetzt zu halten.

In der Sitzung gelang es Mira schließlich, den Ekel auszudrücken und damit nach außen zu bringen. Auch Ekel hat eine Bewegung, die meist vom Magen nach oben führt und Würgen hervorruft. Ich ermuntere sie, die Antiperistaltik zu verfolgen und zuzulassen, die entsteht, wenn der Körper Gift oder anderes Widerwärtiges loswerden will. Mira würgt, verzieht das Gesicht und reißt den Mund auf. Sie streckt schließlich die Zunge hinaus und erlaubt sich, »Bähh« und ähnliche Geräusche zu machen, bis sich der Ekel legt und die Verarbeitungswelle abebbt. Zum Abschluss benutzt sie ihre Hände, um den Raum um sich zu erkunden und sich auch sinnlich spüren zu lassen, dass da im Moment niemand ist. Auch die Ressourcenbewegungen werden, wenn man einen jungen Ich-Zustand aktiviert, dem Alter angepasst. Das sinnliche Ertasten und mit offenen Augen wahrzunehmen, dass der Raum um Körper und Kopf nun frei ist, ist eine wichtige Erfahrung für den im frühen Trauma gefangenen Ich-Zustand. Mira blickt sich um und sieht dabei aus wie ein kleines Mädchen, das gerade erst die Welt entdeckt.

Mira gelang es in den folgenden Sitzungen immer wieder, den jungen Ich-Zustand, das dreijährige Mädchen, zu aktualisieren und sich damit nach und nach aus der alten Erfahrung und dem Selbsthass zu befreien. Der Selbsthass war dadurch entstanden, dass sie damals altersgemäß nicht zwischen schrecklichem Ereignis und sich selbst differenzieren konnte. Die bei den Übergriffen entstandenen Aggressionen richtete sie gegen sich. Hilfreich beim Auflösen des Selbsthasses war ihre gegenwärtige Mutterrolle, die ihr schließlich half, sich selbst ebenso liebevoll zu betrachten wie ihre realen Kinder. Mira erkannte im Lauf der Sitzungen, dass sie als Dreijährige alles, was möglich war, getan hatte, um die Gewalt zu überleben.

Die Trauer darüber war erlösend, und sie konnte Mitgefühl für sich entwickeln. Das Einsteigen über den Ressourcenaufbau und die Bewegung ist ebenso entscheidend wie das Auftauchen und Aussteigen aus dem jungen Ich-Zustand. Wir beendeten die Sitzungen jedes Mal damit, dass Mira den Raum um sich herum mit den Händen abtastete und schließlich aufstand, um ihre volle Körpergröße und die Füße auf dem Boden bewusst wahrzunehmen. Es brauchte vier Sitzungen, in denen Mira immer wieder gezielt in den jungen Ich-Zustand reiste, um die Symptome schließlich zum Verschwinden zu bringen. Mira berichtete, dass die Phasen der Präsenz und damit der Freude und der Intensität des Erlebens mit ihren Kindern und mit ihrem Mann immer größer wurden. »Das Beste ist, ich kann mein Baby nun immer riechen, wenn ich es halte«, stellte Mira in einer Nachbesprechung fest.

Die Beispiele zeigen, wie bei unterschiedlichen, auch schwer belasteten Personen traumaverarbeitende Prozesse eingeleitet und begleitet werden können. Sie sollen dazu ermutigen, es gerade auch bei sehr belasteten Personen zu wagen, Einstiegstore zu finden und diese für einen Verarbeitungsprozess zu öffnen.

KAPITEL 3

Transformation – der Tanz mit dem Unbekannten

Wie ein Verarbeitungsprozess bewegungsorientiert begleitet werden kann, zeigen weitere Beispiele. Für prozessorientierte Sitzungen zur Traumaverarbeitung veranschlage ich 90 Min., um sicherzugehen, dass genügend Zeit für die Verarbeitung und einen guten Abschluss bleibt.

Frida ist zum Zeitpunkt der beschriebenen Sitzung 36 Jahre alt und seit drei Jahren bei mir in regelmäßiger Psychotherapie. Sie leidet an einer komplexen PTSD mit dissoziativen Phänomenen wie Depersonalisierung und Derealisation. Frida befand sich zu Beginn der Therapie in einer Gewaltbeziehung mit dem Vater ihres 4-jährigen Kindes. Dieser hat nicht nur Frida regelmäßig geschlagen, sondern, wie sich später herausstellte, auch die Tochter sexuell missbraucht. Auch Frida selbst war ab dem zweiten Lebensjahr vom Onkel ihres Vaters ca. drei bis vier Jahre lang sexueller Gewalt, die bis zu Vergewaltigungen reichte, ausgesetzt.

Frida lernte in den drei Jahren der Therapie die prozessorientierte Arbeit über die Bewegungswahrnehmung kennen und verarbeitete so einige gegenwärtige Themen und belastende Symptome. Sie war so weit gestärkt, dass sie ihr Leben sicherer gestalten konnte. Sie trennte sich vom Kindesvater und zog in eine neue Wohnung. Nach einer Phase der äußeren und inneren Stabilisierung war es Frida möglich, sich in Verarbeitungsprozesse der traumatischen Erfahrungen mit ihrem Expartner zu bewegen. Da dieser nach wie vor in der Nähe wohnt, hat sie einerseits Angst, ihm zu begegnen, und überließ ihm, trotz schlechtem Gefühl, die Tochter. Frida hat über die Bewegungswahrnehmung gelernt, ihre dissoziativen Tendenzen und Zustände zu erkennen, und es gelang ihr immer öfter, diese aufzulösen.

Zu Beginn der in Folge beschriebenen Sitzung sorgt eine Reise zu ihrem sicheren Ort in Bewegung für Beruhigung und Präsenz im Körper. Frida hat einen sehr ausgeprägten Zugang zu inneren Bildern und hilfreichen Farben, die sie nutzt, um das gute Gefühl zu verstärken. Fridas Belastung ist sehr hoch, und so arbeiten wir mit zwei Ressourcen: Mit einer vom Thema unabhängigen, in der Stabilisierungsphase eingeübten Imagination in Verbindung mit einer beruhigenden Bewegungsqualität, dem sicheren Ort in Bewegung, und mit einer assoziierten Ressource, die nach der Fokussierung des Themas abgerufen wird und daher mit dem zu bearbeitenden Material in Zusammenhang steht.

Als Ausgangsfokus für die Sitzung wählt Frida die Gewalt, die sie durch ihren Partner erlitten hatte. Als Erinnerungsbild taucht das wutverzerrte Gesicht des damaligen Partners auf, kurz bevor er auf sie einschlug. Frida fühlte als eindrücklichste Körperwahrnehmung eine deutliche Verkrampfung im Magen und Enge in der Brust: »Ich kann schwerer atmen.« Den Belastungsgrad, der damit einhergeht, schätzt sie auf 8–9 ein. Daher frage ich Frida nach einer assoziierten Ressource: »Wo fühlt sich der Körper im Vergleich zum Magen und Brustbereich besser oder sogar gut an?« Frida nennt die Hände, die sich am ehesten warm und aktiv anfühlen. Sie legt die Hände auf den Magen und den Unterbauch und streicht mit einer kreisenden Bewegung darüber. Ich stelle mich seitlich neben und ein Stück hinter Frida, um ihr möglichst viel Raum zu geben und trotzdem spürbar anwesend zu sein. Ich erinnere Frida daran, dass sie jederzeit von sich aus den Abstand verringern oder vergrößern kann, und bitte sie, wann immer sie bereit ist, in die belastende Erinnerung zurückzukehren und den Verarbeitungsprozess zuzulassen. Frida schließt die Augen und vergegenwärtigt sich die Erinnerung an das Gesicht ihres Expartners. Die *Transformationsphase* kann nun beginnen und wird, wie im

Anschluss beschrieben, aufgrund Fridas Dissoziationstendenz durch mehrere stabilisierende Interventionen begleitet. Meine Aufgabe besteht darin, den Prozess einerseits laufen zu lassen, d.h. »aus dem Weg zu gehen« und zu folgen, und andererseits dann zu unterstützen, wenn der Fluss durch Dissoziation gestoppt wird: Ich kann beobachten, dass Frida blasser wird und die beruhigende Bewegung ihrer Hände immer mehr zum Stillstand kommt. Frida schwankt leicht im Stehen und berichtet nach einiger Zeit, dass ihr übel wird. Sie steht schließlich steif da und sagt auf meine Frage: »Mir ist schwindlig.« Schwindel kann ein typisches Anzeichen für eine beginnende Dissoziation sein. Mit der Intervention, die Richtung des Schwindels mit der Hand in der Luft nachzuzeichnen, gelingt es Frida, nach ein paar Drehungen mit der Hand den Schwindel zum Verschwinden zu bringen. Als zweite stabilisierende Intervention bitte ich sie, die Füße und Zehen zu bewegen und die Fußsohlen am Boden zu spüren, bevor sie weiter in den Prozess der Selbstbeobachtung geht.
Frida gibt ein Signal, als sie merkt, dass sie wieder dissoziiert: »Ich fühle mich wieder wie weggetreten.« Daher setze ich eine bewegungsorientierte stabilisierende Intervention ein, um sie dabei zu unterstützen, wieder ganz in die Gegenwart zurückzukehren. Da ich eine ausgeprägte Versteifung der Schultern und des Nackenbereichs bei ihr bemerke, frage ich sie nach ihrer Selbstwahrnehmung in diesem Bereich. »Erforsche diese Stelle deines Körpers.« Sie beschreibt eine starke Spannung und Verkrampfung in Nacken und Schultern. Durch meinen Hinweis, die Aufmerksamkeit zuerst zu den Händen (Ressource) und von dort zu den Schultern wandern zu lassen, ist es Frida möglich, differenziert wahrzunehmen, welche Bewegung in den Schultern »steckt« bzw. welche Bewegung die Schultern »machen wollen«. Ich rege an, der Bewegung zu folgen und den Bewegungsimpuls ganz bewusst auszuführen. Sie hebt die Schultern, zieht den Kopf ein, hält kurz inne, entspannt die Schulten wieder. Ich bitte Frida, auch beim Einrollen und Kopfeinziehen ganz bewusst weiter zu atmen und genau zu erforschen, was weiter auftaucht. Nachdem

sie dies einige Male gemacht hat, frage ich Frida, ob sie wieder ganz da ist. »Ja, ich spüre mich wieder, aber ich fühle mich so hilflos und verzweifelt.« Auf meine Frage: »Was tut dein Körper da, wenn er sich so einrollt?«, antwortet Frida: »Er versucht in Deckung zu gehen, sich zu schützen.« Ich ermuntere Frida, diesem Impuls nachzugeben und den Bewegungen zu folgen, die auftauchen. Frida wiederholt die Bewegung mit den Schultern einige Male und rollt daraufhin den Oberkörper ein. Sie legt die Arme auf den Bauch, zieht den Kopf ein und taucht vorsichtig wieder auf. Sie beginnt zu zittern. Ich beobachte, dass die Anspannung mit jeder Bewegung weniger wird. Mein Vorschlag ist, die Bewegung so lange zu machen, »bis es für sie passt«. D. h., es bleibt Fridas subjektivem Gefühl von Stimmigkeit überlassen, wann sie damit aufhört. Frida bewegt konzentriert ihren Oberkörper, ich folge im Bewegungsecho. Sie erzählt, dass sie auch in der erinnerten Szene wie versteinert dagestanden sei und nicht aus der Wohnung flüchten konnte, obwohl die unversperrte Tür gleich hinter ihr war. Jetzt kann sie zumindest den Oberkörper bewegen, wenn auch ihre Beine immer noch steif dastehen.
Nachdem die Spannung im Oberkörper sichtbar etwas nachgelassen hat, beginnt Frida zu weinen, Tränen der Verzweiflung schütteln nun ihren Körper, ihre Knie werden weich. Frida lässt sich auf den Boden gleiten und weint. Ich setze mich neben sie und atme bewusst. Nachdem diese heftige Gefühlswelle abgeebbt ist, reiche ich ein Taschentuch und frage: »Was bewegt dich jetzt?« Frida schnieft, schnäuzt sich und sagt, dass sie nun erkannt habe, dass ihr Körper versucht hatte, sich zu schützen. Sie hatte sich bis dahin große Vorwürfe gemacht, dass sie »unfähig« gewesen war, sich zu schützen oder zu fliehen, und daher selbst schuld war an der Gewalt.
Durch Fridas Vorbelastung, die sexuelle Gewalt in der Kindheit, reagierte sie ganz automatisch mit Dissoziation »wegtreten«, steif werden und schließlich schlappmachen und kollabieren, wenn ihr Exmann wütend wurde. Wenn sie dissoziierte, wurde er jedoch noch wütender und handgreiflich. Dass ihr Körper auch

Impulse gegeben hatte, sich zu wehren, entdeckte Frida im weiteren Verlauf dieses Verarbeitungsprozesses.

Frida selbst hatte in einer der vorherigen Sitzungen festgestellt, sie sei überhaupt nicht wütend. Sie wolle es ja gerne sein, aber sie spüre einfach keine Wut. Ich bitte Frida, sich nun noch mal zum Ausgangsfokus zurückzuwenden. Das Bild ihres Exmannes ist nun verblasst und weiter weggerückt, sie sieht nun in der Szene mehr sich selbst. Frida skaliert den Belastungsgrad nun bei ca. 4–5. Gleichzeitig fallen ihr aber weitere Situationen ein, in denen ihr Expartner Gewalt ausgeübt hatte. Als sie davon spricht, sehe ich, dass sich Fridas Hände zu Fäusten ballen. Ich bitte sie, ihre Aufmerksamkeit wieder vom Erzählen weg hin zu den Händen zu lenken. Zunächst öffnet sie die Hände wie ertappt. Ich bitte sie, die Bewegung zu wiederholen, und zeige mit meinen Händen das Öffnen der Fäuste durch Spiegeln dessen, was sie gemacht hat.

Frida kann nun die Fäuste wieder ballen und dabei mit mir in Kontakt bleiben. Sie hält die Fäuste nah am Körper und schaut in die Ferne. Ich bitte Frida, ihre Fäuste auch mit den Augen zu beobachten und den Bewegungsimpuls zu erforschen. Sie blickt erstaunt und drückt die Fäuste so fest, dass ihre Fingerknöchel weiß hervortreten. Ich mache sie darauf aufmerksam, dass die Spannung in den Fäusten gehaltene Kraft ist, und ermuntere sie, jetzt, wo sie in Sicherheit ist, die Fäuste so zu bewegen, wie es diese innere Kraft anzeigt. Zaghaft beginnt Frida die Fäuste vom Körper weg zu bewegen. »Ich möchte ihn am liebsten wegstoßen …«, sagt Frida. »Welches Gefühl taucht gerade auf?« Plötzlich wird ihr deutlich das Gefühl der Wut bewusst, das sie üblicherweise nicht spürt. »Ja, ich glaube, ich bin wütend«, sagt sie. Ich bitte sie, die Fäuste langsam mit der Kraft, die sie spürt, zu bewegen und sich in der Fantasie zu erlauben, ihren Angreifer wegzustoßen. Durch die langsamen Bewegungen erlebt Frida ihre Wut kontrolliert, ohne Gefahr des destruktiven Ausagierens. Frida verbindet Wut mit Gewalt, was ihr, wie vielen Menschen, die Gewalt erlebt haben, große Angst macht. Das ist ein häufiger Grund, warum sich Menschen nicht gestatten, Wut zu spüren.

Frida bekommt während der Bewegung nun allmählich Zugang zu ihrer Kraft. Auf meine Nachfrage sagt sie, sie fühle sich nun nicht mehr hilflos. Ich bitte Frida, mit den Händen zu spüren, dass der Raum um ihren Körper jetzt frei ist. Frida steht da wie ein kleines Mädchen, das neugierig und erstaunt mit den Armen und Händen den Raum um sich ertastet und erkundet und sich dabei erlaubt, die Arme weit auszustrecken. Ich könnte an dieser Stelle mit einer Frage nach dem gefühlten Alter in einen weiteren Prozess mit einem jüngeren Ich-Zustand weiterführen, entscheide mich aber nicht nur aus Zeitgründen dagegen, sondern auch aufgrund Fridas großer Vorbelastung.

Daher beginne ich mit dem Abschluss der Sitzung. Ich bitte Frida, nochmals den Ausgangsfokus zu aktualisieren und den Belastungsgrad einzuschätzen. Dieser ist nun auf 2–3 gesunken. Die Restbelastung, sagt Frida, bestehe in den Erinnerungen an weitere Situationen, in denen sie mit ihrem Partner Gewalt erlebt hat. Die Beziehung hatte 5 Jahre gedauert und war durchzogen von Phasen der Gewalt. Wir aktualisieren noch mal den sicheren Ort in Bewegung, und Frida ergänzt nun die Hände, die sie kraftvoll zu Fäusten ballt. Sie ist jetzt deutlich lebendiger, ihr Gesicht hat mehr Farbe bekommen. Ich frage nach, wie es nun um ihre Angst steht, dem Exmann zu begegnen, und Frida antwortet, dass sie sich nun gewappneter fühlt, die Straßenseite zu wechseln oder das Lokal zu verlassen, wenn sie ihm begegnet.

In der Nachbesprechung, in der Integrationsphase, fällt es Frida nicht leicht, die Wut, die sie gespürt hat, in ihr Selbstbild zu integrieren, da sie sich bis dato als ausschließlich ruhig und liebevoll eingeschätzt hat. »Ich bin ja eigentlich nicht so …« Ihre bisherigen Verarbeitungsmuster waren durch esoterische und spirituelle Ideen geprägt. Sie hatte sich selbst als Beobachterin ihres Lebens gesehen und damit Vermeidung und Dissoziation als »Drüberstehen« interpretiert und ein Überlegenheitsgefühl daraus abgeleitet.

Ich stelle meinen Klientinnen an dieser Stelle gerne die Idee des »heiligen Zornes« zur Verfügung, der im Gegensatz zu blinder Wut, die in Gewalt mündet, seine Berechtigung in der gesunden Grenzziehung und in berechtigten Schutzmaßnahmen findet.

Frida gelang es daraufhin tatsächlich, schnell weiterzugehen, wenn sie ihrem Expartner zufällig begegnete.

Für den Schutz der Tochter war entscheidend, dass Frida in der Folge den Mut gefunden hat, das Jugendamt einzuschalten und nur mehr begleitete Besuche zwischen Vater und Tochter zugelassen wurden.

3.1 Was bedeutet Transformation?

Ein Kaleidoskop wird gedreht, die bunten Teile wirbeln durcheinander, bevor sie sich zu einem neuen Muster zusammensetzen.

Die Drehbewegung des Kaleidoskops ist eine Metapher für die Transformationsphase. Es ist jene Phase erhöhter Intensität, in der sich das alte Bewältigungsschema auflöst, das neue Muster sich aber noch nicht zeigt. Das neue Muster der Gedanken, Gefühle und Körperbewegungen in Bezug auf den alten Schrecken entwickelt sich aus dem Chaos der Transformation.

Diese Zwischenphase wird oft von heftigen Gefühlen und unwillkürlichen Bewegungen begleitet. Je durchlässiger der Körper für durchströmende Gefühle wird, desto schneller stellt sich Beruhigung ein und desto sanfter kann die Verarbeitung verlaufen. »Der Verarbeitungsprozess kommt in Gang, sobald der Widerspruch zwischen äußerer Sicherheit und dem Traumaschema nicht nur erkennbar, sondern auch emotional und körperlich erfahrbar wird.« (Schubbe, 2012)

In der Kohärenztherapie von Ecker & Hulley (2000) wird diese Veränderung als eine Folge neuronaler Labilisierung beschrieben. Das alte Konstrukt wird labil, sobald eine gegensätzliche Lebenserfahrung dazukommt, die mit der gewohnten Reaktion nicht vereinbar ist.

Dieser Widerspruch erzeugt eine emotionale Spannung, die im besten Fall, so wie es Frida gelungen ist, durch eine neue, altersadäquate Handlung aufgelöst wird. Die Blockierung der Synapsen, die für das Festhalten an alten Reaktionsweisen verantwortlich sind, löst sich. Das sind wahrscheinlich jene Momente, in denen die Verbindung des limbischen Systems, das die Emotionen der traumatischen Erfahrung gespeichert hat, mit den Arealen des mittleren präfrontalen Cortex hergestellt wird.

Solange Emotion und Körperwahrnehmungen abgespalten bleiben und durch alte Erinnerungen »besetzt« sind, wiederholt sich der Kreislauf der Traumasymptomatik, ohne dass sich die Symptome auflösen können. Erst wenn Erkenntnisse auf Erlebnissen basieren, sind sie im Gefühlsleben und im Körper verankert und können neu abgespeichert werden. Als Traumanetzwerk werden jene Bereiche des Gehirns bezeichnet, in denen die impliziten Erinnerungen der traumatischen Erfahrungen abgespeichert sind. Sie haben, solange das Trauma unverarbeitet ist, keine Verbindung mit dem Ressourcennetzwerk, jenem Bereich, in dem Erinnerungen an Kraftquellen und Erfahrungen der Resilienz abgespeichert sind.

Berührende Momente der Veränderung und Transformation erleben wir in der Traumaverarbeitung immer dann, wenn es schließlich trotz Angst und Verzweiflung gelingt, anders zu reagieren, als es in der erinnerten traumatischen Szene möglich war. In Fridas Prozess waren das die Momente, als es ihr gelang, auch angesichts belastender Erinnerungen und Gefühle innerlich anwesend zu bleiben. Sie erlaubte sich zunächst, die Schutzhaltungen zu entdecken, die ihr Körper gemacht hatte. Dann konnte sie auch die Schwäche und Verzweiflung spüren, die sie zu Boden gleiten ließ. Schließlich gelang es ihr, die Wut zu erkennen, die sie hatte, und sie anzunehmen. Vor allem das explizite Spüren ihrer Wut war für Frida eine neue Erfahrung, die ihr dazu verhalf, sich kräftiger zu erleben und für sich und ihre Tochter einzustehen. Eine Verbindung zwischen Trauma- und Ressourcennetzwerk war gelungen. Der Kipppunkt, an dem das Alte nicht mehr funktioniert und das Neue noch nicht da ist, ist eine Phase großer Intensität. Vergleichbar mit dem Brechen einer Welle.

Die Therapeutin hält vertrauensvoll den Rahmen, während die Klientin den Prozess durchlebt. Wie und wann das »Brechen« genau passiert, entzieht sich der bewussten Kontrolle. Der Moment wird jedoch mit Absicht vorbereitet, durch die Phase der Stabilisation und das Setzen eines Verarbeitungsfokus in der Aktualisierungsphase ermöglicht. Aufmerksame Wachheit, offene Neugier und vor allem Gelassenheit und Vertrauen sind während der Transformationsphase von der Therapeutin gefragt.

Es ist hier nicht die Aufgabe, inhaltlich zu intervenieren, zu deuten, Ratschläge zu geben oder gar zu glauben, über den Verlauf bestimmen zu können. Die Therapeutin kann jedoch mithelfen, den Prozess zu steuern, indem sie, je nachdem, beruhigend oder aktivierend wirkt. Jedoch ausschließlich dann, wenn die Fähigkeiten der Klientin dazu im Moment nicht ausreichen und das Toleranzfenster des Nervensystems über einige Zeit überschritten wurde. Die Aufgabe der Therapeutin ist es, Vertrauen zu haben und Sicherheit zu vermitteln und durch ihr Verhalten diese Qualitäten zur Verfügung zu stellen. Die Veränderungsprozesse können sich nur frei entfalten, wenn sie nicht durch überprotektives Verhalten oder Angst der Therapeutin unterbrochen werden.

»Nicht wissen« bei gleichzeitiger Präsenz und Verbindung mit der Klientin ist ein Zustand, der in der IBT zur Methode wird. Denn nur wenn in einer therapeutischen Sitzung sowohl Klientin als auch Therapeutin zumindest einmal nicht wissen, wie es weitergeht, passiert etwas Neues. Frei nach Jean Piaget ist Intelligenz das, was wir benutzen, wenn wir nicht mehr wissen, was wir tun sollen (Jean Piaget in Calvin, 1986).

3.2 Mit dem Unbekannten bewegen – Chaostoleranz entwickeln

»Wahrlich, zuerst entstand das Chaos
und später die Erde …«

(Hesiod, Vers 116 in Schmid, 2011)

Die wesentlichen Momente im traumatherapeutischen Prozess sind von »Nicht wissen« und vom inneren Chaos der Klientinnen geprägt. Dies geschieht ganz von selbst, wenn das Traumaschema destabilisiert wird und durch das Entgegensetzen der aktuellen Realität ins Wanken gerät. Gleichzeitig ist es Teil einer traumatischen Erfahrung, von Unkontrollierbarem überwältigt zu werden. Daher kann die Angst, die mit dieser Erinnerung einhergeht, sich zusätzlich verstärken, wenn die Transformationsphase beginnt und vonseiten der Therapeutin nicht ausreichend verkörpertes Vertrauen vermittelt wird.

Wichtig ist daher, dass die Therapeutin sich darüber bewusst wird, inwieweit sie sich in impliziter Resonanz mit der Angst der Klientin befindet (Übertragung) und wo ihre eigene Angst beginnt (Gegenübertragung). Übertragungs- und Gegenübertragungsphänomene, die sich über Körper und Bewegungsresonanz zeigen, werden in 3.8 und 3.9 noch ausführlicher erläutert. Damit therapeutisches Handeln nicht von der Angst, sondern vom Vertrauen in den Prozess geleitet wird, ist eine Voraussetzung, dass sich Therapeutinnen über ihre Körperresonanz Klarheit verschaffen, die eigenen Grenzen anerkennen und bereit sind, diese, wenn notwendig, zu kommunizieren.

Präsent und in Kontakt mit einem anderen Menschen zu bleiben, auch, oder gerade, wenn dieser von Wellen heftiger Emotionen oder körperlicher Verarbeitungsbewegungen durchströmt wird, ist eine Fähigkeit, die geschult werden kann. Wenn wir unsere Klienten lediglich verstehen, während unser System unter Stress gerät und sich der Körper in impliziten Abwehrreaktionen verspannt, wird der Verarbeitungsprozess durch die Therapeutin selbst blockiert. Sich angesichts von angespannten, herausfordernden Situationen immer wieder zu entspannen, vermittelt Vertrauen und Sicherheit. Sicherheit findet die Therapeutin in der IBT immer wieder in der eigenen bewussten Leiblichkeit. Orientierung geben die Dimensionen im therapeutischen Raum (siehe Teil I).

Die Therapeutin ist aufmerksame Zeugin durch Bewegung in Resonanz, zeigt Mitgefühl und Empathie und greift nur ein, wenn der Prozess in Dissoziation oder Überflutung stecken zu bleiben droht. Begleiten heißt, so wenig wie möglich einzugreifen und so präsent wie möglich zu bleiben. So wenig wie möglich einzugreifen bedeutet, sich inhaltlich nicht einzumischen und die eigenen gedanklichen Assoziationen und vor allem mögliche Lösungsvorschläge nicht zu äußern. Eingegriffen wird nur dann, wenn die Klientin selbst über einige Zeit hinweg nicht genug Ressourcen zur Verfügung hat, um den Prozess weiterlaufen zu lassen. Dazu ist es wichtig, Zeit zu geben, diese Ressourcen aus den Tiefen der eigenen Kreativität und der jedem Menschen innewohnenden Heilkraft auftauchen zu lassen. Für die Therapeutin heißt das zu lernen, sich mit diesen Phasen, in denen sie nicht weiß, was als Nächstes passieren wird, anzufreunden. Neugierig sein auf das, was kommt, tief atmen, entspannen, im Bewegungsecho bleiben und ansonsten zu vertrauen, ist die Aufgabe angesichts des Unbekannten. Trauma-Überlebende können so weit gehen, so groß der innere Raum ist, den Therapeuten zur Verfügung stellen können. Zum inneren Raum gehören Verständnis, Mitgefühl und Empathie, bewusste Leiblichkeit und tiefes Vertrauen.

In Bewegungspraxen wie dem freien Tanz kann die Fähigkeit zur »Chaostoleranz« geübt werden. In der Welle der 5 Rhythmen ist der dritte Rhythmus, das »Chaos«, der Höhepunkt. Hier lernen wir, über die Hingabe an die Musik und den Tanz im eigenen Körper zu Hause zu sein, und zwar gerade dann, wenn der Wille bereit ist, keine Kontrolle mehr auszuüben. Den kognitiven Willen beiseite zu stellen, heißt nicht, ihn zu verlieren. Wachheit und Präsenz rücken an die Stelle von Kontrolle und garantieren, dass der Tanz sich ungehindert entfalten kann. Das Gefühl, »getanzt zu werden«, den Tanz nicht zu machen, sondern sich dem Tanz hinzugeben, stellt sich ein. Wir lernen dabei, mit dem »Chaos« des Lebens, d.h. dem Unvorhersehbaren, umzugehen und uns damit so entspannt wie möglich zu bewegen.

Wenn die Welle bricht ...

Durch die Phase der Aktualisierung kommt es zur Kontaktaufnahme mit den traumatischen Erinnerungsnetzwerken und damit zum Kontakt mit der für ein Trauma typischen Todesangst. Dies ist ein notwendiger Teil einer tiefen Verarbeitung und kann nicht ausgespart bleiben. Die Aufmerksamkeit dabei immer wieder auf die Bewegung zu richten, ist ein verlässlicher Anker, der diesen Prozess so schonungsvoll wie möglich verlaufen lässt.

Die IBT macht damit den Vorschlag, den alten Schrecken nicht notwendigerweise lange auszuhalten, sondern im Kontext des Bewegungsspielraumes zu halten, um ihn umgehend zu transformieren.

Wenn ausreichend positive, lebensbejahende, d.h. bewegte Impulse gesetzt werden, während die Klientin sich mit den Ängsten konfrontiert, erreichen die Impulse eine »kritische Masse«, die das etablierte Traumaschema zum Kippen bringt. Dass sich grundsätzlich die adaptiven Netzwerke immer durchsetzen, darauf kann man vertrauen. In den ersten beiden Phasen der Stabilisierung und Aktualisierung ist die Therapeutin gefordert, einen sicheren Raum aufzubauen und die Eingangstore zu definieren. In der Phase der Transformation übernimmt der Tanz des Lebens selbst die Führung.

Phasen der Transformation sind oft Phasen des Schweigens, der Körper spricht jedoch unentwegt. Angesichts des Unbekannten gelassen, sicher und präsent bleiben bedeutet, Klienten den Raum zu geben, sich alten Ängsten neu zu stellen, um sie auf einer tiefen Ebene neu zu verarbeiten.

Neu leben lernen

Im Kontakt mit der Todesangst werden dann neue Kräfte für das Leben nach dem Überleben entwickelt, wenn sie neu bewältigt werden kann. Neu bewältigen heißt, den Körper aus den angstbasierten Mustern der Mobilisation von Kampf- und Fluchtmechanismen oder

der Immobilisation der Erstarrung zu befreien. Nur auf dieser Basis können sich Gefühle und Denkmuster nachhaltig verändern. Eine Fähigkeit, die sich auf diesem Weg entwickelt, ist, sich mit dem Nicht-Wissen und dem Unbekannten anzufreunden. Sich mit dem Unbekannten anzufreunden, hilft nicht nur beim Weg aus dem Traumaschema, sondern führt direkt in das Mysterium des Lebens. Denn der Tanz des Lebens, zu dem die Übergänge von Geburt und Tod gehören, entzieht sich per se der menschlichen Kontrolle. Die Geburt ist ein von Wellen durchströmter, unberechenbarer, körperlicher Prozess voller unbekannter Momente, in dem nur der Ausgang, dass ein Kind auf die Welt kommt, gewiss ist. Das größte Unbekannte wartet auf uns am Ende des Lebens.

Wenn es das Ziel der Traumatherapie ist, Trauma-Überlebende dabei zu begleiten, sich ganz aus der Umklammerung der Todesangst zu lösen und wieder voll ins Leben zurückzukehren, dann braucht es die Bereitschaft und Fähigkeit zur Hingabe an diesen Prozess. Die Befreiung eines Menschen aus der Zone der Haaresbreite zwischen Leben und Tod bedeutet, dass wir, ähnlich wie in der Geburts- oder Sterbebegleitung, bereit sind, den unkontrollierbaren Kräften des Lebens zu begegnen. Das gilt sowohl für Therapeuten als auch für Klienten. Wobei die Therapeuten diejenigen sind, die Vertrauen ins Leben für die Klienten verkörpern, solange diese in der Angst gefangen sind.

Vertrauensvolle Begleitung macht einen Traumaverarbeitungsprozess zu einem tiefen, transformativen Erlebnis, das sich zwar der Kontrolle entzieht, jedoch initiiert und geführt werden kann.

Vom Führen und Folgen – die Welle reiten

Führung durch die Therapeutin bedeutet, dass sie in der Aktualisierungsphase dazu beiträgt, das Traumaschema gezielt auszulösen. Die Metapher vom Wellensurfen illustriert die Aufgabe, sich mit der Klientin zwischen den Polen von Halt gebender Sicherheit und vertrauensvollem Loslassen, zwischen beruhigender und aktivierender Intervention, zu bewegen. Das Surfbrett liegt sicher auf dem Wasser, der Surfer sicher auf dem Brett, auch wenn die Wellenberge ansteigen. Das Folgen der Therapeutin ist abgestimmt auf die Selbstregulationsprozesse, die dann beginnen, wenn das Traumaschema, auf Basis von Sicherheit und Ressourcen in der Gegenwart, aktiviert wurde. Der Surfer steht genau dann auf, wenn die Wellenkämme voll höchster Intensität sind. Er nutzt das Brechen der Welle und das schäumende Chaos, das daraufhin herrscht, um aufrecht ins Wellental zu gleiten.

Für die Therapeutin heißt das, dem Transformationsprozess aufrecht und entspannt zu folgen, ohne zu intervenieren. Die darauffolgenden Wellentäler der Erleichterung werden jedoch genutzt, um kurz nachzufragen, wo sich die Klientin gerade innerlich befindet. Verbal nachgefragt wird in der IBT ausschließlich in den Wellentälern bzw. dann, wenn die Klientin wieder auf dem sicheren Strand gelandet ist, in der Phase der Integration. Mehrere Wellen der Verarbeitung bauen sich in einem Prozess auf und ebben wieder ab, vergleichbar mit den von Francine Shapiro (1999) beschriebenen Verarbeitungskanälen im EMDR-Prozess.

Wie sich Wellen der Transformation zeigen

Über die Bewegungsorientierung können unwillkürliche, dem Traumaschema zugeordnete Bewegungen auftauchen. Soweit diese zugelassen werden, können sie entschlüsselt und bewusst ausgeführt werden, bis die Spannung in den Muskeln abebbt. Gefühle tauchen auf, werden stärker und ebben wieder ab. Gedankenschleifen werden beobachtet und lösen sich und ordnen sich zu neuen Ideen. Geistesblitzen tauchen auf und formen sich zu realistischeren Gedanken und Haltungen in Bezug auf sich selbst und die Welt.

Im Verarbeitungsprozess kann und darf alles auftauchen: Gedanken, Bilder, Körperwahrnehmungen, Bewegung, Gefühle, Eingebungen, Ideen und Vorstellungen. Die einzige Grenze sind Selbst- oder Fremdschädigung, dazu zählen entwertende Worte ebenso wie autoaggressives Verhalten. Alles andere gehört zum Verarbeitungsprozess, ist wichtig und wird daher von der Therapeutin möglichst nicht bewertet.

Wenn die Verbalisierungstendenz jedoch so groß ist, dass sie vom Beschreiben des gegenwärtigen Erlebens wegführt, dann hilft die Therapeutin, die Aufmerksamkeit wieder an den Prozess zu assoziieren. »Wie bewegt sich das?« kann hier wie so oft in der IBT die Frage der Wahl sein. Auch wenn eine Phase heftigen Weinens leichter wird und in Schniefen übergeht oder ein paar tiefe entspannte Atemzüge Beruhigung signalisieren, wird eine offene Frage gestellt. Die Verbalisierung während der Verarbeitungsphase ist möglichst kurz und soll am unmittelbaren Erleben und der gerade gemachten Erfahrung assoziiert bleiben. Wenn destruktive Ideen oder Worte auftauchen, lenkt die Therapeutin den Prozess auf die Bewegungen des Körpers zurück. »Wie wäre es, wenn Sie die Worte noch mal weglassen und die Bewegungsimpulse Ihres Körpers beobachten?« Oder: »Während Sie dies gesagt haben, haben Ihre Hände dies und das (Spiegeln der Bewegung) gemacht, wie wäre es, wenn Sie die Bewegung ohne Worte wiederholen?«

Den Prozess begleiten heißt, der Klientin beim Gang in die Unterwelt zu folgen und sie unterstützend zu begleiten, wenn sie den alten Monstern begegnet. Selbsthass oder Entwertung gehört dazu, bekommt aber in der Therapie keine Bühne. Die immer wiederkehrenden nonverbalen Phasen in der Verarbeitung sind wichtig, um den tieferen, unbewussten Gedächtnisinhalten Zeit zu geben aufzutauchen. Nur so gelingt es, die Signale wahrzunehmen, die jenseits der kognitiven Ebene über die Bewegungswahrnehmung auftauchen. Dort, wo die Sprache Pause hat, beginnt der Weg ins Unbekannte. Jenseits der übergeordneten rationalen Gehirnfunktionen liegen Milliarden weiterer Vernetzungsmöglichkeiten. Jenseits unseres Verstandes liegt die Quelle, aus der die Heilung entspringt.

Auf dem Weg in die Unterwelt begegnen Klienten den mit den alten Erinnerungen in Verbindung stehenden jüngeren Ich-Zuständen. Wie damit bewegungsorientiert gearbeitet werden kann, zeigt das folgende Beispiel von Joan.

3.3 Begegnung mit jüngeren Ich-Anteilen – Erlösung der inneren Kinder

Joan nimmt unvermittelt das Klirren von splitterndem Glas wahr, erschrickt heftig und erstarrt. Unzusammenhängende erschreckende Bilder strömen in ihr Bewusstsein. Immer wieder wird sie so aus ihrem Alltag gerissen und braucht danach Stunden, um sich wieder zu erholen.

Flashbacks sind Symptome einer posttraumatischen Belastungsstörung. Es sind Erinnerungsfragmente eines unverarbeiteten traumatischen Erlebnisses, die sich plötzlich aufdrängen. Meist steht ein äußerer oder innerer Auslöser, »Trigger«, damit in Verbindung.

Bei Joan ist es das Klirren von Flaschen, die in einem Glascontainer entsorgt werden, das Klingen der Gläser, wenn sich Menschen zuprosten, oder ein klirrendes Geräusch, das unvermittelt aus ihrem Inneren kommt und nur sie hört. Manchmal sieht Joan Bilder von Blut, bekommt darauf große Angst, wird blass und erstarrt und muss von ihrer Partnerin nach Hause gebracht werden. »Ich will endlich einfach nur in Ruhe am Abend etwas trinken gehen können.« Joan will ihre Flashbacks und die damit verbundene Angst, die sie seit Jahren quält, loswerden.
Joan ist bereits seit zwei Jahren regelmäßig in Therapie und hat schon einige positive Erfahrungen damit gemacht, prozessorientiert an ihren Symptomen und Erinnerungen zu arbeiten. Wir steigen daher, nach der Übung der drei basalen Unterstützungssysteme und der Erinnerung an ihren bewegten sicheren Ort, direkt in die Verarbeitung ein. Ich bitte Joan, die Erinnerungssplitter, die sich während eines solchen Flashbacks zeigen, zu aktualisieren, d. h. innerlich herzuholen, kurz zu beschreiben und dabei die Resonanz in ihrem Körper wahrzunehmen. Joan denkt an klirrendes Glas und beschreibt das letzte eindrückliche Flashback. Während sie dies tut, duckt sie sich unwillkürlich ein Stück, und ihr Körper spannt sich an.

Joan hat nun Erinnerungen an Glassplitter, die überall am Boden liegen. Dabei hört sie laute Stimmen sowie Geschrei, das in ihren Ohren surrt. Um der Dissoziationstendenz entgegenzuwirken und die Orientierung in der Gegenwart zu verstärken, frage ich sie nach ihrer Bewegungswahrnehmung und dem Blickwinkel. »Ich versuche, mich so klein wie möglich zu machen, am liebsten will ich weg, verschwinden …« »Wie klein fühlst du dich denn?« leitet eine Frage nach dem Ich-Zustand ein, in den Joan gerät, wenn sie ins Traumaschema eintaucht. Dem Blickwinkel der Erinnerungsbilder und ihrer intuitiven Einschätzung nach ist sie in dieser Erinnerung etwa vier bis fünf Jahre alt. »Ja, sehr gut, mach Platz für die 4-Jährige in dir«, ermutige ich Joan, die den Bewegungstendenzen im Körper folgt und die Erinnerung damit auch körperlich aktualisiert. Ich begleite sie dabei mit meinem Bewegungsecho und halte die Verbindung über wohlwollende Worte. Joan folgt den Körperimpulsen und kauert sich in eine Ecke des Therapieraumes. »Ich höre laute Stimmen, eine Männerstimme und die Stimme meiner Mutter, sie schreit …« An der Formulierung in der Gegenwart kann ich zusätzlich zu den körperlichen Reaktionen erkennen, dass Joan nun ins Traumaschema eingetaucht ist. Ich bitte Joan, weiter ganz bewusst zu atmen und sich auf diese Art selbst spüren zu lassen, wie sie sich damals als kleines Mädchen gefühlt hat, wenn sie sich zusammengekauert hat. »Ich habe Angst und suche Schutz.« Joan spürt große Beklemmung in der Brust. Sie fühlt sich ausgeliefert und beschreibt ihr Körpergefühl als »steif und wie leblos«. Joan hält den Kopf gesenkt und sieht mich nicht mehr an, ihre Stimme wird immer leiser, bis sie schließlich ganz verstummt.

Um Joan dabei zu unterstützen, ganz da zu bleiben, setze ich bewegte stabilisierende Orientierungsinterventionen: Ich setze mich neben sie, lege meine Hand offen auf den Boden und biete ihr an, meine Hand zu ergreifen, wann immer sie will.

Nach einiger Zeit, in der Joan ihre Position unverändert hält, erinnere ich sie daran, dass es jederzeit möglich ist, die Haltung zu lösen, sobald sich diese nicht mehr stimmig anfühlt oder zu belastend wird. Mit beiden Interventionen spreche ich den erwachsenen und gegenwärtigen Ich-Anteil von Joan an und erinnere sie an die Möglichkeiten, die sie JETZT hat. Damit unterstütze ich sie dabei, mit einem Teil der Aufmerksamkeit in der Gegenwart zu bleiben. Joan bleibt eine ganze Zeit lang in der zusammengekauerten Haltung ohne Blickkontakt. Es beruhigt mich, dass ich sehe, dass sie tief atmet, und atme bewusst mit ihr, um die Resonanz zwischen uns zu verstärken. Um sie zu erinnern, dass sie im Moment nicht allein ist und, wann immer sie will, Kontakt aufnehmen kann, füge ich hinzu: »Ich bin einfach da und atme mit dir.«

Eine ganze Zeit lang sitzen wir wieder schweigend nebeneinander. Nach ca. 10 Min. legt Joan ganz langsam und vorsichtig ihre kalte Hand in meine offene Hand und drückt sie. Ich bleibe ruhig und erwidere den Druck nur ganz leicht. Als Joan den Kontakt spürt, löst sich ihre Starre langsam, sie bewegt sich, setzt sich anders, aber immer noch zusammengekauert hin. Schließlich fängt sie zu weinen an. Die Welle der Gefühle wird immer heftiger, sodass Joans Kinn zittert und schließlich ihr ganzer Körper bebt. Sie kann nun ihren lang unterdrückten Gefühlen der Verzweiflung und Trauer freien Lauf lassen. Ich atme weiter so tief und ruhig wie möglich und bleibe präsent, ohne mich einzumischen.

Joan weint bitterlich und wird schließlich zornig: »Meine Mutter hat sich nur um ihr Drama gekümmert, ich war ihr doch völlig egal.« Sie nimmt ihre Hand weg und schaut mich empört an. Joan bewegt ihr Kiefer, schiebt die Unterlippe nach vorne und hat steile Zornfalten auf der Stirn. »Erlaube dir, ein zorniges Gesicht zu machen, gib dem nach«, ermuntere ich sie, gehe in ein Bewegungsecho und schneide ebenfalls Grimassen. Joan verstärkt die Zornesfalten und erlaubt sich, böse dreinzuschauen und ihre Wut auszudrücken. Für mich ist das eine Gelegenheit, mein Gesicht zu bewegen, die Kiefer zu entspannen und so die konzentrierte Spannung ein Stück loszuwerden. Joan lacht angesichts unserer komischen Gesichter laut auf, ihr Schmerz und Zorn ebben ab.

Sie stellt trotzig fest, dass sie sich nun um sich selbst kümmern kann, und steht auf. Als sie aufgerichtet im Raum steht, rege ich an, bewusst ihre erwachsene Größe, von den Fußsohlen bis zum Scheitel, zu spüren. Ich stelle mich neben Joan, damit sie sieht, dass sie ungefähr so groß ist wie ich, was sie dabei unterstützt, wieder voll in ihrem erwachsenen Ich-Zustand zu landen. Joan nimmt nach einer Weile unwillkürlich ihre Wohlfühlhaltung ein: Beine hüftbreit auf den Boden gestellt, die Hände auf ihren Bauch unterhalb des Nabels gelegt. Joan empfindet endlich großes Mitgefühl für das kleine Mädchen und große Trauer über die familiären Dramen, die sie miterleben musste.

Während erneut Tränen über ihre Wangen fließen, sagt sie plötzlich: »Es war so schrecklich – und es ist vorbei, ich bin in Sicherheit!«, und lächelt mich an.

Bei Joan wurde der nicht aufgelöste Schmerz durch Gläserklirren und ein Flashback ausgelöst. Das traumakompensatorische Schema, Erstarren, Beziehungsabbruch und innerliches »Totstellen«, wurde dadurch immer wieder in Gang gesetzt. Joan hat in dieser Sitzung nicht nur auf einer tiefen Ebene erkannt, dass die Situation vorbei ist und nicht mehr wiederkommt, sie hat auch erkannt, dass sie als kleines Mädchen ihr Möglichstes getan hat, um sich zu schützen. In der Sitzung ist es ihr gelungen, dies körperlich nachzuvollziehen. Ihre Erkenntnis wurde durch das Erleben verkörpert und bleibt daher stabil. Joans Flashbacks waren und blieben seit dieser Sitzung verschwunden, wenn auch andere Aspekte ihrer Erfahrungen weiterer Verarbeitung bedurften. Das alte Traumaschema, das an die Erinnerung der Streitszene gekoppelt war, wich an dieser Stelle für immer der neuen und realistischen Erkenntnis: »Es ist vorbei, heute bin ich nicht allein.«

3.4 Kontakt in der Gegenwart halten

Am Beispiel von Joan kann man sehen, wie das Orientieren der Klientin in der Gegenwart über den bewegten Kontakt mit den Ich-Zuständen möglich ist. Ich habe, indem ich mich neben Joan setzte und meine Hand anbot, einerseits auf das Bedürfnis des jungen Ich-Zustandes nach Nähe reagiert. 4-Jährige brauchen körperlichen Kontakt und Nähe, um sich sicher zu fühlen. Dem Impuls, die Hand von Joan aktiv zu ergreifen, stellte ich bewusst hintan, um in Kontakt mit ihrem erwachsenen Selbst zu bleiben und es ihrer Entscheidung zu überlassen, ob und wann sie das Angebot annimmt.

Der ursprüngliche Impuls entsprang meiner Intuition, meinem Mitgefühl für die vier Jahre alte Joan. Wäre sie tatsächlich vier Jahre alt, wäre es altersadäquat gewesen, aktiv ihre Hand zu nehmen und sie so zu trösten. Entscheidend im Verarbeitungsprozess früher Erfahrungen ist jedoch, auf den erwachsenen Ich-Zustand zu fokussieren und diesen darin zu stärken, Selbstfürsorge zu entwickeln.

Es galt hier, die Balance zu finden, einerseits die Bedürfnisse des Kindes wahrzunehmen und es andererseits Joan zu überlassen, die Aktion zu setzen, die Bedürfnisse zu erfüllen. Wie weit man als Therapeutin dabei entgegenkommt, hängt von der Selbstregulationskompetenz der Klientin ab. Jede Handlung sollte die Erwachsenen-Autonomie stärken und nicht die Regressionstendenz. Denn das Nachnähren passiert idealerweise durch die Klientin selbst. Durch reale Handlungen lernen Klienten Selbstfürsorge, wie sich selbst zu umarmen, z.B. mit dem »Butterfly Hug« (Luci Artigas in Luber, 2015), wie er im EMDR verwendet wird. Jede von der Klientin gefundene Lösung ist jeder noch so gut gemeinten therapeutischen Handlung oder Aktion überlegen. Geht es doch darum, die Selbstregulation und die Selbstermächtigung der Klientin zu stärken. Joans aktives Ergreifen meiner Hand war eine neue und eigenmächtige Handlung, deren Erfahrung ich ihr genommen hätte, wenn ich ihre Hand ergriffen hätte.

In der IBT wird immer die erwachsene Person mit ihrem erwachsenen Körper und Bewusstsein angesprochen und eingeladen, jüngere Ich-Zustände zu erkennen und willkommen zu heißen. Damit die Regression im Dienst der Verarbeitung steht, ist darauf zu achten, dass sie nie vollständig von einer Person Besitz ergreift. Joan kauerte zwar wie eine Vierjährige in der Ecke des Therapieraumes, gleichzeitig wusste sie jedoch, wo sie sich jetzt befand. Sie atmete tief, was sie in der Ursprungssituation sicher nicht tun konnte, als sie vor Schreck erstarrte und den Atem anhielt. Ein Teil ihrer Aufmerksamkeit blieb in der Gegenwart und im erwachsenen Dasein.

Der Einstieg in die Arbeit mit Ego States kann dann erfolgen,

- wenn traumatische Erfahrungen aus der Kindheit bearbeitet werden
- wenn die Klientin Reaktionen zeigt, die mit dem Erzählten nicht ganz zusammenpassen. Etwa heftige Angst angesichts einer, objektiv betrachtet, relativ gelinden Belastung oder heftige Gefühle, die nicht zur Situation passen, u. Ä. m.
- wenn sich Bewegungsmuster zeigen, die nicht zur Gegenwart und dem erwachsenen Sein passen
- wenn die Arbeit an gegenwärtigem Material nicht ausreicht, um Symptome und Belastungen aufzulösen
- wenn die Klientin in der Lage ist, die Präsenz in der Gegenwart zu halten und dabei dem inneren Prozess freien Lauf zu lassen und innerlich dort anzuhalten, wo das gegenwärtige Körpergefühl mit einem früheren Lebensalter verbunden ist. Dies geschieht über Bewegungs- oder Affektbrücken.

3.5 Bewegungs- und Affektbrücken in frühere Zustände

Brücken, d. h. Verbindungen in frühere Ich-Zustände, werden eingesetzt, damit die Zusammenhänge zwischen heutigem Verhalten und früheren Erlebnissen spürbar werden. Nur wenn Klientinnen den Zusammenhang innerlich nachvollziehen können, kann dieser verändert und die Verbindung gelöst werden. Die Befreiung von früher erlerntem, heute dysfunktionalem Verhalten kann nur auf Basis des nachvollziehbaren Erlebens stattfinden. Andernfalls bleiben alle noch so zutreffenden, therapeutischen Hypothesen für die Klientinnen graue Theorie.

Mögliche Fragen und Anregungen, die in frühere Ich-Zustände führen, sind:

- Wiederholen Sie diese Bewegung und spüren intuitiv, wie alt Sie sich dabei fühlen.
- Woher kennen Sie diese Gefühle/diesen Zustand?
- Gehen Sie mit diesem Gefühl/mit dieser Bewegung/Haltung in der Erinnerung zurück und lassen Sie die früheste Erinnerung auftauchen.
- Wenn Sie im Moment die Trauer/den Ärger/die Angst in Ihrem Körper spüren, wie alt fühlen Sie sich dabei – antworten Sie ganz intuitiv.
- Seit wann gibt es dieses Gefühl (Angst, Trauer …), diese Haltung, diese Bewegung, … in Ihrem Leben?

Wenn jemand, wie es öfter vorkommt, antwortet, er kenne dies »immer schon«, weist das auf sehr frühe Erfahrungen hin. »Immer schon« oder »schon ewig« bedeutet, dass dies schon sehr lange zum Leben gehört. Es ist nicht entscheidend, das Alter ganz genau zu erfahren, denn je jünger jemand war, desto weniger kommt eine bestimmte Altersangabe in den Sinn. Ich motiviere dazu, mit dem Kleinkind oder Baby, das man war, Kontakt aufzunehmen, wie es sich gerade zeigt oder wie man es vielleicht von Fotos kennt.

Die duale Wahrnehmung wird über Interventionen der Therapeutin gestärkt, z.B.: »Achte darauf, wie du jetzt hier sitzt/stehst/dich bewegst, und mach in deinem Inneren Platz für das Kind, das du warst.« »Stell deinen Körper und deinen Ausdruck, die Sprache zur Verfügung, um das auszudrücken, was damals nicht möglich war.« Als hilfreiches Symbol verwende ich dazu die Matrioschka, die russische Puppe mit fünf Teilen. Ich bitte die Klientin oft, die Puppe selbst auseinanderzunehmen und mir zu zeigen, mit welcher Puppengröße sie in Kontakt ist. Die kleinste, innerste Puppe repräsentiert das Babyalter, dann folgt das Kleinkind, das Kind, die Pubertierende und die Erwachsene.

Wenn sich der Prozess nach der Transformationsphase beruhigt, bitte ich darum, den jungen Ich-Zustand bewusst zu sich zu nehmen: »Stell dir vor, wie das Kind sich an dich lehnt, mit deinem Körper verschmilzt. Nimm es in deinen Körper auf wie diese russische Puppe. Die äußerste Puppe bist du heute, mit deiner Erwachsenengestalt.«

In der Integrationsphase bewährt es sich, um ganz sicherzugehen, dass die Orientierung im Hier und Jetzt vollständig gelungen ist, Reorientierungsinterventionen zu setzen. Aufstehen und die volle Körpergröße spüren gehört dazu wie der Auftrag, die Puppe real wieder zusammenzusetzen. Ich stelle am Abschluss einer Arbeit mit dem Ich-Zustand immer die Frage: »Wie alt bist du jetzt?« Wenn die Klientin spontan mit dem realen Lebensalter antwortet, ist die Integration vollständig gelungen.

3.6 Vom verwirrenden Chaos zum geerdeten Chaos

Warum es notwendig ist, den Schritt ins Unbekannte zu wagen, habe ich bereits ausführlich beschrieben. Oft besteht der Teufelskreis jedoch darin, dass die alte Angst, die durch das traumakompensatorische Schema gebannt ist, wieder auftaucht, wenn etwas Neues, Unbekanntes ausprobiert wird. Daraufhin wird reflexhaft das bewährte, symptombehaftete Schema wieder etabliert.

Damit der Schritt ins Unbekannte zur nachhaltigen Veränderung führt, ist es wichtig, jederzeit den Boden unter den Füßen buchstäblich spüren zu können. Das Vertrauen in die evolutionäre Kraft des Körpers und die adaptiven, kreativen Fähigkeiten des menschlichen Gehirns sind die Grundlagen des therapeutischen Handelns in der IBT. Das Vertrauen der bewegten Therapeutinnen umfasst das Vertrauen in den eigenen Körper und die Fähigkeit, auch angesichts des inneren Chaos der Trauma-Überlebenden entspannt da zu sein. Im Gegensatz zum geerdeten präsenten Chaos, das wir in der Praxis der 5 Rhythmen und in anderen freien Bewegungsformen üben, steht das verwirrende Chaos, mit dem Trauma-Überlebende zu kämpfen haben.

Das Erleben von traumatisierten Menschen wird durch die traumatischen Erfahrungen verzerrt, das Unbekannte steht für Gefahr, das Unvorhersehbare für Schrecken und Kontrollverlust für Unterwerfung oder Kapitulation. Der Einklang zwischen Geist und Körper ist nach einem Trauma nachhaltig gestört. Es wird daraufhin oft auch auf alltägliche Herausforderungen mit Angst und Hilflosigkeit reagiert.

Eine einfache Intervention, um Geist und Körper wieder zusammenzubringen, kann jedoch jederzeit die Angst, »den Boden unter den Füßen zu verlieren«, als das entlarven, was sie ist, nämlich eine Illusion:

> Berta kommt fahrig und aufgelöst in den Therapieraum und beginnt sofort zu erzählen. Sie hat das Gefühl, »alles« nicht mehr zu schaffen, und sagt: »Ich habe das Gefühl, den Boden unter den Füßen zu verlieren.« Ich wechsle die Ebene zur Körperwahrnehmung und gehe so lange nicht auf die äußeren Geschehnisse und Auslöser ein, die ihrem Gefühl vorangegangen sind, solange sie keine Sicherheit in Bezug auf den Boden wiedererlangt hat. Dazu bitte ich Berta, zuerst im Sitzen und dann, sobald es für sie passt, im Stehen die Füße auf dem Boden bewusst zu spüren. Mit der Wahrnehmung der Peripherie des Körpers wie mit den Fußsohlen, die den Boden berühren, zu beginnen, gibt mehr Sicherheit. Eine Frage, die sich auf das Körperinnere bezieht, würde die Aufregung und Angstsymptomatik zu sehr in den Vordergrund rufen und damit verstärken. Durch die genaue schrittweise Anleitung, die ich ebenso mitmache, wird die therapeutische Beziehung als Halt gebend erlebt und das Orientieren in der Gegenwart erleichtert. Ich stelle Fragen wie: »Spüren Sie den Boden, wie er von unten gegen die Sohlen drückt? Spüren Sie den Teppich?« und lasse genügend Zeit, die Aufmerksamkeit in die Füße

und damit weg von der Aufregung, sinken zu lassen. »Finden Sie Ihren Atem und verbinden Sie Atem und die Wahrnehmung der Fußsohlen, wie immer sich das für Sie zeigt. Manchmal ist es leichter, die Füße im Gehen zu spüren. Machen Sie doch, wenn Sie wollen, ein paar Schritte. In der Bewegung ist der Körper besser spürbar als in Ruhe.«
Auf diese Art gebe ich Berta ausreichend Zeit zu spüren, dass der Boden, damit die Erde, buchstäblich immer da ist. »Spüren Sie das Gewicht Ihres Körpers, das durch die Füße getragen wird, und damit die Schwerkraft, die Sie hält.« Ich frage Berta nun nach dem Unterschied ihrer Befindlichkeit im Vergleich zu dem Moment, als sie bei der Tür hereinkam. »Ich bin nun etwas ruhiger, nicht mehr so nervös.« Aufgrund dieser Rückmeldung gehe ich dazu über, auch die innere Körperwahrnehmung miteinzubeziehen. »Wo im Körper spüren Sie diese Tatsache, dass der Boden Sie trägt, im Moment am meisten?« Berta antwortete »im Becken«, wobei ihr Becken leicht zu schwingen beginnt. Ich nehme die Bewegung auf, und wir beide lassen nun eine Zeit lang mit den Füßen bewusst auf der Erde stehend das Becken schwingen und kreisen. Bertas Atem wird merkbar und sichtbar tiefer, das Nervensystem beruhigt sich. Berta kann nun den Boden unter den Füßen und das Gewicht ihres Körpers spüren. Die Schwerkraft und der Boden sind keine Metaphern oder Imaginationen, sondern fühlbare physikalische Realität.

Erst wenn die reale Wahrnehmung des Bodens und das positive Gefühl des Getragenseins im Körper spürbar wird, also nach einer Phase der Stabilisierung, frage ich Berta nach dem aktuellen Auslöser ihrer Aufregung und gebe ihr Raum weiterzuerzählen. Während Berta nun in der Folge von einem Streit mit ihrer Mutter am Telefon erzählt, die einige Entscheidungen von ihr kritisiert hatte, achten wir beide darauf, dass die Erregung sich nicht wieder aufschaukelt. Indem ich sie immer wieder auf die Wahrnehmung der Füße, später der Sitzfläche und damit auf das Gefühl des Getragenseins aufmerksam mache. Daher kann Berta den Konflikt mit ihrer Mutter noch in dieser

Stunde besprechen und zu einer Lösung für sich kommen, ohne in das alte Traumaschema, die Bodenlosigkeit und Orientierungslosigkeit zu fallen.

Das dahinter liegende Trauma, das damals buchstäblich zu Bodenlosigkeit und Orientierungslosigkeit geführt hatte, war in dieser Stunde nicht zur Sprache gekommen, es bildete lediglich den »Hintergrund« des aktuellen Streits mit ihrer Mutter. Die traumatische Erfahrung bestand darin, dass Berta als Kind vom Vater ihrer Mutter sexuelle Gewalt erfahren musste und erlebt hatte, dass ihre Mutter sie nicht schützen konnte. In das große »Chaos« des Traumas hatten wir uns in dieser Stunde nicht vorgewagt. Trotzdem hat ein sanfter Transformationsprozess stattgefunden. Berta konnte sich dem aktuellen Konflikt zuwenden, ohne das Gefühl zu haben, den Boden unter den Füßen zu verlieren. Dies war eine Voraussetzung, um in einer späteren Sitzung in die dahinter liegende traumatische Erinnerung einzutauchen und diese zu verarbeiten, ohne das Toleranzfenster des Nervensystems zu überschreiten.

3.7 Halt gebende Bindung im Transformationsprozess

Je mehr das Traumaschema mit einer Entwicklungstraumatisierung zu tun hat, umso wichtiger ist die therapeutische Bindung für den Prozess der Verarbeitung. Daniel Siegel (2012) beschreibt das »Dreieck des Wohlergehens«, »Triangel of Well-being«, als Verbindung von Mind/Geist, Relationship/Beziehung und Brain/Gehirn. Wobei der Geist den Fluss der Informationen reguliert, die Beziehung bestimmt, wie wir Informationen teilen, und das Gehirn das Verarbeitungsorgan schlechthin darstellt, das diese Prozesse steuert. Das heißt, ein therapeutischer Transformationsprozess ist immer nur so gut wie die Beziehung zwischen Klientin und Therapeutin.

Im Verständnis der IBT wird mit der Beziehung ein Raum aufgebaut, innerhalb dessen Therapeuten und Klienten wie zwei Forscher die Bewegungen und auftauchenden Phänomene beobachten. Nicht wissenschaftlich distanziert, sondern mit einer reflektiven Aufmerksamkeit, in der wir das »soziale Organ Gehirn« (Siegel, 1999) nutzen.

Übertragungs- oder Gegenübertragungsprozesse stören die Beziehung und damit die Verarbeitung. Übertragung findet statt, wenn die alten Beziehungserfahrungen ungefiltert auf die Therapeutin übertragen werden. Die Therapeutin wird dann genauso wie die eigene Mutter erlebt, darauf wird wie damals, als Kind, reagiert. Gegenübertragung stellt sich ein, wenn die Therapeutin daraufhin z. B. wütend wird, weil sie das abwehrende, skeptische oder feindliche Verhalten der Klientin als gegen sich gerichtet erlebt. Diese Prozesse sind normal und unvermeidlich. In der tiefenpsychologisch orientierten Therapie wird genau damit gearbeitet. Ziel der bewegten Traumatherapie ist es jedoch, Übertragungs- und Gegenübertragungsprozesse möglichst wenig zu fördern, indem sie über Bewegung unmittelbar gelöst werden. Das heißt, die Therapeutin findet über regulative Bewegung in die Gelassenheit zurück und kann das Gefühl der Wut als Reflexionsmoment zur Verfügung stellen, oder auch nicht. Sie bleibt jedoch in keinem Fall darauf »sitzen«.

Wenn die Übertragung den Prozess blockiert, ist es jedoch notwendig, die Beziehung unmittelbar zu klären, bevor die Verarbeitung weiterlaufen kann.

Berta konnte meinen stabilisierenden Anfangsinterventionen folgen und den Rahmen, den sie geboten haben, für ihre Selbstregulation nutzen. Die Beziehung war in diesem Moment frei von störenden Übertragungsphänomenen. Sie konnte mich als Unterstützung wahrnehmen, ob sie mich dabei als »gute Mutter«, Coach oder ältere Schwester erlebt hat, ist für den Verlauf der Verarbeitung und daher aus Sicht der bewegten Traumatherapeutin nicht wichtig. Die bewegte Traumatherapie ist prozessorientiert, das schließt den Beziehungsprozess mit ein.

Vor allem bei Klienten mit frühen Bindungsstörungen oder Symbiosetrauma (Ruppert, 2010) habe ich erlebt, dass sie aufgrund ihres Misstrauens schnell auf Interventionen mit Skepsis und Abwehr und heftiger Übertragung reagieren. Hier sind Psychoedukation und der Bezug auf die physikalische Präsenz sehr hilfreich. Es macht Verarbeitung möglich, selbst wenn die Klärung der Übertragung noch lange nicht stattfinden kann. Das Nervensystem ist nun mal in Aufruhr, wenn sich jemand in einer Beziehung unsicher fühlt und Angst hat, erneut enttäuscht, verlassen oder beschämt zu werden. Vor allem wenn dies Teil der Lebenserfahrung ist.

3.8 Übertragung auflösen – die alte Brille absetzen

Michael, den wir bereits im ersten Kapitel kennengelernt haben, hat sehr frühe Traumatisierungen durch seine Mutter erlebt.

> Als ich in einer Sitzung EMDR anwenden wollte und mich aus diesem Grund näher zu ihm setzte, war er sichtbar erstarrt und war so verwirrt, dass er die Fragen nach der Kognition, die im EMDR-Protokoll vorgegeben sind, nicht beantworten konnte. Es war ihm unmöglich, angesichts der belastenden Erinnerung zu formulieren, was er gerade Negatives über sich selbst denkt. Das »Denken über das Denken« war blockiert. Ich begann daraufhin, mit dem Abstand zwischen uns »zu spielen«, und variierte diesen. Aufgabe von Michael war zu beobachten, wie sich seine körperliche Empfindung und Bewegungsimpulse verändern, wenn ich weiter wegrücke oder näher komme. Michael beschrieb, dass seine Verspannung und der Druck im Magen umso größer wurden, je näher ich kam. »Mein Körper will weg, obwohl ich weiß, dass Sie mir nichts tun«, stellte Michael fest.
>
> Gemeinsam fanden wir den Abstand, der für ihn am wenigsten belastend war, und ich ermutigte ihn, jederzeit den Abstand erneut zu verändern, wenn sich das Fluchtgefühl mir gegenüber wieder einstellt.

Settingwechsel

1. Distanz und Blickrichtung

> Michael erzählte mir daraufhin, dass ihm soeben eingefallen war, dass seine Mutter, wenn sie ihn bei den Hausaufgaben kontrollierte, immer auf der gleichen Seite gestanden hatte, auf die ich zuerst mit dem Sessel gerückt war, um die Augenbewegungen anzuleiten. Während er dies berichtete, schaute er spontan immer wieder auf diese Seite. Ich bat Michael innezuhalten und diese Blickrichtung zu halten und zu beobachten, was auftauchte. Die nach oben rechts gerichtete Blickrichtung löste Unbehagen und Druck aus, als ob seine Mutter noch da stünde. Auf diese Weise hatten wir einen Brainspot (Grand, 2013) gefunden, die Blickrichtung, bei der er ebenfalls mit der Belastung in Kontakt kam, ohne dabei auf mich zu fokussieren.

Zur Aktualisierung eines Verarbeitungsthemas eignet sich der Brainspot ebenso wie eine damit assoziierte Bewegung. Der Brainspot ergibt sich aus der Blickrichtung, in der die Belastung am deutlichsten spürbar ist. Das konzentrierte Halten der Blickrichtung über einige Zeit hinweg fördert die Verarbeitung und bringt neues Material ins Bewusstsein. Im Transformationsprozess kann jedoch, meiner Erfahrung nach, die Fokussierung auf einen Punkt die Bewegung und damit die Vielfältigkeit des Prozesses einschränken. Hier bietet die IBT mehr Spielraum, als es ein vorgegebenes Setting zulässt.

2. Externalisieren

> Übertragungsphänomene zeigten sich im Laufe der Therapie mit Michael immer wieder. Ein Vorschlag war, einen Sessel im Raum zu bestimmen, auf den Michael seine Mutter imaginär »hinsetzen« konnte. Die »bedrohliche Mutter« bekam einen Platz im Raum zugewiesen, dadurch wurde meine Person von der Übertragung befreit. Ich war wieder zur Verbündeten geworden, die den Verarbeitungsprozess begleitete.

Die imaginäre Mutter auf dem Sessel konnten wir, gemeinsam mit der Blickrichtung, dem belastenden Brainspot, für die schonende Aktualisierung der Erinnerung nutzen. Michael konnte so tief ins Traumaschema eintauchen. Er berichtete von Schmerzen an der Schläfe, und seine Arme machten Abwehrbewegungen.

Die bewegte therapeutische Beziehung bietet das nötige Containment für emotionale und körperliche Reaktionen und deren Neuverarbeitung. In der IBT sind sowohl das Finden eines sicheren Rahmens als auch die Beziehung selbst bewegliche Elemente des Prozesses.

3.9 Mit Körperübertragung arbeiten

In der IBT wird nicht nur der inhaltliche, rollenspezifische Übertragungsprozess berücksichtigt, es wird speziell der körperorientierten Übertragung und Gegenübertragung Raum gegeben. Dazu wird die Resonanz, die der Prozess der Klientin im Körper und den Bewegungsimpuls der Therapeutin auslöst, mit reflektiert. Das bedeutet für die Therapeutin, auf eigene körperliche Signale und Impulse zu achten und diese gegebenenfalls therapeutisch zur Verfügung zu stellen. Gerade wenn Klienten dissoziieren, mit ihren Gefühlen nicht in Kontakt sind, nimmt das Gegenüber diese Gefühle auf, ebenso wie die damit einhergehenden Körperreaktionen und Bewegungsimpulse.

Ich gebe diesen Impulsen einerseits Raum, indem ich die Bewegung zulasse, die nötig ist, um immer wieder in einen entspannten Zustand zurückzukommen, und stelle meine Wahrnehmungen zur Verfügung, wenn sie nützlich sind. Z.B.: »Ich kann gerade einen Druck auf der Brust spüren, wie geht es Ihnen im Moment, was spüren Sie?« Sehr oft führt diese Art der Rückmeldung zu Erleichterung bei Klienten, da es möglicherweise etwas ausdrückt, das sie sich noch nicht zugestehen, aber ähnlich empfinden. Selbst wenn das Empfinden der Klientin gerade völlig anders ist, erhält sie dadurch einen Vergleichsrahmen. Die Antwort der Klientin kann auch sein: »Ich fühle gerade keinen Druck auf der Brust, aber mir ist schlecht geworden …«, und kann sich diesem Phänomen widmen.

Gegenübertragungsprozesse sind Prozesse, in denen die Therapeutin auf die Klientin auf dem Hintergrund eigener Erfahrungen reagiert. So kann ein wütender Klient bei einer Therapeutin ein Auslöser für eigene Gewalterfahrungen sein oder eine Klientin, die nie wütend ist, an die eigene Mutter erinnern. Wie offen damit umgegangen wird, hängt von der Beziehungsgestaltung und dem individuellen Bedürfnis nach persönlicher Grenzsetzung ab. Die Möglichkeit, sich über Bewegung von unangenehmen Befindlichkeiten zu befreien, ist in der IBT jedenfalls immer gegeben und gilt für die Klientin ebenso wie für die Therapeutin.

KAPITEL 4

Neuverarbeitung – aus dem Trauma bewegen

Maria ist eine erfolgreiche junge Frau. Sie hat ihr Studium in kürzester Zeit abgeschlossen und verfolgt ihre beruflichen Ziele klar und zielstrebig. In die Therapie kam sie etwa ein halbes Jahr vor dem Zeitpunkt der hier beschriebenen Sitzung. Der Anlass war, dass sie sich oftmals ohne für sie ersichtlichen Grund traurig und niedergeschlagen fühlte.

In der Anamnese bezeichnete Maria als größte Belastung, die sie in ihrem Leben erlebt hatte, die Zeit, in der sie aus medizinischen Gründen ein Korsett tragen musste. Im Alter zwischen 6 und 14 Jahren musste sie das Korsett täglich, nur unterbrochen durch wenige Stunden am Tag, um Brust und Rückenbereich geschnallt tragen. Es schränkte sie stark in ihrem Bewegungsdrang ein, verursachte oft Schmerzen und machte sie in der Schule zur Außenseiterin.

Maria, die über Intelligenz und Reflexionsfähigkeit verfügt, vermutete, dass ihre Stimmungstiefs auf irgendeine Weise mit diesen Erfahrungen zusammenhängen könnten, konnte zunächst aber keinen direkten emotionalen Bezug zu dieser Zeit herstellen. Sie machte sich jedoch Vorwürfe und gab sich selbst die Schuld, dass sie »diese alte Geschichte« möglicherweise noch nicht bewältigt hatte. Nicht zuletzt in dieser Haltung zeigte sich ein starker Leistungsanspruch, den sie an sich selbst stellte.

Maria hat grundsätzlich eine stabile Persönlichkeit und ist in einer liebevollen Familie aufgewachsen. Daher war sie bereits in den ersten prozessorientierten Sitzungen über Bewegungserforschung in Kontakt mit ihrer Resignation, Hilflosigkeit und schließlich auch Trauer und Wut gekommen, die sie als Mädchen verspürte, aber nicht ausdrücken konnte. Sie hatte als Kind mit scheinbarer Vernunft und ihrer schulischen Leistungsbereitschaft kompensiert, um ihrer Familie nicht noch mehr Sorgen zu bereiten. Maria fühlte sich zum Zeitpunkt der nun beschriebenen Sitzung insgesamt bereits lebendiger und fröhlicher und hatte seit einiger Zeit einen Partner, in den sie sehr verliebt war. Obwohl auch ihr Partner liebevoll und unterstützend war, klagte Maria am Beginn der Sitzung über die ihrer Ansicht nach grundlosen, diffusen Ängste in Bezug auf die Liebesbeziehung. Maria sitzt wie immer mit überkreuzten Beinen am Boden, ihr Rücken ist leicht gebeugt, und sie schiebt den Kopf ein Stück nach vorne: »Mein Misstrauen ist wie eine schwarze Wolke, die über mir schwebt, die mich daran hindert, richtig glücklich zu sein.« Während sie von der schwarzen Wolke spricht, sackt ihr Oberkörper ein Stück mehr ein, die Schultern ziehen sich leicht nach vorne. Ihr Blick wandert nach links oben, und sie bekommt einen kindlichen Gesichtsausdruck. Ich merke mir die Haltung und die spontane Blickrichtung als Auslöser für die Aktualisierungsphase und beginne zunächst mit Interventionen zur Stabilisierung.

Eine Ressource sind für Maria ihr Fitnesstraining und ihr Trainer. Als ich Maria bitte, ihre Kraftquellen zu aktivieren, lädt sie ihren Trainer imaginativ ein und stellt ihn in ihrer Vorstellung hinter sich. Daraufhin richtet sie sich unwillkürlich auf, ihr Rücken wird gerader und die Schultern sind weniger gebeugt. Ihre Hände liegen auf den Oberschenkeln, und sie wirkt konzentriert und wach. Wir aktivieren zusätzlich die drei basalen Unterstützungssysteme und beginnen die Aktualisierung mit der Blickrichtung und Körperhaltung: »Als du vorhin von der schwarzen Wolke gesprochen hast, hast du nach links oben geschaut, bitte wiederhole das und beobachte dabei deinen Körper.« Ich bitte Maria, die Blickrichtung solange es für sie stimmig ist zu halten. Maria nimmt die Position ein und stellt fest: »Meine Angst ist wie ein Stein in der Tasche, den ich überall mit herumschleppe, alles fühlt sich aussichtslos an, obwohl ich weiß, dass es nicht so ist.«

Ich ermuntere sie, dem Gewicht des unsichtbaren Steines nachzugeben. Ihr Kopf beugt sich wieder nach vorne, der Rücken wird rund, und sie sitzt wie zu Beginn in der zusammengesunkenen Haltung.

Ich bestärke Maria nun weiter, dem Gewicht und dem Bewegungsimpuls, der sie nach unten zieht, zu folgen und dies zu erforschen. Maria hatte mir erzählt, dass sie als kleines Mädchen immer tapfer war. Im Gegensatz dazu erlaubt sie sich nun, den Kopf hängen zu lassen, bis er fast den Boden berührt. Maria bleibt eine ganze Zeit lang in der Position und sagt: »Ich lass alles hängen, das tut richtig gut …« Die Anstrengung, sich immer aufrecht zu halten, darf dem Loslassen weichen. Ich bestärke sie darin, so lange in der Position zu bleiben, bis sich von selbst der Impuls zur Veränderung zeigt. Maria macht die Erfahrung, dass es in Ordnung ist, wenn sie den Kopf hängen lässt. Einige Minuten vergehen, bis Maria sich mit der Mitteilung aufrichtet, dass ihr nun längst vergangene Erinnerungen in den Sinn gekommen sind. Über die Körperhaltung ist »Bottom up«, eine assoziative Brücke in die Vergangenheit, entstanden.

Maria beschreibt die Situation, als der Schularzt, der bei ihr Skoliose diagnostiziert hatte, im Beisein ihrer Mutter das Korsett in Aussicht stellte. Danach sieht sie sich mit ihrer Mutter den Gang der Schule entlanggehen. »Ich hab damals einen Schock gehabt.« »Die Szene ist so unwirklich, ich spüre etwas Unausweichliches, Bedrohliches auf mich zukommen.« Ich frage Maria nach dem Belastungsgrad, und sie schätzt ihn auf 8–9, auf einer Skala von 0–10, ein. Ich leite zur Transformationsphase über, indem ich Maria auffordere, mit der Frage »Was bewegt sich und was bewegt sich nicht?« ganz bei sich zu bleiben und nur zu beobachten, was auftaucht. Nach einer Weile berichtet Maria, sie fühle sich steif und wie »neben sich stehend«. Ich bitte sie, die Steifigkeit zu verstärken und dann loszulassen, um im Moment mehr Körperbewusstsein zu generieren und Dissoziationstendenzen zu unterbrechen. Sie zieht einige Male die Schultern hoch und lässt sie wieder fallen. Maria laufen nun Tränen über die Wangen.

Neuverarbeitung

Nachdem ich die Lösungsreaktion beobachten konnte, ermuntere ich sie, ihrem »jungen Ich« bewusst Raum zu geben: »Mach alles, was du damals nicht tun konntest, und sprich alles aus, was du damals nicht aussprechen konntest.« Maria wirkt ein bisschen entspannter und »leiht« dem Mädchen, das sie damals war, ihre Stimme. »Warum ich?«, ruft sie, und: »Ich kann doch nichts dafür!« Sie beginnt heftig zu weinen und flüstert nach einer Weile: »Ich fühle mich so mangelhaft.« Marias gegenwärtige Formulierung zeigt an, dass sie ganz in das Traumaschema eingetaucht ist. Ich begleite den Prozess an dieser Stelle mit aufmunternden Worten wie »sehr gut«, ohne mich einzumischen. Nach einer Weile taucht sie auf, hebt den Kopf, schnäuzt sich kräftig und meint: »Ich begreife erst jetzt, wie allein ich mich damals gefühlt habe.« Um die beginnende Neuverarbeitung zu unterstützen, frage ich sie, was sie jetzt dem kleinen Mädchen, das sich so mangelhaft fühlt, sagen könnte. Maria denkt nach und sagt: »Du bist gut, so wie du bist!« Sie zögert: »Aber die kleine Maria glaubt mir nicht!« Ich bitte sie, mit dem jungen Ich-Zustand weiter in Kontakt zu bleiben und ihren Körper und ihre Worte weiterhin dem Mädchen, das sie war, »zur Verfügung zu stellen« und dabei genau hinzuhören und zu spüren, was die Kleine braucht. Maria schließt die Augen und verwendet die bilaterale Stimulation, das »Tapping« (abwechselndes Klopfen auf die Oberschenkel), das sie aus den vorherigen Sitzungen kennt, um im Prozess weiterzugehen. Sie ist nun mit ihrer Fähigkeit zur Selbstregulation gut in Kontakt und braucht im Moment nichts anderes als Zeit und Raum für die Neuverarbeitung. »Ich habe mich lieb und kümmere mich nun selbst um mich«, sagt sie. Ihr Atem wird tiefer, und immer wieder hebt sie die Schultern und zieht sie ein bisschen zurück. Ihr Kopf ist nun entspannt aufgerichtet und bewegt sich leicht fließend. Ich sehe zarte Bewegungen, die wie von innen nach außen zu wachsen scheinen. Maria lässt diese mit geschlossenen Augen zu und bewegt sich sanft, während Tränen ihre Wangen hinunterfließen. Maria »spielt« einige Zeit mit Bewegungsmöglichkeiten, dehnt den Brustraum, atmet tief und richtet sich immer wieder auf. Ich gehe im entspannten Bewegungsecho mit und atme bewusst.

Die Bewegungen wirken, als ob sie noch ein bisschen vorsichtig ihre Bewegungsmöglichkeiten erforsche, die so lange eingeschränkt waren. Maria taucht immer mehr aus der alten Erinnerung auf, die Tränen trocknen, sie atmet tief ein und aus und stellt fest, sie sei nun sehr müde. »Ich möchte dem Mädchen, das ich war, sagen, dass es gut ist, wie es ist.« Als ich nachfrage, ob sich das nun auch für ihren jungen Ich-Zustand glaubwürdig anfühlt, bejaht Maria.

Ich bitte sie, nochmals zur Ausgangserinnerung zurückzuschauen. Die erinnerten Szenen in der Schule sind weiter weggerückt, die Belastung ist auf der Skala auf 2 gesunken. Auf meine Nachfrage meint Maria, die Restbelastung liegt in der Beziehung zu ihrer Mutter.

Sie beschreibt eine Mischung aus Wut und Schuldgefühlen darüber. Ich bitte Maria, noch mal in den Verarbeitungsprozess einzutauchen, indem sie die Resonanz im Körper als Ausgangsphänomen nutzt. Maria sagt, sie spüre nun ein ziehendes, enges Gefühl deutlich im Brust- und Magenbereich, sie schließt die Augen und bewegt leicht den Oberkörper. Der folgende Prozess verläuft vor allem auf der emotionalen und kognitiven Ebene, der Oberkörper wiegt sich entspannt. Maria gelingt es, die Wut gegen das Korsett und die Einschränkungen, die es gebracht hat, zu formulieren und auszusprechen. Sie erkennt in der Folge, dass sie als Mädchen auf ihre Mutter wütend gewesen war, weil sie ihr »das angetan hatte«. Sie konnte sich diese Wut damals als Sechsjährige nicht erlauben, da sie »brav« sein wollte. Stattdessen fühlte sich Maria schuldig und machte sich Vorwürfe, dass sie alles »noch besser« hätte machen sollen. Maria betrachtet diese Reaktionen nun aus der Distanz und dem Wissen, das sie als Erwachsene hat, und entlässt sich damit aus den Schuldgefühlen. Nach dieser Phase der Erkenntnis und Einsichten lächelt Maria und sagt spontan: »Ich verzeih uns beiden, wir haben beide getan, was wir konnten!«, und meint damit ihre Mutter und sich selbst. Die Belastung war damit gänzlich verschwunden, und Maria saß mir entspannt und aufgerichtet gegenüber, die Müdigkeit war einer entspannten Wachheit gewichen. Die letzte Phase der Neuverarbeitung hatte Maria noch deutlicher in ihre erwachsene Kompetenz geführt.

Altes neu betrachten

Nach der Erschütterung der alten Muster in der Transformationsphase werden in der Phase der Neuverarbeitung die Teile der Erinnerung neu zusammengesetzt. Erinnerungen, Gefühle und alle Informationen, die aus dem Inneren geströmt sind, werden aus heutiger Sicht mit der Lebenserfahrung der Erwachsenen betrachtet. Die Information wird neu kombiniert und eingeordnet. Ähnlich wie sich die bunten Teile eines Kaleidoskops zu einem neuen Muster zusammensetzen, wenn man es gedreht hat.

Maria konnte in der Therapie aussprechen, was sie als Kind nicht verbalisieren konnte. Sie konnte daher einen neuen entlastenden Blick auf sich selbst und ihre Vergangenheit werfen. Die Vertrauenskrise, die Maria zu Beginn der Sitzung gespürt hatte, entsprang nicht dem Verhalten ihres jetzigen Partners oder dem, was aktuell in der Beziehung vorgefallen war. Das Misstrauen wurde durch die in der Vergangenheit gemachten Erfahrungen genährt. Solange die in primären Beziehungen gemachten traumatischen oder belastenden Erfahrungen nicht verarbeitet sind, bleibt die Tendenz, sie in aktuellen Beziehungen zu reinszenieren. Wenn Bezugspersonen oder Eltern innerlich z. B. durch eigene Traumaschemata blockiert sind, können sie für ihre Kinder und das, was diese brauchen, nicht so präsent und aufmerksam sein, wie sie es eigentlich sein wollen. Kinder spüren implizit, ob sie mit ihren Gefühlen und Anliegen gehört werden, oder ob ihre Bezugspersonen nicht in der Lage sind, in Resonanz zu gehen.

Maria hatte als Kind gespürt, dass ihre Mutter ihre Verzweiflung nicht (aus)halten und daher nicht mit ihr in Kontakt bleiben konnte.

Sie hatte als liebende Tochter Rücksicht genommen, ihre Gefühle nach innen verschoben und in der Folge mit Leistung und »brav sein« kompensiert. Nach der Aufarbeitung wurde nicht nur die Beziehung zu Marias Freund frei von der Belastung durch alte Ängste und Misstrauen, sondern die prinzipiell gute vertrauensvolle Beziehung zu ihrer Mutter authentischer und auf eine neue Art innig.

4.1 Es ist nie zu spät, eine glückliche Kindheit zu haben

Sobald wir als Erwachsene aus der sicheren Distanz der Therapie erkennen können, was wir tatsächlich als Kind gebraucht haben, können wir nachholen, was früher nicht möglich war. Nachdem der Zugang der IBT dabei ganz pragmatisch über den Körper und seine Bewegungen verläuft, bezieht sich das Nachholen auch auf den bei vielen Menschen unterdrückten, kindlichen Bewegungsdrang.

Selbstwirksamkeit und Selbstverantwortung werden auf die Dimension der Bewegung und Körperhaltung erweitert und gestärkt. Die Therapeutin ist zwar als unterstützende und wohlwollende Rahmengeberin anwesend, Trost und sich selbst fürsorglich nachnähren kommt von der Klientin selbst. Der Lerneffekt in der Neuverarbeitung kann zunächst sein, selbstfürsorgliches Verhalten zu erlernen. Der nächste Schritt ist, sich zu gestatten, sich selbst mitfühlend und warmherzig zu begegnen. Selbstwirksamkeit zu entwickeln, verhindert die Verschiebung der Wünsche nach Bedürfnisbefriedigung auf die Therapeutin oder Beziehungspartner.

Bei Eva (sie wurde im Teil I vorgestellt) und anderen Klientinnen habe ich erlebt, dass sie mit wiegenden, schaukelnden Bewegungen und sanftem Schütteln ganz junge innere Anteile, auch außerhalb des therapeutischen Settings, beruhigen konnten. Eva hatte zuvor in der Therapie erlebt, dass Schaukeln mit dem Oberkörper beruhigend und tröstend wirkt. Sie konnte diese Erfahrung auch zu Hause nutzen, da sie kognitiv und in ihrer Rolle als Mutter von zwei Kindern nachvollziehen konnte, dass diese Beruhigung ihrem jungen vernachlässigten Ich-Zustand hilft. Frühe Defizite können ausgeglichen werden, wenn Nachnähren ein Prozess ist, der zwar in der Therapie beginnt, aber im Leben außerhalb weitergeht.

Frida (Kapitel 3, Transformation) gestaltete nach der Entdeckung ihrer aggressiven Impulse einen Wuttanz, den sie zu Hause zu einer bestimmten Musik tanzte, wann immer ihr danach war. Ihre kleine Tochter hüpfte dabei begeistert mit.

Bewegung ist ein Weg, um die im Neuverarbeitungsprozess gefundenen neuen Möglichkeiten auch im Alltagsleben zu nutzen. Der Transfer in den Alltag gelingt meiner Erfahrung nach dann am besten, wenn in der Therapie einprägsame Erlebnisse gemacht werden. Ein Erlebnis ist eine ganzheitliche Erfahrung, die Erkenntnis, Gefühl und Körperwahrnehmung mit einschließt.

4.2 Ich-Zustände in Bewegung

Den Fokus auf die körperliche Präsenz und die Frage »Wie bewegt sich das?« zu richten, hilft, innerlich zwischen dem Erwachsenen-Ich und dem jungen Ich-Zustand zu differenzieren. Jeder Ich-Zustand, der mit einem bestimmten Ereignis verknüpft ist, hat ein bestimmtes Bewegungsmuster.

Fridas Entwicklung war durch die frühe Gewalt, die im Alter von zwei Jahren begann, behindert worden. Sie hatte nie lernen können, aggressive Impulse auszudrücken. Das sogenannte Trotzalter zwischen drei und vier Jahren ist eine wichtige Phase, in der Kinder den eigenen Willen entdecken und erstmals in der Abgrenzung zu den Eltern ihre Kräfte erproben und so ihre Identität entwickeln. Frida konnte diese Phase nicht durchlaufen, da sie aufgrund der traumatisierenden Umstände mit dem Überleben beschäftigt war. Sie hatte nie gelernt, Wut als solche zu erkennen und auszudrücken. Diese zurückgehaltene Kraft hatte sich daraufhin in Körperspannungen und Magenkrämpfen gezeigt. Da sie oft dissoziierte, spürte sie selten Hunger. Frida hatte in der Pubertät ihr Bedürfnis nach starker Selbstkontrolle in Form einer Essstörung ausgelebt, die immer noch latent vorhanden war. In der Schwangerschaft hatte sie kaum zugenommen, sie war sehr schlank und vergaß immer wieder zu essen.

Jedes Mal, wenn ein spontaner Impuls der Wut aufgetaucht war, dissoziierte sie reflexhaft und stand »neben sich«. Dadurch war sie nicht in der Lage gewesen, rechtzeitig vor der Gewalt ihres Partners zu fliehen oder ihre aggressiven Impulse zu gesunder Abgrenzung gegenüber dem gewalttätigen Partner einzusetzen.

Den Drachen reiten lernen

Frida konnte versäumte Entwicklungsschritte nachholen, als sie in der beschriebenen Sitzung ihre Wut entdeckte und ausdrücken lernte.

Worte können, wenn es darum geht, Ausdrucksformen für Aggression zu finden, autoaggressiv und verletzend sein.

Der Ausdruck über bewusste Bewegung folgt der Spannung und Entspannung und den aktuellen Bewegungsimpulsen im Körper und ist daher trotz der Dynamik der Bewegungen sehr sanft. Besonders dann, wenn die Bewegungen zwar mit voller Kraft, aber ganz langsam, wie in Zeitlupe, ausgeführt werden. Die in der Aggression gebundene Kraft zu befreien und sie dann bewusst zu führen, bedeutet, sie zur Verfügung zu haben, wenn sie gebraucht wird.

Frida lernte ihre Wut auszudrücken und diese auch im Kontakt mit mir, einer anderen Person, zu zeigen. Ich bat sie, mir in die Augen zu schauen, während sie wütend aufstampfte. Es fiel ihr nicht leicht, immer wieder schwand die Kraft plötzlich, und Frida lachte verlegen. Besonders für Frauen ist es aufgrund ihrer Sozialisation oft schwer, Wut zu spüren, sie auszudrücken und dabei auch noch sehen und gesehen zu werden. Oft wird Wut weggekichert oder gegen sich selbst gerichtet. Frida gelang es nach einiger Übung, die aggressiven Gefühle nicht nur zu spüren, sondern auch mit diesen in Kontakt zu bleiben und einer anderen Person, in dem Fall mir, damit zu begegnen.

Um mit der Energie der Aggression bewusst und spielerisch zu arbeiten, nutze ich das Bild des feuerspeienden Drachens, der gut geerdet mit jedem Ausatmen Feuer speit und sich so Raum verschafft. Der Ausdruck der Stimme kann ebenfalls dazu genommen werden, sobald die Klientin dazu in der Lage ist, die Stimme mit der Kraft im Bauch zu verbinden. Meiner Erfahrung nach haben Trauma-Überlebende, die Gewalt erfahren haben, ein schier unerschöpfliches Potenzial an unterdrückter Wut oder auch »heiligem Zorn« in sich angesichts dessen, was ihnen angetan wurde. Die dahinter liegende Verletzung kann sich nur zeigen und heilen, wenn die Aggression in Bewegung gebracht werden kann.

> Ich sehe Frida vor mir, als sie fest auf dem Boden stand und sich vorstellte, ihren Atem wie einen Flammenwerfer gegen alle zu richten, die ihr Gewalt angetan hatten. Ihre Augen glänzten, ihre Wangen röteten sich. Die Blässe und Verhaltenheit der zur Dissozitation neigenden, sich selbst zum Verschwinden bringenden zarten Frau war einer kraftvollen Lebendigkeit und Wehrhaftigkeit gewichen.

Für Trauma-Überlebende, die gewohnt sind, bei aggressiven Impulsen zu dissoziieren, ist der erste Lernschritt, auch bei heftigen Gefühlen mit sich selbst in Kontakt zu bleiben. Der nächste Schritt ist, damit in der Beziehung zu anderen Menschen bleiben zu können und »ihre Frau« oder »ihren Mann« zu stehen.

> Bei Eva, die wir im Teil I kennengelernt haben, kam in weiteren Verarbeitungsprozessen ein Persönlichkeitsanteil zum Vorschein, der mit den Worten »Nein, ich will das nicht« den Prozess stoppte. Auf Nachfrage sagte Eva, sie fühle sich in diesem Zustand ca. 3, 4 Jahre alt. Der junge Ich-Zustand bekam daraufhin einen eigenen Sessel im Raum, und Eva konnte zwischen diesem und dem Stuhl der erwachsenen Eva hin und her wechseln. Als sie auf dem Stuhl der jungen Eva saß, kamen zu den unwillkürlichen Abwehrbewegungen Erinnerungen hoch: Ihr Großvater mütterlicherseits hatte sie als Dreijährige in den Familienferien auf invasive und grausame Art sexuell misshandelt. Diese Erinnerung war 35 Jahre verschüttet gewesen und zeigt sich erst, als der

kindliche Anteil einen eigenen bewegten Raum im therapeutischen Geschehen bekam und sich nonverbal ausdrücken konnte. Ab dieser Sitzung wurde Eva und mir klarer, warum es ihr Jahre später im Gegensatz zu einer Freundin, die sie begleitet hatte, nicht gelang, sich rechtzeitig vor einer Vergewaltigung in Sicherheit zu bringen. Aufgrund der Zurichtung durch den Großvater mit drei Jahren hatte Eva mit 18 schnell und reflexhaft dissoziiert und sich auf »Wolke 7« geflüchtet, um innerlich zu überleben, während ihr Körper misshandelt wurde.

Der kindliche Anteil, der sich in der oben erwähnten Sitzung über die Bewegungsmuster gezeigt hatte, bekam nun endlich die Beachtung und Fürsorge, die nötig war, um sich aus der Umklammerung der alten Gewalterfahrung lösen zu können. Er drängte sich nun nicht mehr bei Gelegenheiten in den Vordergrund, bei denen Evas Identität als Erwachsene gefragt war.

Im sicheren Raum der Therapie kann ein drei- oder vierjähriger trauriger, trotziger Ich-Zustand mit dem Fuß aufstampfen oder lauthals schluchzen. Ein Teil der Person ist dabei im Hier und Jetzt verankert, beobachtet, lässt zu und »spielt« mit dem Ausdruck. Die Klientin lernt vielleicht zum ersten Mal im Beisein einer anderen Person, Gefühle zum Ausdruck zu bringen, die oft »negativ« bewertet und daher unterdrückt werden.

Täteridentifizierte Ich-Zustände

Im bewegten therapeutischen Prozess werden unterschiedliche Ich-Zustände durch verschiedene Bewegungen und Haltungen ausgedrückt. Sie können dadurch differenzierter wahrgenommen werden. Täterintrojekte bewegen sich anders als kleine verletzte innere Kinder oder die erwachsene, funktionale Alltagspersönlichkeit. Täterintrojekte sind Ich-Zustände, die loyal mit den Tätern oft aggressiv oder autoaggressiv agieren. Sie können, wenn sie übersehen werden, den Therapieverlauf und Verarbeitungsprozesse blockieren oder Therapiebrüche herbeiführen (Huber, 2003).

Den Ausdruck und gerade auch den aggressiven Ausdruck über

Bewegung zu finden, gelingt meiner Erfahrung nach, selbst bei sich hartnäckig feindselig zeigenden Täterintrojekten eher als über verbale Interventionen. Die Therapeutin unterstützt darin, einen bewegten Ausdruck im sicheren Rahmen des therapeutischen Raumes zu entwickeln. Dazu gehört die vorher getroffene Vereinbarung, dass der Ausdruck keine Selbst- oder Fremdgefährdung beinhaltet. Nur wenn diese Vereinbarung möglich ist, kann der körperliche Ausdruck voller Kraft und Dynamik, aber gleichzeitig sicher sein. Verlangsamtes und bewusstes Führen der Bewegung verhindert das impulshafte Ausagieren.

Ich erinnere mich an einen 14-jährigen Knaben, der seine »Gangsterrappersongs« in die Therapie mitbrachte und mir seinen aggressiven Anteil, den »Gangsta«, in einem Tanz vorstellte.

Auf diese Art können Klienten ihre inneren Anteile über die unterschiedlichen Bewegungsmuster, die damit einhergehen, besser kennenlernen. Dies bedeutet, mehr Kontrolle über ihr Auftreten zu erlangen und die Kraft, die in ihnen steckt, für sich selbst nutzen zu lernen.

Die Differenzierung fällt leichter, wenn man in innere Anteile wie in Rollen schlüpfen lernt. Das kann durchaus spielerischen und lustvollen Charakter bekommen und den Therapieraum zu einem Ort der Lebendigkeit, einem Spielraum, werden lassen.

4.3 In die Leichtigkeit des Seins bewegen

Maria erkannte, dass sie ihre nicht ausgedrückte Wut auf das Korsett nach innen in einen strengen Leistungsanspruch verschoben hatte und konnte sich, nachdem sie die Wut ausgedrückt hatte, von ihm lösen. Je deutlicher werden konnte, wie eingeschränkt die Bewegung damals als Kind war und wie sie im Gegensatz dazu heute sein kann, nämlich frei und selbstbestimmt, umso mehr wuchs das Vertrauen in die eigene Kraft.

Je mehr äußere Bewegung zugelassen werden kann, umso mehr innerer Raum entsteht. Maria hatte die beschwerte und eingeschränkte

Bewegungsmöglichkeit als kleines Mädchen mit dem Korsett verinnerlicht. Jedes Mal, wenn sie diese Zeit aktualisierte, fiel ihr Körper in die zusammengesunkene Haltung mit gesenktem Kopf. Nach und nach fand sie auch angesichts der Erinnerungen in ihre ursprüngliche Bewegungslust. Die Bewegungsfreude und Dynamik, die sie bis dahin schon beim Kampfsport auslebte, konnte sie im Laufe der Therapie, schließlich auch in Verbindung mit ihren alten Erfahrungen spüren.

Maria hat nun so viel Körperbewusstsein entwickelt, dass sie merkt, wenn angesichts von Belastungen der alte Schatten des Korsetts wieder auftaucht. Sie weiß, wie sie sich hinausbewegen kann. Die körperliche Freiheit, die Maria heute genießt, wurde immer wieder über Bewegung bewusst erlebt, sodass es ihr schließlich gelang, auch die Spuren der langen Jahre der Einschränkung mit neuen Erfahrungen zu »überschreiben«. Hilfreich dazu war ihre Bewegungspraxis außerhalb der Therapie.

Es braucht einige Zeit und vor allem Geduld und Aufmerksamkeit, um gewohnte Bewegungsmuster zu verändern. Die dahinter liegenden Belastungen und Konflikte über die prozessorientierte Verarbeitung aufzulösen, ist die Voraussetzung dafür. Eine achtsame Bewegungspraxis, sei es nun Yoga, Tai-Chi, Kampfsport, freier Tanz o. Ä. m., hilft dabei, die alten Muster durch eine neue, befreite Bewegungslust zu ersetzen. »… meine fundamentale philosophische Annahme ist, dass der Fluss der Strom des Lebens ist. Niemand geht sicher am Ufer entlang. (…) Es gibt Gabelungen im Fluss, die zu leichten Strömungen oder in gefährliche Stromschnellen und Strudel führen. Meine Arbeit ist der Auseinandersetzung mit folgender Frage gewidmet: ›Wie wird man, wo immer man sich in dem Fluss befindet, dessen Natur von historischen, soziokulturellen und physikalischen Umweltbedingungen bestimmt wird, ein guter Schwimmer?‹« (Antonovsky, Übersetzung durch Franke, 1997, S. 92)

4.4 Neuverarbeitung in der Gruppe

»Ein guter Schwimmer zu werden« entspricht in der bewegten Traumatherapie zu lernen, sich dem Tanz des Lebens hinzugeben. In der prozessorientierten bewegten therapeutischen Arbeit entsteht das neue Kohärenzgefühl, von dem Antonovsky bei resilienten Menschen spricht, nachdem die Stromschnellen und Strudel des Transformationsprozesses bewältigt wurden, im Neuverarbeitungsprozess und in der Phase der Integration.

Für das Experimentieren in Begegnung mit anderen, nach einer erfolgreichen Traumaverarbeitung, eignet sich der freie bewusste Tanz in der Gruppe. Eine Gruppe bietet die beste Möglichkeit zu lernen, in Kontakt mit den eigenen Gefühlen und Bedürfnissen zu bleiben, sie auszudrücken und damit unterschiedliche Erfahrungen in Begegnungen zu machen. Im therapeutischen Raum steht nur eine Person zur Verfügung, im Tanzraum gibt es eine Vielzahl von Möglichkeiten. Durch die Anwesenheit anderer, die sich individuell und doch gemeinsam bewegen, vervielfacht sich das Angebot der nonverbalen Beziehungserfahrung. Die im Einzelsetting gemachten Erlebnisse können umgesetzt und Neues erprobt werden. Dazu bieten offene Tanzsessions gute Gelegenheiten. Der freie Tanzraum ist ein Experimentierraum, der es ermöglicht, sich ohne Worte im Kontakt mit anderen zu üben und auf diese Art eine eigene artikulierte Bewegungssprache zu entwickeln. Für den sicheren Rahmen sorgen bei den anerkannten bewussten Tanzmethoden, wie 5 Rhythmen, Soulmotion, Open Floor oder Movement Medicine, die dazu ausgebildeten Lehrerinnen.

Ich kann bei Klientinnen und Klienten, die sich parallel zur Therapie in einer Tanzpraxis üben, beobachten, wie die Lebendigkeit und die Fähigkeit, präsent zu bleiben, zunimmt. Diese Ressourcen ermöglichen tiefere und raschere Verarbeitungsprozesse. Die Kombination von Einzelsitzungen und Tanz in der Gruppe, in der die neuen Bewegungsmuster ausprobiert werden können, hat sich als ideal für den traumatherapeutischen Entwicklungsweg erwiesen.

Aus dem Trauma in die Leichtigkeit des Seins tanzen

Die stärkste und intensivste Transformation und Neuverarbeitung erlebe ich in den Gruppen, in denen sich therapeutische Arbeit und freier Tanz abwechseln und sich somit gegenseitig befruchten in den »Tanz-aus-dem-Trauma«-Gruppen.

Traumaverarbeitung in der Gruppe kann retraumatisierend wirken, wenn sie über Gespräche und inhaltsorientiert stattfindet. In einer Gruppe, in der mit Bewegung gearbeitet wird, stehen die Inhalte nicht im Vordergrund, und es ist möglich, die auftretenden Spannungen und Resonanzen unmittelbar zu lösen. Wenn wir, gleichgültig ob als Gruppenmitglied oder als Therapeutin, traumatische Erfahrungen anderer Menschen hören bzw. in Kontakt mit ihrem Leiden kommen, reagiert unser System mit neurobiologischen Antwortmustern, die einerseits universell sind und andererseits auf unserem individuellen Erfahrungshintergrund basieren. Wir bekommen ein mulmiges Gefühl, halten den Atem an, verspannen uns, wollen uns abwenden, sind wie erstarrt. Flucht- und Kampfreaktionen, das Erstarren oder Ermatten wird implizit ausgelöst. Das macht die Atmosphäre in traumatherapeutischen Gruppen oftmals sehr schwer und führt bei Therapeutinnen zu sekundären Belastungsreaktionen.

Wenn wir mit Bewegung und Tanz arbeiten, können wir die Anspannung bewusst erfahren, erforschen und lösen. Der Weg bis zur Lösung von Anspannung birgt Bewegungsmuster, die aus alten Erfahrungen stammen und daher jederzeit auch als Einstieg in einen neuen Verarbeitungsprozess genutzt werden können.

Nach jeder therapeutischen Einzelarbeit bei »Tanz aus dem Trauma« werden die Erfahrungen im gemeinsamen Tanz integriert. Die bei den als Zeuginnen anwesenden Teilnehmerinnen ausgelösten Prozesse können ebenso integriert werden wie die Reaktionen der Therapeutin. Das stellt Verbundenheit in der Gruppe und immer wieder Leichtigkeit und neue Präsenz her.

Manuela, die Sie im Kapitel Stabilisierung kennengelernt haben, konnte in dem an ihre Sitzung angeschlossenen Tanz die Erfahrung machen, dass sie in der Gruppe liebevoll angenommen wird und gut aufgehoben ist. Ich sehe Manuela vor mir, als sie sich erstmal traute, ihre Arme weit auszustrecken und nicht nur am Rand, sondern in der Mitte der Tanzfläche zu tanzen. Sie erlaubte sich, nachdem sie sich in der Einzelarbeit aus ihrer kindlichen Schutzhaltung herausbewegt hatte, mehr Raum einzunehmen. Manuela genoss die liebevollen und mitfühlenden Blicke und Gesten, mit der sich die anderen Gruppenmitglieder ihr im Tanz immer wieder zuwandten. Sie traute sich zum ersten Mal aktiv in Kontakt mit anderen zu gehen. Ihr Tanz war nach ihrem Verarbeitungsprozess lebendiger, kräftiger und präsenter geworden.

In den »Tanz-aus-dem-Trauma«-Gruppen gibt es einen definierten Raum im Raum. Die Teilnehmer, die als Zeugen den Verarbeitungsprozess eines Protagonisten verfolgen, werden aufgefordert, die Aufmerksamkeit nicht nur auf das Geschehen im Außen, sondern auch auf ihre inneren Reaktionen zu richten. Wenn Teilnehmer merken, dass sie den Atem anhalten, sich verspannen oder abdriften, oder wenn jemand einfach nur Lust hat, sich zu bewegen, kann der Raum auch während einer Einzelarbeit für Bewegung genutzt werden.

Es kommt vor, dass sich bei einer IBT-Einzelarbeit in der Gruppe alle Anwesenden im Raum bewegen. Ausgehend vom Thema der Protagonistin folgt die Gruppe den individuellen Bewegungsimpulsen. Daraus entsteht eine spontane Choreographie, die die gesamte Gruppe miteinbezieht. Die Protagonistin erlebt dadurch unmittelbar, wie andere Menschen durch ihr Thema bewegt werden. Dadurch entsteht eine Verbundenheit, die weit über das inhaltliche Verständnis hinausgeht. Das Eintauchen einer Gruppe in das Feld der gemeinsamen bewegten Erfahrungen schafft intensive Momente der Präsenz im Augenblick.

Gabrielle Roths Anliegen war es, mit den 5 Rhythmen eine Bewegungsform zu entwickeln, die hilft, sich zu »verkörpern«, das heißt,

Körper, Geist und Emotion in Einklang zu bringen, und zwar mit den Mitteln des freien Tanzes als individuellem künstlerischem Ausdruck, sie drückte dies so aus:

»(…) with the 5 Rhythms we turn suffering into art.« (Gabrielle Roth)

»… mit den 5 Rhythmen verwandeln wir Leiden in Kunst.«

KAPITEL 5

Integration – zur bewegten Ruhe kommen

Die Wellen eines erfolgreichen Traumaverarbeitungsprozesses verebben ganz natürlich und führen von der Neuverarbeitung in die Phase der Integration und damit zum Abschluss der Sitzung. Wenn längere Zeit ausschließlich positive, kreative Assoziationen berichtet werden, wenn der Atem tiefer und der Körper entspannter wird oder die Zeit der Sitzung sich dem Ende entgegenneigt, werden die Fäden wieder zusammengeführt. Hier übernimmt die Therapeutin wieder klar strukturierende Aufgaben, um zu garantieren, dass die Klientin Zeit genug hat, den Erfolg der Sitzung zu würdigen und stabil und vollständig reorientiert die Praxis verlassen kann.

> *Die Integrationsphase* in der Sitzung mit Maria beginnt mit meiner Bitte, nun alles zu tun, um sich zu reorientieren.
> Um ganz in der Gegenwart zu landen, hilft es ihr, aufzustehen, sich auszuschütteln oder zu dehnen und strecken und den Bewegungsspielraum bewusst zu spüren, den Maria heute hat. Wir stehen gemeinsam auf, hüpfen ein wenig herum, dehnen und strecken uns.
> Um alle »losen Enden« zu verbinden, frage ich Maria, wie es ihr nun mit dem Thema, mit dem sie gekommen ist, dem Vertrauen in die Beziehung zu ihrem Freund, geht. Maria lächelt und sagt: »Es stimmt, ich habe absolut keine 100% Sicherheit, wie die Beziehung zukünftig verläuft, aber das fühlt sich jetzt nicht mehr aussichtslos an. Ich kann spüren, dass jetzt alles gut ist. Ich würde sagen, bei der Beziehung mit meinem Freund handelt es sich um ein kalkulierbares Risiko« und lacht.

Damit war ersichtlich, dass die Folgen der alten Erfahrung aus der neuen Liebesbeziehung gewichen sind. Da sie, während sie gesprochen hat, ganz locker mit den Schultern gezuckt hat, bitte ich sie, diese Bewegung noch ein paar Mal zu wiederholen, um die Beweglichkeit und Entspannung bewusst wahrzunehmen.
»Es ist, als ob mir etwas den Buckel hinuntergerutscht ist, es fühlt sich leicht und frei an«, stellt Maria fest.
Ich frage sie abschließend, was sie nach der Sitzung vorhat, und rate ihr, ihren körperlichen Impulsen und ihrer Stimmung folgend, sich entweder auszuruhen, etwas zu essen oder einen Spaziergang zu machen, sich jedenfalls noch Zeit für sich zu nehmen.

5.1 Aufgabe und Ablauf der Integrationsphase

In der Integrationsphase werden alle in der Aktualisierungsphase aktivierten »Eintrittstore geschlossen«, d.h. in umgekehrter Reihenfolge abgefragt.

Dazu zählen:

- die qualitative Evaluierung. Sie besteht in der Beschreibung der qualitativen Veränderung in Bezug auf die Erinnerung. Meistens folgen Antworten wie: »Ich fühle mich erleichtert«; »Ich bin entspannter«; »Es ist weiter weggerückt«; »Ich sehe nun mich selbst deutlicher«; »Es macht mir keine Angst mehr« u.Ä.m. Die körperliche Befindlichkeit wird im Vergleich zu vor dem Prozess mit körperorientierter Sprache beschrieben, z.B: »Die Schultern fühlen sich leichter an, der Bauch ist weicher, mir ist wärmer, die Müdigkeit ist größer, ich bin entspannter …«

- die quantitative Evaluierung des Belastungsgrades, wenn er zuvor eingeführt worden war. Wenn null noch nicht erreicht ist, wird geklärt, worin die Restbelastung besteht. Die Inhalte der Restbelastung werden notiert und für Folgesitzungen vorgemerkt.

- den Bezug zum Ausgangsthema herzustellen, mit dem die Klientin in die Sitzung kam. Die Frage zum Abschluss ist auf den jetzt wahrnehmbaren Unterschied im Vergleich zum Beginn ausgerichtet. Die mit der Anfangsbelastung verbundenen negativen Aussagen oder belastenden Gefühle werden von der Therapeutin nicht wiederholt. Offene Fragen eignen sich hier am besten. Sehr wohl ist es angezeigt, den zuvor erwähnten Körperteil, der die Belastung »getragen« hat, noch einmal zu erwähnen und mit Fragen wie: »Wie bewegt es sich jetzt?« oder: »Wie fühlt sich dein Magen/Brust/Hals … jetzt an?«, ohne jedoch das alte Symptom wie Druck, Brennen, Enge u. Ä. m. anzusprechen.

- die verschiedenen Ich-Zustände gut im Körper zu integrieren. Mit einer Metapher wie z. B.: »Stell dir vor, du bist wie eine russische Puppe und lässt alle jungen Anteile mit deinem erwachsenen Körper verschmelzen, in dem sie ein sicheres, gutes zuhause finden.« Auch die Metapher einer Zwiebel, die aus mehreren Schichten besteht, oder das Bild eines Baumes mit Jahresringen eignet sich dafür. Zum Abschluss einer Sitzung, in der jüngere Ich-Zustände Thema waren, wird grundsätzlich noch einmal nach dem Alter von heute gefragt. Es wird angeregt, im Stehen die Ausdehnung und Größe des erwachsenen Körpers zu spüren. Wenn noch Unsicherheit vorhanden ist, sind der Kontakt zum Boden und das Auflegen einer Hand auf den Scheitel sowie der Größenvergleich mit der Therapeutin hilfreich, um ganz in die Realität des Augenblicks zurückzukommen.

- Fragen der Klientin über Methode oder den Prozessverlauf beantworten.

- den Übergang vom Therapieraum in den Alltagsraum gestalten.

5.2 Abschluss einer Sitzung

Der erste Teil des Abschlusses einer Sitzung besteht in der Überprüfung, wie sich die Haltung gegenüber der Belastung bzw. der traumatischen Erfahrung verändert hat. Das Ergebnis der Sitzung wird qualitativ und, wenn in der Aktualisierungsphase ein Belastungsgrad erhoben wurde, auch quantitativ evaluiert. Die Qualität der Veränderung zu beschreiben ist vorrangig und wird zuerst erfragt. Die typischen Bewegungen, die während dieser Beschreibung unwillkürlich gemacht werden, können nochmals aufgegriffen werden und als abschließende Bewegungsressource die Sitzung abrunden.

Michael sitzt am Ende der im Kapitel Transformation beschriebenen Sitzung aufrechter im Sessel. Seine Kampfbereitschaft ist der Entspannung gewichen, und seine Hände gestikulierten, ohne Fäuste zu machen, eindrücklich. Als ich ihn bitte, eine der Gesten spielerisch zu wiederholen, führt dies dazu, dass Michael langsam den Raum vor sich ertastet, während er kopfschüttelnd vom rasenden Ehrgeiz seiner Mutter erzählt, der ihm nun in weite Ferne gerückt erscheint. Als ich ihn nach einer Wohlfühlbewegung zum Abschluss frage, lässt er die Hände und Arme in eine Schwimmbewegung übergehen. Dies war die Ressourcenbewegung, die er am Beginn der Sitzung benutzt hatte. Sie verbindet ihn mit seinem sicheren Ort, dem Schwimmteich.
Der tiefe Atemzug, der darauf folgt, ist ein Zeichen von Entspannung und daher ein guter Zeitpunkt, mit dem Abschluss zu beginnen.

Die Orientierung an tiefen Atemzügen, eine parasympathische Reaktion des Nervensystems, ist während der gesamten Sitzung ein Orientierungsanker, um eintretende Beruhigung zu erkennen.

Auf keinen Fall werden die zu Beginn oder während der Sitzung getätigten negativen Aussagen des Klienten von der Therapeutin wiederholt.

Die Erfahrung, dass die Belastung weniger geworden oder gar verschwunden ist, ist ganz neu und braucht wie eine zarte Pflanze Aufmerksamkeit und Ruhe für weiteres Wachstum.

Von der Problemorientierung zur Ressourcenorientierung

Sehr belastete Menschen neigen dazu, mit der Wahrnehmung relativ rasch zu weiteren körperlichen Belastungen oder Symptomen oder Anliegen zu wandern. Bei Eva erinnere ich mich an eine erfolgreiche Sitzung, die viel Entspannung gebracht hat, an deren Ende sie ihre Tendenz zu Migräne angesprochen hat. Die Erfahrung, dass Belastungen sich reduzieren oder gar verschwinden können, führt verständlicherweise oftmals zum Wunsch, sofort das nächste Problem anzugehen. Zudem ist die Problemorientierung eine mit großer Belastung einhergehende, über Jahre eingeübte Haltung, die nicht so schnell verändert werden kann.

Wenn Druck oder Spannung wegfällt, fühlt sich der Körper zunächst ganz »normal« und nicht weiter bemerkenswert an. Die Aufmerksamkeit hat daher die Tendenz, dorthin zu wandern, wo noch Schmerz oder Belastung vorhanden ist. Gerade für Menschen mit chronischer Schmerzproblematik ist es eine lohnende Herausforderung zu lernen, auf Verbesserungen und schmerzfreie Körperstellen zu fokussieren. Von der Problemorientierung zur Ressourcenorientierung zu kommen, braucht Übung und die Anleitung der Therapeutin. Sie gibt daher, ähnlich wie in der Phase der Aktualisierung, ihre zurückhaltende Zeuginnenposition zugunsten einer ressourcenorientierten und stabilisierenden Haltung auf und behält diese bis zum Ende der Sitzung bei. Bei andauernder Problemorientierung der Klientin ist es sinnvoll, wertschätzend zu unterbrechen und festzuhalten, dass die erwähnten Themen Material für nächste Sitzungen bringen und dies vermerkt wird. Danach kann die Klientin wieder zum Sitzungsgewinn bzw. zu der nun entlasteten Körperstelle hingeführt werden: »Auch wenn Ihr Nacken immer noch verspannt ist, haben Sie bemerkt, dass Ihr Magen nun frei von Druck ist. Gönnen Sie sich dieses Gefühl, indem Sie sich genug Zeit dafür nehmen.«

Ein weiterer Teil des Abschlusses ist Fragen gewidmet, die die Zeit nach der Sitzung betreffen. Wird die Klientin abgeholt, hat sie Zeit, sich zu erholen, was ist in den nächsten Tagen geplant? Sie wird darüber informiert, dass auftretende Symptome Zeichen eines weitergehenden Verarbeitungsprozesses sind. Unser Organismus hat jeden Moment die Tendenz, sich selbst zu regulieren. Symptome, heftige Gefühle oder auch Träume, die in der Zeit zwischen den Sitzungen auftreten, können in einem Therapietagebuch festgehalten werden.

Vielleicht ergeben sich methodische Fragen, oder es sind während der Sitzung Themen aufgetaucht, die psychoedukativer Bemerkungen bedürfen. Die Aufklärung über Körpersymptome, die mit dem Prozess einhergehen, ist eine wichtige Normalisierungsintervention.

Häufig entsteht Unsicherheit, wenn der Körper während der Sitzung gezittert hat oder andere unwillkürliche Bewegungsreaktionen aufgetreten sind. Ich nutze hier das Erklärungsmodell von Peter Levin, der die Phänomene mit der Schreckreaktion eines Tieres, das nach einer Gefahr abzittert oder sich abschüttelt, vergleicht (Peter Levin, 1998).

Die Antiperistaltik, die sich bei Ekel und Übelkeit und im Gefühl, erbrechen zu müssen, zeigt, ist ebenfalls oft angstbesetzt. Hier mache ich darauf aufmerksam, dass dies ebenfalls eine der vielen sinnvollen Reaktionen des Körpers auf Gift oder Ungenießbares ist. Bei traumatherapeutischen Prozessen ist der Impuls, Giftiges loszuwerden, meist im übertragenen Sinn zu verstehen. Bei der Aufarbeitung einer oralen Vergewaltigung ist jedoch das Würgen und die Bewegung der Antiperistaltik Teil des Prozesses, der mit dem tatsächlichen Erleben in Zusammenhang steht. In beiden Fällen braucht die Bewegung Raum, um Ausdruck zu finden. Ich habe in Laufe meiner Erfahrung jedoch noch nie erlebt, dass jemand tatsächlich erbrochen hat, sehr wohl aber viele mit Würgen und Ausdruck von Ekel, wie Zunge herausstrecken, verbundene Prozesse, die danach zu einem Gefühl der Befreiung geführt haben.

5.3 Am Ende zum Anfang zurück

Grundsätzlich sollte jede therapeutische Sitzung das Ziel haben, Klientinnen stabiler, frohgemuter, erleichterter, einfach in einem besseren Zustand als davor zu entlassen. Jede Sitzung mit IBT beginnt daher mit stabilisierenden Interventionen und wird nach Aktualisierung, Transformation und Neuverarbeitung in der Integrationsphase erneut mit stabilisierenden Elementen beendet. Die gute Planung einer Sitzung ist eine Voraussetzung dafür. Genügend Zeit für einen ressourcenorientierten Abschluss einzuplanen ist Aufgabe der Therapeutin.

Dazu gehören körperorientierte und imaginative Distanzierungsübungen bzw. körperorientierte Entspannungs- und Reorientierungsübungen. Anders als zu Beginn sind diese vorrangig aktivierend und dazu da, den Schritt nach draußen vorzubereiten. Dazu gehören Abschütteln, Abklopfen, im Therapieraum umhergehen sowie von der Klientin mitgebrachte oder selbst entwickelte Körperübungen.

Meridianpunkte abzuklopfen, wie sie in der Energy Psychology (Gallo, 1998) definiert werden, oder ein Mudra, eine spezielle Handhaltung aus der Yogapraxis, eignen sich dafür. Einen bewussten großen Schritt aus dem Raum zu machen, verbunden mit der Vorstellung, alles, was noch belastet, im Therapieraum zu lassen, ist ein bewegungsorientiertes Abschlussritual.

5.4 Integrationsphase in der Gruppe

- In der Gruppenarbeit wird eine Verarbeitungssequenz mit einem *bewegten Sharing* abgeschlossen. Der Begriff »Sharing« kommt aus dem Psychodrama. In der Abschlussphase einer psychodramatischen Einzelarbeit in der Gruppe teilen die Gruppenmitglieder mit, was sie an dem Erlebten berührt hat. In der Integrationsphase der IBT-Gruppenarbeit wird diese Rückmeldung körperorientiert und daher bewegt gegeben. Die Gruppenmitglieder nehmen nacheinander auf der Bühne eine Haltung ein, die sie berührt hat, oder sie wiederholen eine Bewegung oder Bewegungsfrequenz der Protagonistin. Das kann mit einem Wort oder Satz verbunden sein, den die Protagonistin gesprochen hat, oder auch gänzlich nonverbal ausfallen.

- Dem bewegten Sharing folgt ein *bewegtes Feedback.* Gruppenmitglieder assoziieren eigene Ideen zu dem gerade Erlebten. Sie bringen einzelne Bewegungen und Haltungen, mit oder ohne Worte auf die Bühne und drücken damit ihre Gefühle und Assoziationen zu ihrer eigenen Geschichte aus.

- Den Abschluss der Integrationsphase in der Gruppe bildet der gemeinsame freie Tanz. Dadurch wird der Raum für den nächsten Verarbeitungsprozess »freigetanzt«. Erfolgreiche Traumaverarbeitung in der Gruppe ermutigt alle Beteiligten, gerade wenn es sich um Folgen massiver Gewalterfahrungen handelt. In den »Tanz-aus-dem-Trauma«-Gruppen haben mutige Teilnehmerinnen sexuelle Gewalterfahrungen verarbeitet, wie die Vergewaltigung durch den eigenen Vater, Gruppenvergewaltigungen oder ganz frühe Erfahrungen von Misshandlung in der Kindheit. Gerade diese Themen sind nicht nur tabuisiert, es gibt dafür oftmals keine Worte. Nicht umsonst spricht man vom »sprachlosen Schrecken«, der nicht nur die Betroffenen erfasst, sondern auch das soziale Umfeld. Das hat zur Folge, dass Opfer von Gewalttaten noch einmal allein gelassen werden und sich dadurch vom Leben und der Gemeinschaft abgeschnitten fühlen. Daher erinnere ich mich mit großer Demut an die Empathie und Solidarität, die jeweils entstand. Gerade nach intensiven, schwierigen Prozessen sind mir Ausbrüche von Lebensfreude im gemeinsamen Tanz am deutlichsten in Erinnerung. Sich trotz allem gemeinsam am Leben zu erfreuen, ist im freien Tanz möglich.

Trotz allem – in Verbindung sein

Menschen sind soziale Wesen, die »unfertig« und abhängig von primären Bezugspersonen auf die Welt kommen. Darauf ist unsere Biologie ausgerichtet. Das Erste, was ein Neugeborenes macht, ist sich auf die Nahrungsquelle, die mütterliche Brust, zuzubewegen. Die sogenannten Bindungshormone, Vasopression und Oxytozin, werden bei Mutter und Kind ausgeschüttet und verschaffen beiden ein seeliges Gefühl der Nähe und Entspannung. Menschliche Nähe ist grundsätzlich mit Wohlgefühl verbunden. Daniel Siegel (2012) bezeichnet das Gehirn als das soziale Organ unseres Körpers.

Die interpersonelle Neurobiologie (Siegel, 2012) entwickelt sich im Laufe des Lebens, je nachdem, welche Beziehungserfahrungen gemacht werden. Zu den negativsten Erfahrungen zählt wohl, wenn die primären Bezugspersonen, denen ein Kind schutzlos ausgeliefert ist, gewalttätig sind oder es vernachlässigen. Die IBT verlässt sich auf die ursprünglich angelegten neurobiologischen Voraussetzungen, um dorthin zurückzukehren, wo das soziale Wesen Mensch beginnt. Die ursprüngliche Fähigkeit zu Nähe und sozialer Interaktion, auf die Menschen grundsätzlich angelegt sind, kann jederzeit geweckt werden. Nicht nur im traumatherapeutischen Einzelsetting, sondern vor allem in der Gruppe. Die freie Bewegung im bewussten Tanz ist dazu der beste Lehrmeister, den ich bis jetzt kennengelernt habe.

Wenn es in traumaverarbeitenden Prozessen gelingt, die traumakompensatorischen Schemata durch echte Sicherheit zu ersetzen, kommen ganz selbstverständlich die ursprünglichen sozialen Fähigkeiten zum Vorschein. Mitgefühl, Empathie und Liebenswürdigkeit zeigen sich, wenn die Worte, die aus dem wertenden und beurteilenden Verstand kommen, Pause haben.

Die reflexive Aufmerksamkeit, die in der IBT bei der Bewegungswahrnehmung beginnt und sich auf alle weiteren Ebenen der menschlichen Wahrnehmung ausdehnt, ermöglicht die Integration von Körper, Gefühl und Geist sowie jener Dimension, die darüber hinausgeht.

Wir wissen, dass das Cerebellum, das Kleinhirn, das die Bewegungen steuert, mit dem gesamten Gehirn in Verbindung steht. Bewegung formt buchstäblich unser Gehirn, neuronale Verbindungen werden geschaffen und vorhandene gestärkt.

Daher macht sich die IBT auf die Suche nach Bewegung, selbst wenn sich scheinbar nichts mehr bewegt.

5.5 Gelungene Traumaverarbeitung

»Es ist vorbei.« »Heute bin ich nicht allein.«

»Ich kann mir heute Hilfe holen, ich fühle mich nicht mehr ausgeliefert.« Solche und ähnliche Aussagen am Ende eines Verarbeitungsprozesses weisen auf die gelungene Verarbeitung und Reorientierung in der Gegenwart hin.

Kennzeichen dafür sind (Karner & Weissenböck, 2011): Die vergangenen Erlebnisse können assoziiert, das bedeutet, mit einer angemessenen gefühlsmäßigen Reaktion betrachtet werden. Erinnerungen können, ohne zu dissoziieren oder zu überfluten und »weggespült« zu werden, angenommen werden. Der Boden unter den Füßen ist spürbar da. Das bearbeitete Ereignis erscheint daraufhin in weiterer Distanz.

Die Erinnerungsbilder haben sich verändert, sie rücken in weitere Entfernung oder verblassen oder sind nicht mehr wichtig. Oft sind hilfreiche Details wieder aufgetaucht, die davor vergessen waren. Etwa Personen, die anwesend waren, aber nicht helfen konnten, oder auch imaginative Helferwesen. Manchmal können erst nach der Verarbeitung positive Erinnerungen auftauchen oder positive Erlebnisse mit derselben Person, mit der man auch Schreckliches erlebt hat. Kinder können Ambivalenzen nicht aushalten und tun alles, um die »Guten« von den »Bösen« innerlich zu trennen. Erwachsene können durch die erfolgreiche Traumaverarbeitung akzeptieren lernen, dass die böse, schlagende Mutter auch liebevolle Momente hatte, und dies nebeneinander stehen lassen oder sogar aus den schönen Momenten Kraft beziehen.

Wenn ein Trauma verarbeitet wurde, ist es oft, als würde sich eine Blockade lösen, die die positiven Erinnerungen an die Kindheit abgehalten hat. Diese können erst nach erfolgreicher Verarbeitung frei ins Bewusstsein strömen und die Person noch im Nachhinein stärken.

> Joan berichtet in der Nachbesprechung der Sitzung, die im Kapitel Transformation beschrieben wurde, dass sie sich nun vollständiger an die Szene erinnert, die sich in der Wohnung in Italien abgespielt hat. Ihre Mutter stritt mit einem Mann und schmiss in einem Zornesausbruch Bilder und Gläser auf den Boden. Joan hatte sich, als sie sich in eine Ecke des Zimmers flüchtete, durch das herumliegende Glas am Finger geschnitten, der daraufhin blutete. Das hatte den Schrecken und das Gefühl, allein und ausgeliefert zu sein, zusätzlich verstärkt. Erst nach dem Verarbeitungsprozess erinnerte sich Joan schließlich daran, dass ihre Mutter irgendwann doch bemerkte, dass sie da war, und ihre Wunde am Finger mit einem Pflaster verarztete. Sie erinnerte sich, dass sie dabei auf dem Schoß ihrer Mutter saß, die sich offensichtlich beruhigt hatte. Diese positive Erinnerung gab Joan zusätzlich Kraft. »Das hatte ich ja völlig vergessen, sie (die Mutter) konnte auch ganz lieb und fürsorglich sein.«

Das Ereignis kann auf diese Weise auch besser ins Selbstbild und in die eigene Lebensgeschichte integriert werden. Die Kindheit war nicht ausschließlich schrecklich, es tut gut, sich auch an die lichten Momente erinnern zu können.

Die Differenzierungsfähigkeit erhöht sich, die generalisierenden Aussagen über sich selbst und die Welt weichen. Evas Haltung zu Beginn der Therapie war: »Alle Männer sind böse bzw. DIE sind halt so.« Es entlastet ihre Beziehung zu den beiden Söhnen, dass sie auf ihre Reise durch die traumatischen Erfahrungen gelernt hat, zu differenzieren und die Möglichkeit anzuerkennen, unterschiedliche Erfahrungen mit unterschiedlichen Menschen machen zu können.

Die Integration von traumatischen Erfahrungen ins Alltagsleben zieht gesunde Distanz, körperliche Entlastung und das Gefühl der Befreiung nach sich. Das Gefühl der körperlichen Entlastung und Befreiung führt dazu, dass sich auch Spannungskopfschmerz, Magenbeschwerden oder sogar Migräne verabschieden können. Die gewonnenen Erkenntnisse und Lernerfahrungen werden im Alltag umgesetzt. Dies wird in der Therapie unterstützend begleitet. Das familiäre und berufliche System verändert sich für alle Beteiligten, wenn eine Person sich verändert. Plötzlich keine Angst mehr vor einem Gespräch mit dem Chef zu haben, ohne Flugangst die Fernreise mit der Familie antreten zu können oder Widerstandskraft zu entwickeln, um endlich in der Beziehung wichtige Forderungen zu stellen, zieht Veränderungen im gesamten System nach sich. Die Umsetzung in die jeweilige Lebensrealität braucht ausreichend Zeit, bevor neue Verarbeitungsziele in Angriff genommen werden.

Wir können traumatische Erfahrungen nicht zum Verschwinden bringen, aber über sie hinauswachsen. Der Gewinn ist ein persönlicher Wachstumsprozess, ein Zugewinn an Reflexionsfähigkeit, Beziehungsfähigkeit und Lebensfreude.

Jeder Mensch und jeder Körper ist einmalig, daher wird nur ein individualisierbarer, therapeutischer Ansatz den vielfältigen Anforderungen gerecht. Mein Anliegen ist es, mit der IBT jeder Klientin und jedem Klienten eine maßgeschneiderte Traumatherapie anzubieten, die keine Leistungsanforderungen stellt, sondern Angebote macht und den individuellen Wachstumsprozess unterstützt. Dafür wird eine Struktur zur Verfügung gestellt, die sowohl Orientierung und größtmögliche Sicherheit als auch Freiheit und Raum für Kreativität und Intuition gibt.

Insofern lade ich ein, mit den Übungen im Praxisteil spielerisch umzugehen und alles zu integrieren, was hilft, die Orientierung in der Gegenwart zu unterstützen und Körper, Emotion und Geist zu verbinden. Der freie Tanz ist mir dabei der größte Lehrmeister.

TEIL III

Praxisteil

KAPITEL 1

Der Tanz aus dem Trauma – die Rolle des freien Tanzes in der IBT

Man weiß seit Jahrhunderten um den positiven, gesundheitlichen Effekt von Tanz. Man sah den Effekt bisher vorrangig im sportlichen Training. In jüngerer Zeit hat die Forschung jedoch gesundheitliche Vorteile beschrieben, die die psychischen und mentalen Fähigkeiten betreffen. Stressreduktion oder ein Ansteigen des Serotoninspiegels, der das Wohlgefühl verstärkt, waren darunter.

1.1 Tanzen macht klug

Den erstaunlichsten Effekt brachte eine groß angelegte Langzeitstudie zutage, die 2003 im New England Journal of Medicine veröffentlicht wurde. Es konnte nachgewiesen werden, dass Tanzen, im Vergleich zu allen anderen untersuchten körperlichen Tätigkeiten, die beste Prävention gegen Alzheimer und andere Demenzerkrankungen ist.

Die Langzeitstudie der Albert Einstein University in New York City wurde an 469 Menschen ab 75 Jahren und älter durchgeführt, die insgesamt 21 Jahre lang immer wieder untersucht wurden. Man wollte herausfinden, ob körperliche oder geistige Freizeitbeschäftigungen die geistigen Fähigkeiten und die Denkschärfe positiv beeinflussen. Kognitive Aktivitäten wie Buchlesen, Kreuzworträtsel lösen, Kartenspielen oder das Spielen von Musikinstrumenten wurden untersucht, ebenso wie körperliche Betätigungen wie Tennis und Golf spielen, schwimmen, Rad fahren, tanzen, spazieren gehen oder auch Hausarbeit machen. Das Ergebnis war, dass manche Tätigkeiten einen signifikanten Effekt hatten und manche nicht. Geistig herausfordernde Tätigkeiten senken das Demenzrisiko. Eine Überraschung in der Studie war, dass fast keine der körperlichen Aktivitäten vor Demenzerkrankungen schützen. Selbstverständlich gibt es einen positiven kardiovaskulären Effekt, aber der Fokus der Studie lag auf der geistigen Leistung. Es gab nur eine Ausnahme – und zwar tanzen. Einige beispielhafte Ergebnisse:

- Lesen reduziert das Demenzrisiko um 35 %,
- Rad fahren, schwimmen und Golf spielen gleichermaßen um 0 %,
- Kreuzworträtsel lösen und Puzzle spielen (mindestens 4- mal pro Woche) um 47 %
- aber regelmäßiges Tanzen um 76 %.

Insgesamt waren lesen, Brettspiele spielen, ein Instrument spielen und tanzen mit einem niedrigeren Demenzrisiko verbunden. Aber außer tanzen gab es keine körperliche Aktivität, die das Risiko senkte.

Als Ursachen dafür wurden folgende Hypothesen aufgestellt:

Menschen, die oft tanzen, haben mehr kognitive Reserven und bauen eine erweiterte Komplexität der Synapsen auf, ähnlich wie es durch Bildung geschieht. Möglich macht dies die Neuroplastizität unseres Gehirns (Hebb, 1949). Dieses erneuert konstant die neuronalen Verbindungen in dem Ausmaß, in dem sie gebraucht werden. Wenn die Verbindungen nicht genutzt werden, gehen sie verloren.

Tanz erfordert unterschiedliche Gehirnfunktionen gleichzeitig und schafft damit die neuronalen Wege, die diese Gehirnareale verbinden. Kinästhetische, rationale, musikalische und emotionale Funktionen werden zugleich aktiviert.

Beim freien Tanz gibt es zudem keine vorgegebenen Bewegungen. Neue Entscheidungen müssen daher pausenlos und rasch aufeinanderfolgend getroffen werden. Kreativität, ein bestimmender Faktor für Intelligenz (MacKinnon & Hall, 1972), ist hier ununterbrochen gefordert, ebenso wie die Propriozeption, die Orientierung im Raum.

1.2 Wie freier Tanz die Traumaverarbeitung unterstützt

In der Traumaverarbeitung werden jene Fähigkeiten gebraucht, die im freien Tanz geschult werden. Musik und Tanz sind universelle Kraftquellen, die zur inneren Stabilität beitragen. Intuition, Vertrauen in den inneren Prozess und duale Aufmerksamkeit helfen beim Navigieren aus dem Traumaschema. Kreativität und rasche Entscheidungsfindung sind in der Neuverarbeitung unerlässlich. Das Praktizieren von freiem Tanz kann daher in jeder Phase der Traumatherapie unterstützend wirken. Tanz unterstützt die Beziehungsaufnahme im sicheren Rahmen einer angeleiteten Gruppe. Die Gruppe kann als Experimentier- und Übungsfeld für das Entwickeln von neuen, angstfreien Formen der Begegnung dienen. Hier können gewohnte, aber nicht mehr angemessene Handlungsweisen erkannt und spielerisch aufgelöst werden. Da dies nonverbal erfolgt, muss nichts erklärt oder gerechtfertigt werden. Alles, auch Unbehagen oder Angst, wird sofort in Bewegung und Tanz umgesetzt, das Risiko für Konflikte wird dadurch minimiert.

Der Tango Argentino ist eine Mischform zwischen strukturierter, vorgegebener und freier Form. Das Spiel mit der Balance zwischen Führen und Geführtwerden schult die Hingabe und das Vertrauen in sich selbst und den Partner. Beziehungstraumatisierte Menschen wagen sich jedoch oft nicht in den nahen körperlichen Kontakt, wie es der Tango oder andere klassische Tanzstile erfordern.

Andere Tanzstile, wie Jazz, Modern Dance oder auch Afrodance, die mit fertigen und festgelegten Choreografien und Spiegeln im Raum arbeiten, konfrontieren mit Leistungsansprüchen und fördern die Tendenz, sich selbst zu bewerten. Sie sind daher oft ebenfalls nicht für traumatisierte Menschen geeignet.

Hier bietet der freie Tanz eine gute Alternative. Wichtig ist nicht, wie die Bewegung aussieht, sondern wie sie sich anfühlt. Es gibt keinen von der Methode ausgehenden Leistungsanspruch. In einer 5-Rhythmen-Klasse entscheidet jeder spontan jeden Moment aufs Neue, ob er allein oder mit einer Partnerin oder Partner tanzen will.

Im Flowing, dem ersten Rhythmus, geht es jedes Mal wieder darum, den eigenen inneren Fluss der Bewegung zu finden und dem Körper zu vertrauen. Um zu lernen, entspannt im Körper zu Hause zu sein, während andere Menschen im Raum sind, muss sich oftmals die Neurozeption, die auf negativen Erfahrungen und Misstrauen gegenüber anderen Menschen basiert, nachhaltig verändern. Das geschieht nach und nach im Laufe der Praxis.

Das Thema Führen und Geführtwerden wird unter anderem im Rahmen des zweiten Rhythmus, des Staccato, geübt. Hier wird mit Übungen angeregt, einfachen Bewegungsabfolgen zu folgen oder selbst einfache Bewegungen anzuleiten und sich dann im Führen und Folgen abzuwechseln. Weitere Themen im Staccato sind, Grenzen zu setzen und die der anderen zu respektieren sowie einen klaren, körperlichen Ausdruck für Zustimmung und Ablehnung, Ja und Nein, zu finden.

Im Chaos wird geübt, sich der Musik und dem Tanz hinzugeben. Für Menschen mit Gewalterfahrungen ist die innere Grenze zwischen Hingabe und dem Gefühl der Selbstaufgabe, das mit dem Überwältigtwerden im Zuge von Gewalterfahrungen einhergeht, sehr schmal. Gabrielle Roth empfahl daher, Hingabe zu lernen, indem man übt, sich dem Tanz hinzugeben. Hingabe entsteht aus der Fähigkeit, Kontrollverlust zu genießen. Solange Kontrollverlust jedoch neurobiologisch basierte Reaktionen hervorruft, die mit Gewalterfahrungen gekoppelt sind, löst jedes Loslassen Angst aus. Im Tanz kann in Sicherheit geübt werden, sich an diese individuelle Grenze zu begeben und erst dann absichtsvoll zu überschreiten, wenn man dazu bereit ist.

Diese Differenzierungsfähigkeit hilft, in der Traumaverarbeitung selbst bei schmerzlichen Themen innerlich präsent zu bleiben und dem Prozessverlauf zu vertrauen.

Meine Erfahrung ist, dass Klientinnen, die neben der Traumatherapie 5 Rhythmen praktizieren, ihre Fähigkeit, unwillkürliche Bewegungen des Körpers zuzulassen, erweitern. Sie empfinden tiefe Prozesse in der Therapie daraufhin nicht bedrohlich. Dissoziative Zustände werden seltener, bzw. die Kompetenz, Dissoziation, wenn sie auftritt, zu erkennen, erweitert sich durch die Tanzpraxis. Die therapeutischen Erlebnisse, die zur Befreiung aus alten traumatischen Erinnerungen führen, werden vertieft und umso nachhaltiger, wenn diese Erfahrung, wie bei »Tanz aus dem Trauma«, im gemeinsamen Tanz mündet oder begleitend zur Einzeltherapie Tanzsessions besucht werden. Der therapeutische Rahmen im Einzelsetting schafft umgekehrt oft erst die Voraussetzung dafür, sich in eine Gruppe zu wagen. Freie, bewusste Tanzformen sind heilsam und tragen zur Persönlichkeitsentwicklung bei, sie wirken jedoch nicht therapeutisch und können eine Therapie nicht ersetzen. Von vielen Trauma-Überlebenden weiß ich, dass sie das Setting im freien Tanz, am Beginn ihrer therapeutischen Reise, oftmals als zu ungeschützt empfinden.

Musik und die Gemeinsamkeit in der Gruppe sind einerseits große Ressourcen. Andererseits können nonverbale Begegnungen und die Dynamik, die in einem Raum voller Menschen mit zum Teil lauter Musik entsteht, als Trigger wirken und überfordernd sein. Wenn Unsicherheit und Angst nicht in Bewegung umgesetzt werden können, verlassen Menschen mit posttraumatischer Belastung die Tanzfläche und kommen nie wieder. Im Gruppensetting der IBT im »Tanz aus dem Trauma« habe ich daher einen Rahmen geschaffen, in dem die positiven Wirkfaktoren des Tanzes mit jenen der traumatherapeutischen Prozessarbeit verbunden werden. In einer relativ kleinen Gruppe wechseln sich therapeutische Arbeit und angeleiteter freier Tanz ab.

Im Einzelsetting arbeite ich mit Bewegung, ohne und mit bilateral aufgenommener Musik. Im Gruppensetting ist der freie Tanz ein fixer Bestandteil der Selbsterfahrung. Im freien bewussten Tanz entstehen intensive Momente von Glück und ungezügelter Lebensfreude. Die Momente, in denen das Gefühl der Einheit zwischen Körper, Gefühl und Geist entsteht, werden im Laufe der Praxis immer häufiger. Das Gefühl, gerade durch diese innere Einheit mit anderen verbunden zu sein, entsteht ganz von selbst. Diese Erlebnisse wirken nachhaltig über den Tanzraum hinaus.

KAPITEL 2

Übungen

Ich habe hier einige Übungen ausgewählt, die sich im Laufe der Jahre als sehr wirkungsvoll erwiesen haben, um mehr im Körper und damit in der gegenwärtigen Präsenz anzukommen. Diese Übungen können miteinander kombiniert werden. Sie sollen als Quelle der Inspiration dienen und zur spielerischen und kreativen individuellen Weiterentwicklung einladen.

2.1 Die drei basalen Unterstützungssysteme: Erde, Schwerkraft, Atem

Getragen, gehalten und verbunden sein

Dies ist eine Basisübung, die dazu dient, die Aufmerksamkeit in den Körper zu lenken mit der Absicht, sich ein Stück wohler und sicherer zu fühlen. Es ist eine Atem- und Körperwahrnehmungsübung, die jeder Imaginations- oder Phantasiereise vorangestellt oder mit ihr kombiniert werden kann. Die Wahrnehmungsübung basiert auf allgemein gültigen physikalischen und physiologischen Tatsachen und benennt Kräfte, die auf den Körper einwirken.

1. Die Tragfähigkeit der Erde
2. Die Schwerkraft
3. Die nährende Verbindung durch den Atem

Wir benutzen unsere Beobachtungsfähigkeit, um diese Kräfte wahrzunehmen:

Finde einen ruhigen, sicheren Ort, an dem du nicht gestört wirst. Am einfachsten ist es, dir von einer vertrauten Person den Text ruhig und langsam vorlesen zu lassen und den Worten so weit zu folgen, wie sie für dich passen:

Setze oder lege dich bequem hin. Sei bereit, jederzeit allen Impulsen des Körpers nachzugeben, um es dir noch bequemer zu machen – sei es Gähnen oder Strecken, das Gewicht verlagern, einen Körperteil zurechtrücken – oder deine Haltung insgesamt zu verändern, folge deinem Körper. Richte den Blick mit offenen Augen auf einen Punkt vor dir und lass die Augen dort entspannt ruhen. Lass deinen Blick weich und weit werden. Wenn du dich sicher genug fühlst, lass zu, dass sich die Augen jederzeit schließen. Wichtig ist, nicht durch das Nachaußen- oder Umherschauen von deiner Innenwahrnehmung abgelenkt zu werden und dich dabei so sicher wie möglich zu fühlen.

Lass den Radar deiner Aufmerksamkeit nun mit jedem Atemzug, nach und nach, zu dir hinwandern. Lass dir Zeit, um immer mehr deine physische, körperliche Präsenz wahrzunehmen. Beginne mit der Peripherie deines Körpers, beginne bei den Fußsohlen. Spüre den Boden unter den Füßen, den Stoff der Socken, den Druck der Schuhe oder die nackte Haut deiner Fußsohlen. Geh weiter zur Sitzfläche und dem Druck, der von unten an deinen Oberschenkeln und deinem Gesäß spürbar wird. Der Sessel und darunter der Boden trägt dich, das wird durch den Druck von unten spürbar. Spüre nun auch den Kontakt des Rückens mit der Sessellehne oder dem Boden. Vertraue dem Sessel, dem Boden, dass er dein Gewicht stützt und trägt. Nimm wahr, wie die Arme und Hände aufliegen, ohne irgendetwas tun zu müssen. Wenn du sitzt, nimm wahr, wie der Kopf so aufrecht und entspannt wie möglich zwischen den Schultern schwingt. Vertraue dem Sessel, dem Boden und damit der Erde, die dein Gewicht trägt. Gib, soweit es dir möglich ist, dein Gewicht an die Erde ab. Mit dem Gewicht deines Körpers nimmst du die Schwerkraft wahr. Die Schwerkraft hält dich verlässlich auf der Erde, seit und solange du auf der Welt bist.

Nimm nun mit deiner Fähigkeit, zu beobachten, den Strom des Atems wahr, ohne ihn zu verändern. Gleichgültig, ob der Atem schnell oder langsam, entspannt oder angespannt, eckig oder rund fließt. Du beobachtest einfach das Einströmen der Luft, das Weiten von Brust- und Bauchraum und das Ausströmen und sanfte Einsinken und Entspannen. Vielleicht kannst du sogar den Temperaturunterschied wahrnehmen. Wenn die Luft über die Nase einströmt, ist sie kühler, sie erwärmt sich im Brustraum und strömt wärmer wieder aus. Nimm ein paar Atemzüge lang nur diese Temperaturunterschiede wahr. Beobachte das Einatmen, das Ausatmen und die Momente dazwischen.
Beobachte den Kreislauf deines Atems, frische Luft strömt von außen ein, nährt deinen Körper, und verbrauchte Luft strömt von innen hinaus. Mach dir bewusst, dass der Atem eine Verbindung zwischen deinem Inneren und dem Außen schafft, dass der Atem dich mit der Luft, der Atmosphäre, vielleicht sogar mit dem großen Atmen des Universums verbindet.
Setze nun einen sanften Impuls, beim Ausatmen alle Muskeln loszulassen, die du nicht brauchst, um hier zu sitzen oder zu liegen, aber nur soweit das möglich ist. Das Einatmen geht ganz von selbst, dein Körper holt sich, seit und solange er auf dieser Welt ist, genau so viel Sauerstoff, wie er braucht. Beim Ausatmen lass nun sanft los, sodass du mit jedem Ausatmen mehr und mehr das Gewicht, die Schwere deines Körpers wahrnehmen kannst.
Vielleicht kannst du nun die Sicherheit spüren, die darin liegt, von der Erde *getragen*, von der Schwerkraft *gehalten* und durch den Strom deines Atems *verbunden* zu sein – in deinem Körper, in jedem Moment.

2.2 Einen Schutzraum aufbauen

Diese Übung kann an die vorige anschließen oder auch eigenständig durchgeführt werden. Wenn in der Therapie ein hochbelastendes Thema oder eine Erinnerung aufgetaucht ist bzw. im Anschluss in einem Prozess verarbeitet werden soll, dient diese Übung dazu, spezielle Vorstellungen zu entwickeln, die bei genau diesem Vorhaben helfen. Ein Schutzraum um den Körper wird mit einer Kombination aus Imagination und Körperwahrnehmung definiert. Dieser Schutzraum kann, je nach Vorhaben oder Thema, immer wieder neu gestaltet werden. Die Reihenfolge der Richtungen, in der der Raum aufgebaut wird, sind unten, hinten, vorne, links, rechts und oben. Wahlweise kann man auch im Stehen oder in Bewegung arbeiten und die Hände und Arme bewegen, um die Räume um den Körper zu ertasten.

Die Anleitung, die nun folgt, geht davon aus, dass die Person sitzt, und lädt bei der Richtung nach oben die Arme ein, sich zu bewegen. Die Therapeutin schreibt während der Anleitung mit, welche Imaginationen jeweils auftauchen, um diese auch bei weiteren Sitzungen nutzen zu können.

> Fühle den Kontakt mit der Erde, indem du die Füße am Boden und die Sitzknochen auf der Sitzfläche spürst. Bewege dich dazu ein wenig hin und her, sodass du einmal den rechten und einmal den linken Sitzknochen auf der Sitzfläche spüren kannst. Stell dir nun vor, wie aus dem Ende deiner Wirbelsäule und aus den Sitzknochen Wurzeln wachsen. Lass sie so tief wie möglich in die Erde wachsen. Die Wurzeln durchdringen alles ganz leicht, bis sie schließlich im Erdreich angelangt sind und sich dort verbreiten und verzweigen, bis sie immer feiner werden. Lass die Wurzeln so tief und so weit wachsen, dass du sicher verankert bis. Über das Netzwerk der Wurzeln strömen nun mit jedem Einatmen Nährstoffe, Flüssigkeit und Mineralien in deinen Körper. Das geht ganz von selbst, wie bei einem Baum, der sicher verankert und von der Erde genährt, stabil dasteht. Das bleibt weiter so, während du mit

der Aufmerksamkeit nun zu deiner Rückseite wanderst. Spüre die Berührung mit der Sessellehne, die Schulterblätter und deinen Hinterkopf. Bewege sanft die Schulterblätter und massiere damit deine Rückenmuskeln. Stell nun in deiner Vorstellung jemanden oder etwas hinter dich, das im Moment Schutz für dich bedeutet. Das kann ein Baum sein, ein Krafttier, ein Ahne, ein Schutzwesen oder ein Mensch, der dir Rückendeckung gibt. Während du dir das vorstellst, spüre die sinnliche Qualität dieser Rückendeckung. Bewege dazu ganz sanft Rücken und Kopf. Wie fühlt sich das an – warm, kühl, weit, weich, fest u. Ä. m., oder spürst du ein Kribbeln? Auch das bleibt genauso, während du nun zu deiner Körpervorderseite wanderst. Bleib über die Stimme mit mir verbunden, während deine Aufmerksamkeit weiterhin ganz bei dir bleibt, und antworte dann, wenn eine Antwort auf meine Frage wie von selbst auftaucht. Was tut sich vor dir auf? Ist es eine Landschaft oder eine bestimmte Farbe, taucht wieder ein Schutzwesen oder ein Mensch auf, der für dich Weite, Voranschreiten und Fortschritt repräsentiert? Spüre, wie sich mit jedem Atemzug dein Brust- und Bauchraum hebt und senkt, während sich vor dir diese Vorstellung ausbreitet. Bleibe bei einem Bild und spüre sinnlich im Körper, wie sich nun dieser Raum vor dir anfühlt.

Nun stell dir jemanden an die Seite. Wer könnte das sein – ein Begleiter, eine Freundin, ein Krafttier? Was taucht auf? Stell diese imaginierte Person oder das Wesen an deine rechte Seite und spüre nun deinen rechten Arm und dein rechtes Bein. kannst du die Begleitung physisch wahrnehmen? Nun lass etwas oder jemanden auftauchen, der oder die deine linke Seite flankiert, und spüre das linke Bein und den linken Arm.

Jetzt bist du nach unten gut verwurzelt, du hast Rückendeckung, nach vorne hin ein Bild der Weite, und es steht dir jemand rechts und links zur Seite. Das bleibt alles genau so, während du mit deiner Vorstellung zum Scheitel wanderst und darüber hinaus. Wie weit reicht deine Vorstellung? Was taucht auf? Hast du eine Lichtschnur, die bis zu deinem Stern führt, gibt es einen Engel, der über dir fliegt? Oder spürst du eine Verbindung zur Göttin oder zu

Gott? Welche Farbe hat das und welches Bild taucht auf? Bleibe bei dem Bild, der Farbe, der Vorstellung, die sich im Moment für dich am angenehmsten und sichersten anfühlt.
Hebe nun die Arme und Hände und spüre den Raum über dir, den Luftzug auf der Haut, wenn du die Hände bewegst, die Weite, die sich auftut.
Bleib, solange das für dich angenehm ist; wenn du magst, erkunde nun den gesamten Raum um dich herum mit den Händen und lass die einzelnen Vorstellungen noch einmal auftauchen.
Geh dann deinen Körper durch, von Kopf bis Fuß oder Fuß bis Kopf, und finde die Stelle, die sich nun am ehesten sicher und geborgen anfühlt.

Ausgehend davon kann man an die nächste Übung, die Wohlfühl- oder Ressourcenbewegung, anschließen, auch ohne davor den sicheren Ort zu imaginieren.

2.3 Der sichere Ort in Bewegung

Während du nun so sicher und entspannt wie möglich hier weiter sitzt oder liegst und atmest, mach in deinem Inneren Platz für einen Ort, an dem du dich ausschließlich sicher und geborgen fühlst. Das kann ein realer Ort sein, wie ein Strand vom letzten Urlaub, ein Berggipfel, von dem du ins Tal geschaut hast, ein Waldweg oder der Kirschbaum im Garten deiner Oma. Es kann aber auch ein imaginierter Ort aus deiner Phantasie sein. Wichtig ist, dass dieser Ort Sicherheit und Geborgenheit für dich bedeutet und du ausschließlich positive Erinnerungen mit diesem Ort verbindest. Insofern eignet sich die eigene Wohnung oder das Schlafzimmer nicht unbedingt, es sei denn, du hattest noch nie einen Albtraum in deinem Bett oder ein Streitgespräch mit einem Familienmitglied oder Ärger, den du von draußen mit nach Hause genommen hast. Wenn irgendetwas auftaucht, was dich beunruhigt, gestalte den Ort sofort so, dass du dich wieder wohl und sicher fühlst. Es ist ganz allein dein sicherer Ort, in deiner Vorstellung. Sieh dich um, sieh die Farben, die Landschaft, die Gegenstände – das Wetter. Die Temperatur ist genau so, wie du es gern hast, nicht zu heiß und nicht zu kalt. Sieh nun dich selbst an diesem Ort in einer Körperhaltung oder Bewegung, die im Moment Sicherheit für dich bedeutet. Das können Sitzen, Liegen, Stehen oder Gehen, Laufen, aber auch Tanzen und Springen sein. Zoome dich näher, verschmelze mit deiner Vorstellung von dir selbst an diesem sicheren Ort. Fühle die Luft auf der Haut. Weht eine sanfte Brise oder spürst du die Wärme von Sonnenstrahlen? Wenn du einatmest, kannst du nun den Geruch, den besonderen Duft dieses Ortes wahrnehmen. Mit jedem Atemzug schmeckst du ihn. Du hörst auch die Klänge, Geräusche oder Melodien, die dort in der Luft liegen. Und du spürst die Körperhaltung oder Bewegung, die du an diesem Ort einnimmst, sodass du die Geborgenheit und Sicherheit wirklich gut wahrnehmen kannst, sodass du geborgen und sicher bist.

Nun geh deinen Körper von Kopf bis Fuß durch, wie mit einem Scanner oder Röntgenapparat, und finde die Stelle in deinem Körper, an der du jetzt schon dieses Gefühl von Geborgenheit und Sicherheit am ehesten oder am meisten wahrnehmen kannst. Wenn du diese Stelle gefunden hast, lass deine Aufmerksamkeit ganz absichtslos dort einige Atemzüge lang ruhen. Das Gefühl von Geborgenheit und Sicherheit breitet sich ganz von selbst in deinem ganzen Körper aus, ohne dass du etwas dazutun musst.

Nun bleibe mit dieser Körperstelle innerlich verbunden, während du langsam die Augen öffnest und dich streckst und reckst. Spiel damit, die Balance zwischen Innen- und Außenwahrnehmung zu finden, bis es dir gelingt, gleichzeitig nach außen zu schauen und mit der sicheren Körperstelle im Inneren verbunden zu sein. Vielleicht magst du als Unterstützung die Hand auf den sicheren Ort in deinem Körper legen, vielleicht ist es aber auch gut, deine Hände freizulassen. Stehe nun langsam auf, spüre die Fußsohlen am Boden, steh weich und entspannt, lass die Knie locker. Jedesmal,

wenn du dich mehr entspannst, entsteht eine Bewegung, lass sie zu und folge ihr.
Spüre die sichere Stelle in deinem Körper und nimm sanfte Bewegungen oder Schwingungen wahr, die ganz von selbst entstehen. Lass alle Vorstellungen oder Pläne, wie das aussehen soll, los. Die Bewegung kann eckig oder rund sein, gleichmäßig oder ungleichmäßig, schnell oder langsam, harmonisch oder »schräg«, bleib einfach aufmerksam und folge deinem Körper und seinen Bewegungsimpulsen – spiel damit.
Dein Körper ist einmalig, daher ist auch die Wohlfühlbewegung etwas Einzigartiges, wie dein Gang oder dein Fingerabdruck. Was sich für dich gut anfühlt, kann für jemand anderen unangenehm sein und umgekehrt. Deshalb versuche erst gar nicht zu vergleichen oder eine dir bekannte Übung zu machen.
Folge mit deiner Aufmerksamkeit den Bewegungsmustern, genieß die Bewegung und halte nach einer Weile eine angenehme Bewegung fest, indem du sie wiederholst. Denke an deinen sicheren Ort und wiederhole die Bewegung, nähre sie mit deinem Atem und deiner Aufmerksamkeit. Wenn dein sicherer Ort am Meer liegt, machen deine Arme vielleicht Schwimmbewegungen, wenn du auf einem Berggipfel stehst, pendelt vielleicht nur dein Oberkörper in der frischen Luft, oder dein Becken schwingt ruhig hin und her. Welche Bewegung du auch findest, sie kommt direkt aus deinem Körper und ist daher einmalig und weder richtig noch falsch. Stell sicher, dass die Bewegung einfach ist, damit du sie dir merken kannst. Gib der Bewegung einen klaren Anfang und ein klares Ende. Wichtigstes Kriterium ist, dass sich die Bewegung gut anfühlt und dein Wohlgefühl nährt.
Lass die Bewegung ganz klein werden, vielleicht ist es nur mehr ein Fingerdruck, der übrig bleibt, eine kleine Bewegung der Hüften, des Kopfes oder der Zehen. Vielleicht ist es auch eine Haltung, in der du die Bewegung mehr spürst, als dass du sie tatsächlich machst. Diese Haltung oder minimale Bewegung kann in Zukunft zusammen mit dem Bild deines Ortes dein »Bewegungsanker« sein. Wenn du in einer herausfordernden Situation bist, mach

diese Bewegung ganz bewusst und stell damit wieder ein Gefühl von Sicherheit und Geborgenheit im Körper her. Je öfter du diese Übungen wiederholst, desto mehr schulst du dein Körpergedächtnis, umso eher stellt sich das gute Gefühl ein, wenn du es brauchst.

2.4 Wohlfühlbewegung/Ressourcenbewegung – Stressbewegung

a) Die Wohlfühlbewegung als Ausgangsbasis:
Der sichere Ort in Bewegung führt zu einer wiederholenden Bewegung oder Haltung, bei der du dich gut, entspannt und sicher fühlst. Solche Bewegungen können Kraftquellen für dich sein, die du mobilisieren kannst, wenn du dich einmal nicht so wohlfühlst oder mehr Kraft und Sicherheit brauchst. Das kann ein Gespräch zur Konfliktlösung ebenso sein wie eine Gehaltsverhandlung oder ein Vorstellungsgespräch, eine Prüfung o. Ä. m.
Übe die Vorstellungen und Bewegungen jedoch schon vor der herausfordernden Situation in einer entspannten Stimmung und sicheren Umgebung, damit du sie später zur Verfügung hast. Es kann jedoch sein, dass sich gerade dann, wenn wir uns auf einen sicheren Ort im Körper oder das Wohlgefühl konzentrieren wollen, unangenehme oder schmerzliche Gefühle mit auftauchen. So als ob sie nur darauf »warten«, endlich Beachtung zu finden. Wichtig ist, dies als normalen Prozess anzuerkennen und nicht als Störung in dem Sinn, dass du etwas falsch machst oder die Übung nicht funktioniert. Klar ist auch, dass du selbst entscheidest, wohin du deine Aufmerksamkeit richtest. Du musst dich nicht von unangenehmen Gefühlen verführen oder überrollen lassen und dich nur mehr damit befassen oder dorthin wenden. Um die hier beschriebenen Übungen sinnvoll machen zu können, schlage ich dir vor, aufkeimende unangenehme Gefühle zu »vertrösten«. Versprich ihnen, du wirst dich später, allein oder im Rahmen einer Therapiesitzung, darum kümmern, und lenke dann die Aufmerksamkeit wieder auf die guten Bilder und die Sicherheit im Körper bzw. dorthin, wo du den Körper am ehesten sicher wahrnimmst.
Erst nachdem du den sicheren Ort im Körper wirklich gut spüren kannst und du deine Wohlfühlbewegung gefunden hast, hast du genug Kraftquellen zur Verfügung, um dich ganz gezielt den nicht so angenehmen Körpersensationen zu widmen. Erst dann kannst

du damit spielen, zwischen Wohlfühlbewegung und der sogenannten Stressbewegung hin- und herzuwechseln. Auf diese Art kannst du die Kraftquellen im Körper mit den Stellen, die Kraft brauchen, verbinden.
Entscheidend dabei ist, den Zeitpunkt und das Tempo bewusst zu bestimmen und nicht die unangenehmen Körpersensationen oder Gefühle über dich bestimmen zu lassen. Mach die nächste Übung also nur, wenn du einige Zeit lang ganz bewusst beim guten Gefühl bleiben kannst. Wenn du gerade in einer akuten Krise oder sehr aufgeregt bist, ist das oftmals ohne eine zweite Person als Unterstützung nicht möglich. Sei also sanft mit dir selbst, verzeihe dir sofort, wenn etwas nicht gelingt, und forciere nichts.
Beginne nun beim sicheren Ort in Bewegung, also den Bildern, Haltungen und/oder Bewegungen, die Wohlgefühle auslösen. Nimm dir Zeit, deine Wohlfühlbewegung für den jetzigen Zeitpunkt zu finden. Wohlfühlbewegungen können sich auch verändern und wechseln, gut ist es aber, mindestens eine Basisbewegung zur Verfügung zu haben, auf die du zurückgreifen kannst. Wiederhole die angenehme Bewegung einige Male, sie soll klar, einfach und wiederholbar sein. Jede Wiederholung speichert den Ablauf im Körpergedächtnis und vertieft die Erfahrung. Nimm dir dafür reichlich Zeit, atme bewusst und entspanne dich.

b) Finden der Stressbewegung:
Stressbewegungen sind jene Bewegungen, die der Körper spontan macht, wenn man sich mit einem unangenehmen Thema, belastenden Erinnerungen oder körperlichem Unbehagen konfrontiert. Wenn du z. B. an eine aufregende, herausfordernde Situation denkst, wie eine Prüfung, ein Vortrag, ein Streit u. Ä. m., kann es sein, dass sich dein Magen zusammenzieht. Wenn du das Zusammenziehen nun verstärkst und wieder löst, entsteht eine wiederholende Bewegung. Eine häufige Schutzbewegung bei subjektiv erlebter Gefahr ist das Hochziehen der Schultern und das Anspannen der Rücken- und Nackenmuskeln. Hochziehen und geführtes Fallenlassen der Schultern ist daher fast für jeden Menschen eine

Stressbewegung, die, wenn sie bewusst gemacht wird, meist unmittelbar zu Entspannung und Erleichterung führt. Probiere es einfach gleich aus!

Die Stressbewegung ist also jene Bewegungsabfolge, die mit einer Belastung einhergeht. So wie die Wohlfühlbewegung mit einem Bild von einem sicheren Ort einhergeht, löst ein Bild einer belastenden Situation eine Schutz- oder Abwehrbewegung aus. Alle in einer traumatischen Situation entstehenden Kampf- oder Fluchtbewegungen bzw. aufgrund der Situation unterbrochene Bewegungen und das Einfrieren sind Stressbewegungen. Erforsche diese Themen ausschließlich mit einer Traumatherapeutin und wähle für die anschließende Übung weniger belastende Themen.

Wenn deine Wohlfühlbewegung nun gut wahrnehmbar ist und »sitzt«, widme dich dem – vielleicht schon vorher aufgetretenen – unangenehmen Gefühl oder gehe mit der Aufmerksamkeit zu dem Thema, das dich in deinem Leben gerade belastet, und spüre nach, wo du diese Belastung im Moment im Körper am stärksten wahrnimmst. Um einen Vorher-Nachher-Vergleich zu haben, kannst du der Belastung auch noch einen subjektiven Zahlenwert zuordnen: 0 ist neutral, gar nicht belastend, und 10 die höchste Belastungsstufe. Atme bewusst, wenn du die Belastungssituation spürst! Die normale Tendenz ist es, in unangenehmen Situationen den Atem anzuhalten, um weniger zu spüren. Daher ist es wichtig, wenn du dich Belastungen stellst, dich daran zu erinnern, tief und bewusst weiterzuatmen.

Achte auf die Körperstelle, an der du die Belastung spürst, atme ruhig weiter und widerstehe der Tendenz, sofort eine entlastende Bewegung zu machen, um dem unangenehmen Gefühl zu entkommen.

Nimm dir Zeit zur Erforschung der physischen Qualität.

Nur wenn die Belastung sehr hoch ist, gib dem Entlastungsimpuls nach und kehre dann sofort zur einfachen Wahrnehmung zurück.

Erforsche die Qualität der Belastung weiter, wie genau du sie spürst: Vielleicht empfindest du einen Druck, Anspannung, ein Ziehen oder Stechen, Hitze oder Kälte. Jetzt erst frage dich, welche

Bewegung diese Belastung hat. Wohin geht der Druck – von innen nach außen oder von oben nach unten? In welche Richtung zieht der Schmerz?
Damit lässt du der Bewegung Zeit, aus der aufmerksamen, wachen Stille zu wachsen.
Folge der Bewegung dieser Empfindung, indem du in eine Bewegung gehst, die genau diesen Schmerz oder das Unbehagen ausdrückt. An dieser Stelle ist wichtig: nicht grübeln – einfach TUN! Vertrau dem Körper und den Impulsen, folge ihnen hinein ins Unbehagen – ATME. Du kannst auch zuerst übertreiben und dann reduzieren. Wichtig ist, dass du wie bei der Wohlfühlbewegung einen einfachen, wiederholbaren Bewegungsablauf findest und dass du möglichst sanft mit dir umgehst!
Vielleicht klappst du in der Magengegend ein, verziehst dein Gesicht zu einer Grimasse oder ziehst die Schultern hoch und ballst die Hände zu Fäusten oder stampfst mit dem Fuß auf – was immer es ist, mach die Bewegung möglichst bewusst, langsam, und auch, wenn sie kraftvoll ist, sanft (!) und lass sie wieder los – mach die Bewegung und lass sie wieder los ... auf diese Art wird eine wiederholende Bewegung daraus.
Bleib nur kurz dabei und wechsle dann zur Wohlfühlbewegung. Mach die Wohlfühlbewegung so lange, bis sie sich wieder gut oder zumindest neutral anfühlt. Dann wechsle in die Belastungsbewegung und wieder zurück in die Wohlfühlbewegung. Mach beide Bewegungen zu Beginn so klar und exakt wie möglich.
Beende die Übung IMMER mit der Wohlfühlbewegung und überprüfe dann den Belastungsgrad. Manchmal wird durch diese Übung viel Energie frei, es kann dir heiß werden oder auch ein bisschen schwindelig, vor allem, wenn du tief atmest. Wenn du magst, leg dir an dieser Stelle passende Musik auf und tanze den »Tanz der Veränderung«, der in der Folge beschrieben wird.

2.5 Tanz der Veränderung

Beginn mit der Wohlfühlbewegung, wiederhole sie und wechsle dann in die Stressbewegung, wechsle hin und her und beobachte, was daraus wird. Lass zu, dass sich Wohlfühlbewegung und Stressbewegung ganz organisch und von selbst verändern. Gib den Bewegungsimpulsen, die einfach von selbst entstehen, Raum. Atme bewusst und lass dich allmählich von den wiederholenden Bewegungen in freie Bewegungen übergehen. Egal, ob du die Bewegungen magst oder nicht, ob du sie schön findest oder nicht – lass deinen Körper so frei wie möglich und lass deinen spontanen Tanz der Veränderung geschehen, solange du magst.
Wenn du richtig schwitzt und schnell atmest, öffnest du dich und deinen Körper für die Veränderung.
Beende deinen Tanz ganz bewusst mit der am Anfang gefundenen Wohlfühlbewegung bzw. wie sie sich jetzt entwickelt hat und aktualisiere deinen sicheren Ort, indem du dir das Bild wieder herholst.
Wenn du gut zur Ruhe gekommen bist, denke noch mal an deine Belastung, spüre in den Körper, zu jener Stelle, an der du zu Beginn die Belastung gespürt hast, und skaliere zwischen 0–10. Wenn sich die Belastung nicht reduziert hat oder sogar gestiegen ist, bedeutet das, dass du zwar ausreichend Kraftquellen mobilisiert hast, damit sich das Thema in seinem gesamten Umfang zeigen darf. Es braucht jedoch noch mehr Zeit und Aufmerksamkeit, um sich gut aufzulösen. Hole dir dafür externe, therapeutische Hilfe und denke daran: Sich Hilfe zu holen ist ein reifer Schritt. Wir sind nicht gemeinsam auf der Welt, um alles allein zu schaffen.
Es kann auch sein, dass an der Stelle, an der vorher die Belastung war, weniger oder nichts zu spüren ist, aber eine andere Körperstelle sich mit Unbehagen meldet. Lass dir Zeit, bevor du diese neue Stelle bearbeitest, und genieße zuerst den Erfolg. Wenn sich die Belastung reduziert hat oder verschwunden ist – gratuliere dir für dein hohes Maß an Selbstregulation und mache einen Freudentanz!

2.6 Eine bewegte Reise durch den Körper – mit oder ohne Musik

Die Reise durch die Körperteile, kurz »Bodyparts« genannt, wurde von Gabrielle Roth vor den eigentlichen Tanz der 5 Rhythmen gestellt, um ganz im Körper anzukommen. In der »Trager Körperarbeit« von Milton Trager werden die einzelnen Körperteile bei Mentastics (Mentale Gymnastik) bewusst, langsam und meditativ erforscht. Die anschließende bewegte, bewusste Reise durch den Körper ist von beiden Bewegungspraxen inspiriert. Sie kann mit oder ohne Musik ausgeführt werden, dauert 20–50 Minuten je nachdem, ob sie langsam und meditativ oder rhythmisch und schneller mit Musik gemacht wird. Suche dir Musik aus, die dich erfreut und beflügelt, und nimm sie als Inspiration für die bewegte Reise durch deinen Körper. Du kannst natürlich, solange du willst bzw. es sich für dich gut anfühlt, bei jedem Körperteil bleiben, die Empfehlung ist, zunächst kürzer und mit jeder Wiederholung der Übung länger, also ca. fünf Minuten, bei einem Körperteil zu bleiben. Sei neugierig auf deinen Körper und seine Bewegungen, mach keine Bewegungsformen, die du schon kennst, oder ein Training aus dieser Reise, sondern bleib offen und aufmerksam für die spontanen Bewegungen, die im Moment kommen. Führe Bewegungen nur so weit, so sanft oder so heftig aus, dass es sich gut anfühlt, und finde Wege, die Bewegungen noch leichter, noch entspannter und noch freudvoller werden zu lassen. Ziel ist es, einen angenehmen und freudvollen Kontakt zu deinem Körper und seinen spontanen Bewegungen herzustellen. Nachdem dein Körper ganz individuell und einmalig ist, gibt es keine Vorgaben, wie sich etwas anfühlen soll, es zählt allein deine Selbstwahrnehmung. Achte auf die Grenzen deines Körpers, atme hinein und dehne sie, wenn überhaupt, ganz sanft aus. Nur was du selbst empfindest, ist wahr, und was sich gut anfühlt, ist richtig. Verwende keine Spiegel, da diese zur Bewertung anregen. Du kannst die Augen schließen und ganz bewusst nach innen spüren und erforschen, wo die Bewegungen entstehen, und immer wieder die Augen öffnen, deinen Körper sehen und den

Unterschied zwischen geschlossenen und offenen Augen wahrnehmen.

Beginne damit, die Aufmerksamkeit in den Kopf zu lenken. Spüre, wie der Kopf frei, leicht und aufrecht zwischen deinen Schultern schwingt. Spüre, wie dein Kopf auf den weichen Bandscheiben und beweglichen Wirbeln der Halswirbelsäule schwimmt. Nimm das Gewicht deines Kopfes wahr, ca. 5–6 Kilo, wie kannst du das Gewicht spüren? Lass den Kopf sanft nach vorne rollen, spüre das Gewicht und gib deinem Nacken mit jeder Bewegung eine sanfte Dehnung. Sei achtsam, wenn du den Kopf in den Nacken rollen lässt. Akzeptiere die Grenzen und mach nur das, was sich gut anfühlt. Lass den Körper so entspannt und weich wie möglich mitschwingen, lass alle Muskeln los, die du nicht brauchst. Der Körper folgt dem Kopf – nicht den Gedanken –, sondern der Bewegung des Kopfes. Der Bewegungsimpuls kommt vom Kopf, der Körper folgt. Bewege alle Muskeln des Kopfes, schneide Grimassen, runzle die Stirn, strecke die Zunge heraus oder wackle mit den Ohren. Entspanne dein Kiefer und bewege die Kiefermuskulatur (ca. 5 Min.).
Dann lass die Aufmerksamkeit weiterwandern, zum Nacken und den Schultern. Ohne die Bewegung zu unterbrechen, bekommen nun deine Schultern deine volle Aufmerksamkeit. Erforsche, wie sich deine Schultern bewegen wollen. Vergleiche die rechte mit der linken Schulter, bewege sie miteinander oder unabhängig voneinander. Lass die Schultern nach vorne und nach hinten kreisen, heben und senken, schütteln und wackeln. Der restliche Körper ist weich und folgt den Bewegungsimpulsen der Schultern. Atme bis zu den Schulterblättern, in den Zwischenraum zwischen Schulterblatt und Rippen. Lass die Schulterblätter auf dem Brustkorb schwimmen und kreisen. Lass zu, dass deine Flügel sich entfalten (ca. 5 Min.).
Wandere weiter zu den Ellbogen und erforsche die Bewegungsmöglichkeiten. Zeichne mit den Ellbogen Ecken und Muster in die Luft. Lote die Richtungen aus und gehe hoch und tief. Der Körper folgt dem Tanz deiner Ellbogen (ca. 5 Min.).

Ohne deinen Tanz zu unterbrechen, gehe nun mit deiner Aufmerksamkeit zu den Händen. Finde Bewegungen, die deine Hände machen können, lass deine Hände tanzen. Finde Gesten und Handgriffe, lass die Hände sanft oder fest, locker oder kraftvoll sein. Bewege alle Finger und erforsche dabei die vielen Muskeln, Sehnen und Knochen, aus denen deine Hände bestehen.

Die Hände sind deine Werkzeuge, sie definieren durch ihre Bewegungen deinen Raum. Sie können herbeiholen, festhalten, streicheln, winken, Fäuste machen – was noch? Spiel mit den Händen, mit den Fingern und lass sie tanzen und lass den Körper folgen (ca. 5 Min.).

Spüre nun bewusst den Tanz deines Kopfes, die Beweglichkeit deines Nackens, der Schultern, der Ellbogen und Hände. Nun lass die Aufmerksamkeit zur Verbindung zwischen oben und unten wandern, zu deiner Wirbelsäule. Wie bewegt sie sich und wie kann und will sie sich bewegen? Finde angenehme wohlige Bewegungen, achte darauf, dass jede Bewegung guttut. Wo ist die Wirbelsäule weich und beweglich? Beginne dort und lass deine Aufmerksamkeit voll dabei sein. Lass die Wirbel wirbeln und die Wirbelsäule schlängeln und kreisen. Roll dich hoch und tief, oder wie auch immer sich deine Wirbelsäule bewegen mag. Und lasse den restlichen Körper so entspannt wie möglich folgen. Wenn du deine Wirbelsäule bewegst, bewegt sich auch das obere und untere Ende mit, wenn du nichts festhältst. Dein Kopf und dein Becken bewegen sich ganz von selbst mit. Dein Tanz geht von der Wirbelsäule aus und wird von den Füßen getragen. Falls du durch den Raum wanderst, öffne die Augen mit weichem Blick (ca. 5 Min.).

Lass nun deine Aufmerksamkeit mit dem Ausatmen in die Hüften hineinfallen und erforsche die Bewegung deiner Hüften. Du kannst die Hüften nach vorne kippen wie Michael Jackson und abwechselnd nach hinten ins Hohlkreuz gehen, das sieht dann vielleicht mehr wie bei Elvis Presley aus. Du kannst sie nach links oder nach rechts bewegen, kreisen lassen, erst in die eine und dann in die andere Richtung, oder sogar liegende Achterschleifen formen. Probiere aus, was deine Hüften alles können, und lass die Knie weich mitschwingen. Entspanne dein Kiefer, dann kann sich auch dein Beckenboden besser entspannen. Lass deine Hüften tanzen, die Schale deines Beckens schwingen, sodass die Organe in deinem Bauch schwimmen und eine sanfte Massage bekommen. Öffne die Augen und lass die Hüften mit deinen Füßen durch den Raum wandern. Folge dem Bewegungsimpuls der Hüften. Wenn du magst, leg eine feurige Musik auf. Südamerikanische oder afrikanische Klänge lassen unsere Hüften meist mühelos schwingen. Trau dich, etwas auszuprobieren, und lass alle Gedanken, Gefühle und Bilder, die auftauchen, da sein und kommen und gehen. Der Fokus deiner Aufmerksamkeit liegt auf deinem Körper und geht immer wieder zu den Hüften zurück (ca. 5 Min.).

Folge nun den Oberschenkeln hinunter zu den Knien und nimm wahr, wie sie sich bewegen. Erforsche alle Bewegungsmöglichkeiten, die dir einfallen. Zeichne wieder Muster in die Luft und finde Bewegungen, die noch leichter, angenehmer und spielerischer sind, während dein Körper ganz entspannt folgt (5 Min.).

Du landest schließlich bei den Füßen und lotest alle Bewegungen aus, die deine Zehen, Fersen und Knöchel machen können und wollen. Lass die Füße durch den Raum wandern, nutze die 5 Richtungen: vorne, hinten, links, rechts und die Drehung. Wechsle zwischen großen und kleinen Schritten ab. Spiele mit dem Rhythmus der Musik, indem du ihm einmal folgst oder auch nicht. Beweg dich manchmal doppelt so schnell oder doppelt so langsam. Die Füße bewegen sich durch den Raum, und dein Körper folgt so entspannt wie möglich (5. Min.).

Zum krönenden Abschluss lass dich mindestens 10 Minuten zu Musik, die du liebst, tanzen und nimm dabei den gesamten Körper wahr.

Beobachte, wie sich deine Körperwahrnehmung und deine Stimmung vom Beginn der Reise bis zum Ende verändert haben.

KAPITEL 3

Move the Body, Change the Brain!

Der IBT-Leitfaden für Therapeutinnen und Therapeuten

IBT führt aus der Komfortzone der alten Muster und Symptome in ein neues befreites Erleben. Der therapeutische Prozess verläuft innerhalb des Toleranzfensters des Nervensystems (NS).

Eine fein abgestimmte, individuelle Begleitung garantiert, dass der Prozess zwischen den Polen Überforderung (Übererregung des Nervensystems NS) und Unterforderung (Erstarrung oder Ermattung) schwingen kann. Bei drohender Übererregung wird beruhigend, bei Untererregung aktivierend interveniert.

Die Grundhaltung ist ressourcen- und prozessorientiert und folgt dem Motto:

Trust the Process – Vertraue dem bewegten Verarbeitungsprozess!

Soviel wie nötig und so wenig wie möglich in den Prozess eingreifen!

Das heißt, dass Therapeutin und Klient gleichermaßen eine offene, beobachtende, körperliche und geistige Haltung einnehmen.

1. *Stabilisieren: Ressourceninstallation.* Beginne mit den drei primären Unterstützungssystemen und dann wahlweise mit dem sicheren Ort in Bewegung oder dem Aufbau eines Schutzraumes und einer Wohlfühlbewegung.

2. *Aktualisieren*: Ausgangsfokus bestimmen. Fragen dazu: »Woran wollen Sie heute arbeiten? Beschreiben Sie kurz das Problem, die Belastung, die Situation, in Stichworten. Finden Sie einen Titel oder eine Überschrift dafür ...«

Jeweils eine Möglichkeit dazu ist:

- die *Körperbewegung*
  die mit der Beschreibung einhergeht, die Stressbewegung nutzen. Entweder über Rückmeldung und Spiegeln der Therapeutin oder von der Klientin selbst gefunden. Therapeutin geht jedenfalls im Bewegungsecho mit.
- die *Affekt- oder Bewegungsbrücke in frühe Erinnerungen*
  Mögliche Frage zur Bewegungsbrücke: »Wiederholen Sie die Bewegung (Stressbewegung), die Sie gemacht haben, als Sie den Titel Ihres Themas verbalisiert haben. Was taucht auf?«
  Mögliche Frage zu Affektbrücke: »Woran erinnert Sie dieses Gefühl, diese Befindlichkeit? Lassen Sie den Scheinwerfer Ihres Bewusstseins in die Vergangenheit leuchten und die früheste Erinnerung auftauchen, die mit diesem Gefühl in Zusammenhang steht.«
  Wie belastend fühlt sich das gerade auf einer Skala von 0–10 an?

3. *Transformieren:*
   Einstieg in den Prozess über die Selbstermächtigung der Klientin. Fragen dazu: »Nehmen Sie noch mal den Ort des größten (am ehesten spürbaren) Wohlgefühls, der Kraft im Körper wahr. Wenn Sie in Kontakt damit sind, dann entscheiden Sie selbst, wann Sie mit der Aufmerksamkeit zur Belastung wandern. Beobachten Sie mit der Frage, was bewegt sich? ganz offen, was auftaucht, was sich verändert, und nehmen Sie alles so vorbehaltlos, wie es Ihnen möglich ist, an.«
   Dem Prozess vertrauen, Worte immer wieder weglassen! Jeweils nach einer Verarbeitungswelle, im »Wellental«, nachfragen: Was ist jetzt? Anzeichen dafür sind Entspannungsreaktionen.
   Aktivierend und beruhigend begleiten. Inhaltlich nicht einmischen. Bewegungswahrnehmung anregen, wahlweise Reflexe bewegungsorientiert und verbal spiegeln, durch Bewegungsecho bewusst machen oder verbal verstärken. Spielen mit Bewegungsimpulsen, unterbrochene Handlungen ausführen.

Haltungen, Gedanken, Überzeugungen werden durch Gespräch und die Stressbewegung in der Aktualisierungsphase deutlich, daraus folgende körperliche Muster zeigen sich im Prozess. Durch Variieren von Tempo, Größe, Erhöhen des Spannungsgrades die Selbstregulationsfähigkeit anregen. Z.B. »Werden Sie sich der Hand auf dem Bauch bewusst, was macht sie gerade?« »Werden Sie sich der Bewegung Ihres Fingers/Fußes bewusst. Machen Sie die Bewegung langsam weiter, solange es sich stimmig anfühlt. Was taucht auf?«

4. *Neuverarbeiten:* Ein tiefer Atemzug, Abebben von Trauer, Entspannung der Muskeln o.Ä.m. nach einer Phase voller Intensität sind Anzeichen, dass ein Aspekt verarbeitet wurde. Nur in einer solchen Phase der Entspannung und Beruhigung nachfragen, wie sich das Thema und das Gefühl dazu verändert hat. »Was ist jetzt? Beschreibe die Qualität der Veränderung.«
Weitere Unterstützungsmöglichkeiten im Prozess:
Persönliches Yoga: Spontane entlastende Gesten und Haltungen aufgreifen, halten, hineinatmen und die Resonanz bewusst machen.
Mit frühen Ich-Zuständen die inneren Kinder erlösen: Fragen und Anregungen dazu: »Borgen Sie dem Kind, das Sie waren, Ihre Stimme, Ihren erwachsenen Körper. Führen Sie die Bewegungen aus, die damals nicht möglich waren. Sprechen Sie aus, was damals nicht aussprechbar war. Wenn Sie mit Ihrem heutigen Wissen zurückschauen, was würden Sie tun oder sagen? Nehmen Sie das Kind in Ihrem Körper auf, schenken Sie ihm ein Zuhause in Ihrem Körper …«
Spirituelle Ressource, Kraftquellen: Anregungen dazu: »Nehmen Sie Kontakt auf zu Ihrer ursprünglichen Kraftquelle, einem Licht, dem Leben selbst oder einer göttliche Macht. Wie immer Sie es für sich benennen oder welche Vorstellung für Sie stimmt, nehmen Sie diese Kraftquelle mit in die Bewegung. Wie bewegt sich das?«

5. *Integrieren:* Dazu gehören die Evaluation, der Abschluss und die Vorschau auf die Zeit nach der Sitzung. Die Veränderung zunächst

qualitativ beschreiben, dann erst nach dem Belastungsgrad fragen. Wenn er nicht 0 ist, nachfragen, welche Belastungsaspekte noch übrig sind. Wenn noch Zeit ist, weiterverarbeiten oder auf eine andere Sitzung verschieben. Eventuell eine Distanzierungsübung anbieten!
Bewegung oder Geste finden bzw. aufnehmen, die das neue Gefühl zum Thema ausdrückt. Eventuell Haltung, Bewegung, neue Idee über sich selbst mit der alten Erinnerung verbinden. Worte finden. Immer mit Ressource, Ressourcenbewegung abschließen. Über die Zeit nach der Sitzung sprechen, Vorschläge: In einer bewegten Haltung bleiben, eine freie Bewegungsform, bewussten Tanz praktizieren, Therapietagebuch führen u. Ä. m.

Dank

Ich danke meinen Lehrerinnen und Lehrern Andrea Juhan, Gabrielle Roth, Claudia Pichl, Kathi Altman, Lori Saltzmann, Jonathan Horan, Vin Arjuna Marti, Zuza Engler, Michael Molin Skelton, Oliver Schubbe, David Grand, Luisa Francia und allen, die ich therapeutisch begleiten durfte.

Ich danke meiner Kollegin Barbara Oesterle für den fachlichen und meinen Freundinnen Angelica Dawson, Susanne Krischke und Brigid Weinzinger für den persönlichen Austausch.

Ich danke Christine Treml für das Vertrauen, die fachliche Kompetenz und die gute Zusammenarbeit und Daniela Pucher für das Coaching.

Ich danke meiner Familie Anneliese Otte, Roman, Niklas, Markus und Johannes Tripolt fürs da sein.

Mein größter Dank aus tiefstem Herzen geht an Martin Steixner für all die Liebe, Unterstützung und Rückendeckung, ohne die dieses Buch nicht hätte entstehen können.

Literatur

American Psychiatric Association (1996). Diagnostisches und statistisches Manual psychischer Störungen DSM-IV. Göttingen: Hogrefe

Ackerman, D. (2004). An Alchemy of Mind – the Marvel and Mystery of the Brain. New York: Scribner

Antonovsky, A. (1997). Salutogenese. Zur Entmystifizierung der Gesundheit, Dt. erw. Ausgabe, hrsg. von Franke, A. Tübingen: dgvt

Bauer, J. (2002). Das Gedächtnis des Körpers. Frankfurt: Eichborn

Bauer, J. (2011). Schmerzgrenze. vom Ursprung alltäglicher und globaler Gewalt. München: Blessing

Brandner, S., Kompa, A., Peltzer, U. (1985). Denken und Problemlösen. Einführung in die kognitive Psychologie. Opladen: Westdeutscher Verlag

Brisch, K. H. et al. (2003). Bindung und Trauma. Stuttgart: Klett Cotta

Brisch, K. H. (2000). Bindungsstörungen. Stuttgart: Klett Cotta, 3. Auflage

Butollo, W., Hagl, M., Krüsmann, M. (1999). Kreativität und Destruktion posttraumatischer Bewältigung. Stuttgart: Klett-Cotta

Calvin, W. H. (1986). Die Sprache des Gehirns. Wie in unserem Bewußtsein Gedanken entstehen. München: Hanser

Chalmers, D. J. (1999). First-Person Methods in the Science of Consciousness, Arizona Consciousness Bulletin, University of Arizona

Carter, R. (2009). Das Gehirn. Anatomie, Sinneswahrnehmung, Gedächtnis, Bewusstsein, Störungen. London: Dorling Kindersley

Courtois, C. A., Ford J. D. (2011). Komplexe traumatische Belastungsstörungen und ihre Behandlung. Paderborn: Junfermann

Damasio, A. (2000). Ich fühle, daher bin ich. Die Entschlüsselung des Bewusstseins. München: List

Davison, G. C., Neale, J. M., Hautzinger, M. (1998). Klinische Psychologie. Stuttgart: Psychologie Verlags Union

Dilling, H., Mombour, W., Schmid, M. H. (Hrsg.) (1993). Internationale Klassifikation psychischer Störungen (ICD-10) Kapitel V (F). Bern, Göttingen, Toronto: Huber

Ecker, B., Hulley, L. (2002a). Deep from the start: Profound change in brief therapy. Psychotherapy Networker, 26 (1), 46–51, 64. Online: http://www.coherencetherapy.org/files/Ntwrkr2002_Coherence_Depr.pdf

Firus, Ch., Schleier, Ch., Geigges,W., Reddemann, L. (2012). Traumatherapie in der Gruppe. Stuttgart: Klett-Cotta

Fischer, G., Riedesser, P. (2009). Lehrbuch der Psychotraumatologie. München/Basel: Reinhardt, 4. Aufl.

Flatten, G., Hofmann, A., Galley, N., Liebermann, P. (2001). Ätiopathogenetische Modelle der Posttraumatischen Belastungsstörung. In: Flatten, G., Hofmann, A., Liebermann, P., Wöller, W., Siol, T. Petzold, E. (Hrsg.). Posttraumatische Belastungsstörung: Leitlinie und Quellentext. Stuttgart, New York: Schattauer, S. 59–70

Forgash, C., Copeley, M. (2008). Healing the Heart of Trauma and Dissociation with EMDR and Ego State Therapy. New York: Springer

Frankl, V. (1979). Der Mensch vor der Frage nach dem Sinn. Eine Auswahl aus dem Gesamtwerk. München: Piper, 28. Auflage 2015

Freud, S. (1896/1972). Zur Ätiologie der Hysterie, Gesammelte Werke I: Studien über Hysterie. Frühe Schriften zur Neurosenlehre. G. W. I, S. 423–459. Frankfurt a. Main: S. Fischer Verlag

Gallo, F. P. (1998). Energy Psychology: Explorations at the Interface of Energy. Cognition, Behavior and Health. London: CRC Press

Grand, D. (2013). Brainspotting: The Revolutionary New Therapy for Rapid and Effective Change, Sounds True Inc. Boulder

Green, B. L. (1990). Defining trauma. Terminology and generic stressor dimensions. Journal of applied Social Psychology, 20, 1632–1642

Grossmann, K., Grossmann, K. (2009). Bindung und menschliche Entwicklung, John Bowlby, Mary Ainsworth und die Grundlagen der Bindungstheorie. Stuttgart: Klett-Cotta, 2. Auflage

Hantke, L. (1999). Trauma und Dissoziation. Modelle der Verarbeitung traumatischer Erfahrungen. Berlin: Wissenschaftlicher Verlag

Hebb, D. (1949). The Organization of Behavior: a neuropsychological approach. New York: Wiley

Henn, E. (2004). Dissoziative Bewusstseinsstörungen. Stuttgart: Schattauer

Henn, E., Hoffmann, S. O. (2000). Dissoziative Störungen. In Egle U. T., Hoffmann, S. O.: Sexueller Missbrauch, Misshandlung, Vernachlässigung. Stuttgart: Schattauer

Herman, J. (1981). Father-Daughter Incest. Cambridge/Mass: Harvard University Press

Herman J. (2006). Die Narben der Gewalt. Paderborn: Junfermann

Hoffmann A. (2014). EMDR – Praxishandbuch zur Behandlung traumatisierter Menschen. Stuttgart: Thieme

Höfler, H. (2014). Atem-Entspannung: Soforthilfe bei inneren und äußeren Spannungen – über 70 einfache Übungen zum Lockerwerden. Stuttgart: Trias

Huber, M. (2003). Trauma und die Folgen. Paderborn: Junfermann

Huber, M. (2003). Wege der Traumabehandlung. Paderborn: Junfermann

Jessel, H. (2007). Psychomotorische Gewaltprävention – ein mehrperspektivischer Ansatz. Inaugural-Dissertation zur Erlangung der Doktorwürde des Fachbereichs Erziehungswissenschaften der Philipps-Universität Marburg

Joraschky, P. (2015). Sexueller Missbrauch, Misshandlung und Vernachlässigung. Stuttgart: Schattauer, 2. Auflage

Kardiner, A. (1941). The Traumatic Neuroses of War. New York: Hoeber

Karner, P., Weissenböck, M. (2001). EMDR in der Traumatherapie. Zeitschrift des Wiener Landesverbandes für Psychotherapie

Kellermann, N. P. F. (2011). Geerbtes Trauma: Die Konzeptualisierung der transgenerationalen Weitergabe von Traumata. Tel Aviver Jahrbuch für deutsche Geschichte, 39, 137–160

Korunka, Ch. (Hrsg.) (1997). Begegnungen – Psychotherapeutische Schulen im Gespräch. Wien: WUV-Verlag

Levin, P. (1998). Traumaheilung. Essen: Synthesis

Lewis, T., Fari A., Lannon, R. (2001). A General Theory of Love. New York: Random House

Lebenssituation, Sicherheit und Gesundheit von Frauen, Studie des BMf Familie, Frauen, Senioren und Jugend, 2004

Luber, M. (Hrsg.) (2015). EMDR with first Responders: Models, Scripted Protocols and Summary Sheets. Heidelberg, New York: Springer

MacKinnon, D. W., Hall, W. B. (1972). Intelligence and creativity. In Proceedings XVIIth International Congress of Applied Psychology (Vol. 2)

Maerker, A. (Hrsg.) (2009). Posttraumatische Belastungsstörung. Heidelberg, New York: Springer

McFarlane, A. C., Atchinson, M., Rafalowicz, E., Papay, P. (1994). Physical symptoms in posttraumatic stress disorder. J Psychosom Res, 38, 715–26 [zitiert nach Siol et al. 2001]

McFarlane, A. C., Yehuda, R. (2000). Widerstandskraft, Vulnerabilität und der Verlauf posttraumatischer Reaktionen. In: Van der Kolk, B. et al.: Traumatic Stress. Grundlagen und Behandlungsansätze. Theorie, Praxis und Forschung zu posttraumatischem Stress sowie Traumatherapie. Paderborn: Junfermann, 141–167

Miller, A. (2001). Jenseits des Vorstellbaren. Therapie bei ritueller Gewalt und Mind Control. London: Karnac Books

Moore, C., Stammermann, U. (2009). Bewegung aus dem Trauma. Stuttgart: Schattauer

Müller-Schwefe, R. (2015). Der primäre Rückzug, in: Trauma – Zeitschrift für Psychotraumatologie, 13. Jg., Heft 2

Northof, G., Boecker, H., Bogerts, B. (2006). Subjektives Erleben und neuronale Integration im Gehirn: Benötigen wir eine Erste-Person-Wissenschaft? Online-Publikation. Fortschr Neurol Psychiat 2006; 74; 627–633

Ochberg, F. (Hrsg.) (1988): Post-traumatic Therapy and Victims of Violence. New York: Brunner/Mazel

Ogden P., Minton Kekuni, Sensiomotoric Psychotherapy. One method for processing traumatic memory, Electronic Journal, Traumatology 6(3) article 3, oct. 2000

Ogden, P., Minton, K., Pain, C. (2010). Trauma und Körper. Paderborn: Junfermann

Oppenheim, H. (1889/1891). Die traumatischen Neurosen nach den in der Nervenklinik der Charite in den letzten 5 Jahren gesammelten Beobachtungen. – Weitere Mittheilungen in Bezug auf die traumatischen Neurosen mit besonderer Berücksichtigung der Simulationsfrage. Berlin: Verlag August Hirschwald

Parnell, L. (1999). EMDR – Der Weg aus dem Trauma. Über die Heilung von Traumata und emotionalen Verletzungen. Paderborn: Junfermann

Peichl, J. (2015). Innere Kritiker, Verfolger und Zerstörer. Ein Praxishandbuch für die Arbeit mit Täterintrojekten. Stuttgart: Klett-Cotta, 4. Auflage

Pepys, S. (1980). Tagebuch aus dem London des 17. Jahrhunderts. Stuttgart: Reclam

Petzold, H., Mathias, U. (1982). Rollenentwicklung und Identität. Von den Anfängen der Rollentheorie zum sozialpsychitrischen Konzept Morenos. Paderborn: Junfermann

Porges, S. (2010). Die Polyvagal-Theorie. Neurophysiologische Grundlagen der Therapie. Paderborn: Junfermann

Reddemann, L., Hoffmann, A., Gast, U. (2004). Psychotherapie der dissoziativen Störungen. Stuttgart: Thieme

Reddemann, L. (2014). Imagination als heilsame Kraft. Zur Behandlung von Traumafolgen mit ressourcenorientierten Verfahren. Stuttgart: Klett-Cotta, 18. Auflage

Reddemann, L. (2007). Psychodynamisch Imaginative Traumatherapie PITT – Das Manual. Stuttgart: Klett-Cotta, 4., erweiterte Auflage

Reich, W. (1953). Biographical Material; History of the Discovery of the Life Energy. The Emotional Plague of Mankind, Vol. 1, 2

Roth, G. (1998). Leben ist Bewegung. München: Heyne

Rothschild, B. (2002). Der Körper erinnert sich. Die Psychophysiologie des Traumas und der Traumabehandlung. Essen: Synthesis

Ruppert, F. (2014). Symbiose und Autonomie. Symbiosetrauma und Liebe jenseits von Verstrickungen. Stuttgart: Klett-Cotta, 4. Auflage

Schmid, I. (2011). Alles in bester Ordnung, oder wie man lernt das Chaos zu lieben. Kiel: Ludwig Verlag

Schützwohl, M. (1977). Diagnostik und Differentialdiagnostik. In: Maerker, A. (Hrsg.): Therapie der posttraumatischen Belastungsstörung. Berlin, Heidelberg, New York: Springer, S. 75–101

Shalev, A. S. (2000). Belastung versus traumatische Belastung. Von homöostatischen Akutreaktionen zur chronischen Psychopathologie. In: Van der Kolk et al. (Hrsg.): Traumatic Stress. Grundlagen und Behandlungsansätze. Theorie, Praxis und Forschung zu posttraumatischem Stress sowie Traumatherapie. Paderborn: Junfermann, S. 97–116

Schiepek, G. (Hrsg.) (2004). Neurobiologie der Psychotherapie. Stuttgart: Schattauer

Shapiro, F. (1998). EMDR – Grundlagen und Praxis. Paderborn: Junfermann

Schubbe, O. (2004). Traumatherapie mit EMDR. Göttingen: Vandenhoeck & Ruprecht

Schubbe, O. (2012). Integrative Traumatherapie, Vortrag auf dem Jahresretreat auf Madeira 19.–25. 5. 2012

Siegel, D. J. (1999). The Developing Mind, How Relationships and the Brain Interact to Shape Who We are. New York: Guilford Press

Siegel, D. J., Franchita, M., Cattani, M. (2012). Die neue Wissenschaft der persönlichen Transformation. München: Goldmann

Siegel, D. (2011). Die Alchemie der Gefühle. München: Kailash

Siol, T., Flatten, G., Wöller, W. (2001). Epidemiologie und Komorbidität der Posttraumatischen Belastungsstörung. In: Flatten, G. et al. (Hrsg.): Posttraumatische Belastungsstörung: Leitlinie und Quellentext. Stuttgart: Schattauer, S. 42–57

Smolenski, Ch. (2005). Historische Entwicklung der Traumatherapie. In: Zobel, M. (Hrsg.): Traumatherapie. Eine Einführung. Bonn: Psychiatrie Verlag

Stamm, B. H. (2002). Sekundäre Traumastörung. Paderborn: Jungfermann

St. Denis, R. (1998). Wisdom Comes Dancing. Seattle: Peace Works

Storch, M., Cantienti, B., Hüther, G., Tschacher, W. (2010). Embodiment, Die Wechselwirkung von Körper und Psyche verstehen und nutzen. Bern: Huber

Tripolt, R. (2011). Der Tanz aus dem Trauma – Psychotraumatherapie mit EMDR in Bewegung und bewusstem Tanz. Journal für Psychologie, Jg. 19/3

Van der Hart, O., Nijenhuis, E. R. S., Steele, K. (2008). Das verfolgte Selbst. Paderborn: Junfermann

Van der Kolk, B. (2015). Verkörperter Schrecken, Traumaspuren in Gehirn, Geist und Körper und wie man sie heilen kann. Paderborn: Probst Verlag

Van der Kolk, B. (2000). Die Vielschichtigkeit der Anpassungsprozesse nach erfolgter Traumatisierung: Selbstregulation, Reizdiskriminierung und Entwicklung der Persönlichkeit. In: Van der Kolk, B., McFarlane, A. C., Weisaeth, L. (Hrsg.) Traumatic Stress. Grundlagen und Behandlungsansätze. Theorie, Praxis und Forschung zu posttraumatischem Stress sowie Traumatherapie. Paderborn: Junfermann, S. 169–194

Van der Kolk, B., McFarlane, A. C., Weisaeth, L. (Hrsg.) (2000). Traumatic Stress. Grundlagen und Behandlungsansätze. Theorie, Praxis und Forschung zu posttraumatischem Stress sowie Traumatherapie. Paderborn: Junfermann (engl. Originaltitel: Traumatic stress: The effects of overwhelming experience on mind, body and society. New York: Guilford Publications, 1996)

Vogt, R. (Hrsg.) (2012). Täterintrojekte: Diagnostische und therapeutische Behandlungsmodelle für dissoziative Strukturen. Kröning: Asanger

Wildwasser Bielefeld (1997). Der aufgestörte Blick. Multiple Persönlichkeiten, Frauenbewegung und Gewalt. Bielefeld: Kleine Verlag

Werner, E. (1971). The children of Kauai: a longitudinal study from the prenatal period to age ten. Honolulu: University of Hawaii Press.